Praxishandbuch Demenz

Die Autorinnen und Autoren

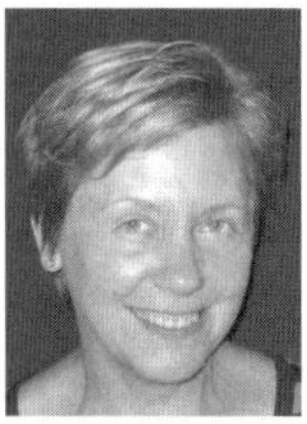

Elisabeth Stechl, geb. 1966, ist Mitglied der Forschungsgruppe Geriatrie der Charité am Evangelischen Geriatriezentrum Berlin. Als klinische Neuropsychologin (GNP) ist sie mit Demenzdiagnostik sowie der Aufklärung und Beratung von DemenzpatientInnen und ihren Angehörigen befasst.

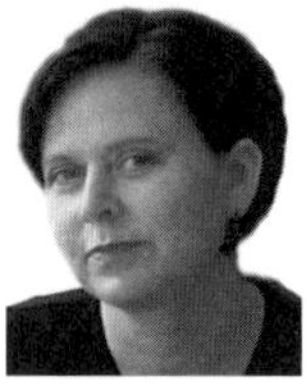

Catarina Knüvener, geb. 1966, ist Krankenschwester und Kommunikationswirtin. Sie arbeitet freiberuflich an Projekten für den Gesundheitsmarkt. Ein Schwerpunkt ihrer Arbeit sind Konzepte zur Versorgung von Menschen mit Demenz.

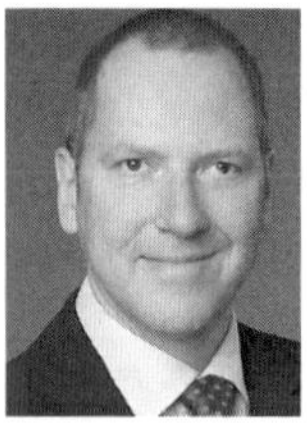

Gernot Lämmler, geb. 1960, ist leitender Neuropsychologe am Evangelischen Geriatriezentrum Berlin (EGZB) und wissenschaftlicher Mitarbeiter der Forschungsgruppe Geriatrie der Charité Berlin. Sein Arbeits- und Forschungsschwerpunkt sind die dementiellen Erkrankungen.

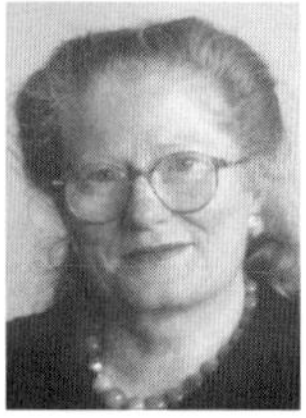

Elisabeth Steinhagen-Thiessen, geb. 1946, ist Altersforscherin und Professorin für Innere Medizin mit Schwerpunkt Geriatrie an der Charité Berlin. Sie ist Leiterin der Forschungsgruppe Geriatrie und ärztliche Leiterin des Evangelischen Geriatriezentrums Berlin (EGZB).

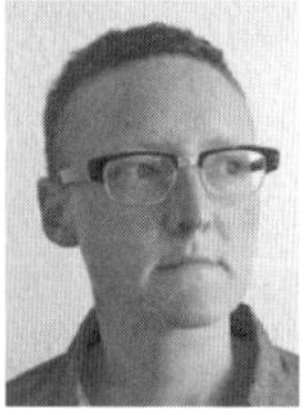

Gabriele Brasse, geb. 1973 ist Fachärztin für Neurologie, derzeit am Evangelischen Geriatriezentrum Berlin in der Fachweiterbildung Geriatrie tätig. Einer ihrer Behandlungsschwerpunkte sind neurodegenerative Erkrankungen.

Elisabeth Stechl, Catarina Knüvener, Gernot Lämmler,
Elisabeth Steinhagen-Thiessen, Gabriele Brasse

Praxishandbuch Demenz

Erkennen – Verstehen – Behandeln

Mit einem Vorwort von Prof. Konrad Beyreuther

Mabuse-Verlag
Frankfurt am Main

Bibliografische Information der Deutschen Nationalbibliothek

Die Deutsche Nationalbibliothek verzeichnet diese Publikation in der Deutschen Nationalbibliografie; detaillierte bibliografische Angaben sind im Internet unter http://dnb.d-nb.de abrufbar.

Kasseler Str. 1 a
60486 Frankfurt am Main
Tel.: 069 – 70 79 96-13
Fax: 069 – 70 41 52
verlag@mabuse-verlag.de
www.mabuse-verlag.de

Satz: Björn Bordon/MetaLexis, Niedernhausen
Umschlaggestaltung: Karin Dienst, Frankfurt am Main
Umschlagfoto: Tobias Frisch, Frankfurt am Main

Druck: fgb • freiburger grafische betriebe, Freiburg i. Br.
ISBN: 978-3-86321-038-0
Printed in Germany

Inhalt

Vorwort

Mutter steht bis zu den Hüften im Wasser des warmen Bergsees. Ihre Tochter schwimmt um sie herum. Sie will Mutter zum Schwimmen anregen. Ein paar zaghafte Schritte in den See und angedeutete Schwimmbewegungen, dann kehrt Mutter resolut um und geht zur Liegewiese. Sie, die als junges Mädchen oft vom Deutschen Eck in Koblenz über den Rhein schwamm, hat offensichtlich das Schwimmen verlernt. Die beginnende Demenz fordert ihre – noch kleinen – Tribute. Beim Essen merken wir nichts von Demenz, diesem aus dem Lateinischen stammenden Ausdruck mit der Bedeutung „ohne Geist". Mutter isst weiterhin mit Genuss, besonders ihre geliebte Markklößchensuppe. Da macht es nichts, wenn wenige Minuten später, wir sind vom Tisch aufgestanden, Mutter fragt, ob wir denn schon gegessen hätten. Im Moment des Essens, des Musikhörens, beim Zusammensein mit ihren Kindern und Freunden überzieht oft ein Lächeln ihr Gesicht. Mutter empfindet Lebensqualität. Vor „Alzheimer", eine Diagnose, die auf etwa drei Viertel aller Menschen mit Demenz zutrifft, fürchtete sich Mutter.

Da unterschied sie sich nicht von den Menschen mit Demenz, die in diesem Buch so eindrucksvoll und von tiefer Erfahrung geprägt im Mittelpunkt stehen. Ein Buch, auf das ich seit nahezu dreißig Jahren, seitdem ich über „Alzheimer" arbeite, sprichwörtlich gewartet habe. Alle in diesem Buch höchst kompetent und in notwendiger Präzision beschriebenen Demenzen sind Krankheiten, die auf Ursachen zurückgehen. Auch Alzheimer ist eine derartige Krankheit und nicht „normales Altern". Warum ist dies eine „gute Nachricht" und warum steht dies im Zentrum des Praxishandbuchs? Ganz einfach, Krankheiten sind behandelbar! Dass Demenzen wie die Alzheimer-Krankheit derzeit nicht geheilt bzw. deren Krankheitsprozess nicht gestoppt werden kann, ist kein Freibrief für therapeutischen Nihilismus. Descartes' „cogito ergu sum" ist ein Fehlschluss für eine ganzheitliche Betrachtung des Menschen! Dass noch viel möglich ist und was zu tun ist, zieht sich wie ein roter Faden durch das Praxishandbuch. Noch lange besteht die Möglichkeit, den Krankheitsverlauf, auch mit nichtmedikamentöser Behandlung, zu beeinflussen. Auch das Plädoyer für eine möglichst frühe Diagnostik und Differenzialdiagnostik von Demenz ist eines der Hauptanliegen der Autoren. Sie belegen mit vielen treffenden Fallschilderungen, warum dies wichtig ist. Zentrales Argument ist die Möglichkeit einer aktiven Lebensplanung, die eine möglichst frühe Diagnose eröffnet. Dazu gehört auch, den Patienten zu informieren, dass, wie in Assoziationsstudien und mit Tiermodellen gezeigt werden konnte, Bewegung, geistige Anregungen, Stress abbauen und ein gesunder Schlaf sich als besonders vielversprechende Maßnahmen für Menschen mit Demenz, aber auch vorbeugend, im Sinne eines positiven Einflusses auf den Verlauf, herauskristallisiert haben.

Nach all den Jahren, in denen ich über die Entstehung und Folgen der für die Alzheimer Krankheit charakteristischen Amyloidablagerungen geforscht habe, bin ich zu der Überzeugung gekommen, dass die Alzheimer Krankheit zu uns Menschen gehört. Früher oder später wird jeder ein Betroffener. Mein Kommentar: „Man muss nur alt genug werden, um zu erkranken." Das beunruhigt mich aber nicht. Erstens gibt es jetzt dieses Praxishandbuch. Ich bin überzeugt, dass dieses den Alltag von Menschen mit Demenz verändert wird. Zweitens beweist eine Befragung von über achthundert 85-jährigen und älteren Betroffenen, dass Lebensqualität und Krankheiten sich nicht gegenseitig ausschließen müssen. Auf die Frage nach ihrer Befindlichkeit im Vergleich mit Gleichaltrigen antworteten 77 Prozent mit „ausgezeichnet", „sehr gut" oder „gut". Trotz Multimorbidität – im Durchschnitt konnten bei jedem Teilnehmer der Studie vier bis sechs Krankheitsprozesse nachgewiesen werden. Das Maximum lag bei elf Krankheiten!

Das Praxishandbuch Demenz ist der erste ganzheitliche Ansatz zur Frage, was auf die Diagnosestellung folgen sollte. Mich begeistert, dass dieses Buch dabei die geistige Tradition meines Heidelberger Kollegen Ludolf Krehl fortsetzt. Nach Krehls Verständnis gibt es keine Krankheiten, sondern nur kranke Menschen. Das gilt auch für Demenz. Jeder Mensch mit Demenz muss als Individuum mit individueller Manifestation gesehen werden. Genau das wird von den Autoren höchst anschaulich und praxisnah vermittelt.

Mein Traum wäre es, für jeden Mensch mit Demenz ein auf dessen Persönlichkeit zugeschnittenes Informationsrezept auszustellen, das neben den Medikamenten auch die für sinnvoll erachteten Maßnahmen einer optimalen Lebensführung „verschreibt". Das Praxishandbuch ist dafür eine Fundgrube.

Dieses Buch ist mit seinem ganzheitlichen, auf einem großen Erfahrungsschatz beruhendem Ansatz neu und dem Praktiker auf den Leib geschrieben. Aber ich bin der festen Überzeugung, dass auch der informierte „Laie", der bereits mehr oder weniger erfolgreich Rat im Internet gesucht hat und praktische Anleitung beim Umgang mit Demenz sucht, das Praxishandbuch als eine wertvolle, weil gut verständlichen Informationsquelle, nutzen wird.

Prof. Dr. Konrad Beyreuther, Universität Heidelberg, Netzwerk Alternsforschung, im Juli 2012

Vorwort der Autorinnen und Autoren

Warum dieses Praxishandbuch?

Demenzerkrankungen werden häufig erst spät diagnostiziert. Das hat vielfältige Gründe, die in diesem Praxishandbuch besonders beachtet werden sollen.

Viele Professionelle fragen sich zu Recht, was eine frühe Diagnose bringen soll, wenn dem Patienten keine effektive Therapie angeboten werden kann. Aufgrund der derzeit begrenzten Wirksamkeit von Antidementiva, die bei alten Patienten mit Multimorbidität und Polypharmazie oftmals nicht eingesetzt werden, sind die nicht-medikamentösen Behandlungsstrategien von größter Bedeutung und dürfen dem Patienten nicht vorenthalten werden.

Die individuellen Verläufe von Demenzen können mit psychosozialen Interventionen im Sinne einer höheren Lebensqualität positiv beeinflusst werden. Die Versorgung einer immer größer werdenden Zahl an Demenzpatienten wird nicht allein in der Hand der Ärzte verbleiben können. Sie können aber als „Casemanager“ die Weichen für eine bedarfsgerechte und adäquate Versorgung ihrer Patienten wie Angehörigen stellen. Die personenzentrierte Begleitung und Beratung von Betroffenen erfordert viel Zeit, weshalb für den Arzt eine engmaschige Vernetzung, z. B. mit kommunalen Versorgungsstrukturen (lokale Demenznetzwerke, Alzheimergesellschaften, Pflegestützpunkte, Therapeuten, ambulante Sozialstationen) anzustreben ist, die ihn bei dieser Aufgabe unterstützen können.

Wie kann Patienten und Angehörigen optimal geholfen werden?

Dieses Praxishandbuch zeigt Wege auf, wie ein ganzheitlicher Zugang zu dem Patienten und seinen Angehörigen in eine begleitende Aufklärung, Beratung und Unterstützung münden kann. Unter dem Motto „Lebensqualität trotz Demenz“, jenseits von leitliniengerechter Diagnostik und medikamentöser Therapie, geht es um ein besseres Leben mit Demenz für alle Beteiligten. Der Begriff Demenz oder Alzheimer löst bei den meisten Menschen Ängste aus. Es geht auch darum, die eigene Einstellung zu dieser Erkrankung und letztendlich auch zur letzten Lebensphase zu reflektieren, um die vielfältigen Möglichkeiten der Hilfe und auch deren Grenzen zu erkennen.

Zentrales Kriterium für dieses Praxishandbuch ist die Perspektive des Patienten. Wie nimmt er seine Defizite wahr, wie bewältigt er die Demenz in den verschiedenen Stadien, welche Ängste und Bedürfnisse hat er? Dabei wird das Thema „Krankheitseinsicht“ für die verschiedenen Stadien eingehend behandelt. Es ist uns besonders wichtig, die individuelle Problem- und Ressourcenanalyse für eine effektive und nachhaltige Behandlung für Betroffene und Angehörige aufzuzeigen. Ein weiteres wichtiges Thema ist die Aufklärung nach Diagnosestellung. Hinsichtlich fortgeschrittener Stadien der Demenz werden in den einzelnen Kapiteln praxisnahe Beispiele zur Kommunikation und zum Umgang mit Schmerz, Unruhe, Aggression, Ernährung oder psychotischem Erleben beispielhaft dargestellt. Besonderheiten bei geriatrischen Patienten werden ebenfalls beschrieben. Kurz und übersichtlich wird die leitliniengerechte Diagnostik und evidenzbasierte medikamentöse Therapie verschiedener Demenzformen – inkl. der Differenzialdiagnostik – dargestellt. Schließlich wird auf rechtliche Fragen wie Geschäftsfähigkeit oder Patientenverfügung und Leistungsansprüche im Rahmen der Kranken- und Pflegeversicherung eingegangen.

Wie kann das Praxishandbuch genutzt werden?

- Das Buch ist in erster Linie als Praxishandbuch konzipiert und kann dem behandelnden Arzt einen Überblick über die medizinischen, psychologischen und sozialen Aspekte der Demenzversorgung geben. Die vielen Fallbeispiele machen abstrakte Abhandlungen über Versorgungskonzepte und nicht-medikamentöse Strategien nachvollziehbar und anwendbar. Der Leser kann sich sowohl über neueste wissenschaftliche Erkenntnisse, z. B. über das Krankheitserleben bei Demenz oder die Prävention von Demenzerkrankungen, als auch über Strategien bei herausforderndem Verhalten informieren.
- Weitere wichtige Themen wie die Patientenaufklärung oder Kommunikationsstrategien bei fortgeschrittener Demenz werden ausführlich behandelt.
- Die Diagnostik, Differenzialdiagnostik und medikamentöse Therapie der Kern- und Begleitsymptomatik bei Demenz werden unter direkter Bezugnahme aktueller Leitlinien, Expertenwissen und Praxiserfahrungen zusammengefasst und ebenfalls mit Falldarstellungen konkretisiert. Ätiologische bzw. pathophysiologische Modelle der Demenzen spielen hinsichtlich der praxisorientierten medizinischen und psychosozialen Versorgung von Demenzpatienten eine untergeordnete Rolle und werden in diesem Buch nur ansatzweise beschrieben.
- Es werden Entscheidungshilfen für Grenzsituationen (z. B. künstliche Ernährung) diskutiert. Darüber hinaus wird ausführlich auf Bereiche der Unterversorgung von Demenzpatienten (Schmerzbehandlung, palliative Versorgung) eingegangen.
- Last but not least. Anhand von Interviewausschnitten kommen in diesem Buch die Patienten zu Wort. Ihre Schilderung von Symptomen, Einschätzungen, Bedürfnissen und Ängsten sind der Schlüssel zum Verständnis von Demenzerkrankungen und die Basis für ein individuelles Versorgungskonzept.

Hinweis: Aus Gründen der Lesbarkeit wird in diesem Handbuch überwiegend die männliche Form benutzt. Selbstverständlich sind damit alle Personen gemeint, unabhängig vom Geschlecht.

Abkürzungen

AAA	Animal-assisted Activities
AAT	Animal-assisted Therapy
AchE	Acetylcholinesterasehemmer
Ad	autosomal dominant
AD	Alzheimer-Demenz
ADAS	Alzheimer-Disease Assessment Scale
ADL	Activities of daily living
ALT	Alaninaminotransferase
ApoE	Apolipoprotein E
APP	Amyloid-Vorläuferprotein
AP	Angina Pectoris
Ar	autosomal rezessiv
AST	Aspartataminotransferase
AVV	Arm+Vorhalte+Versuch
AZ	Allgemeinzustand
B-ADL	Bayer Activities of Daily Living Scale
BESD	Beurteilung von Schmerzen bei Demenz
BGA	Blutgasanalyse
BGB	Bürgerliches Gesetzbuch
BMI	Body-Mass-Index
BMJ	Bundesministerium für Justiz
BPSD	Behavioral and psychological symptoms of dementia
BSE	Bovine spongiforme Enzephalopathie
BVV	Bein-Vorhalte-Versuch
BZ	Blutzucker
CADASIL	zerebrale autosomal-dominante Arteriopathie mit subkortikalen Infarkten und Leukenzephalopathie
CAM	Confusion Assessment Method
CC-Test	Clock-Completion-Test
CERAD	The Consortium to Establish a Registry for Alzheimer's Disease
CBD	kortikobasale Degeneration
CBGD	kortikobasalganglionäre Degeneration
CDR	Clinical-Dementia-Rating
CJD	Creutzfeldt-Jacob Disease

COPD	Chronic obstructive pulmonary disease
CRP	C-reaktives Protein
CT	Computertomographie
cMRT	craniale Magnetresonanztomographie
DASN	Dementia Advocacy and Support Network
DAT	Demenz vom Alzheimer-Typ
DS	Druckschmerz
DCM	Dementia Care Mapping
DEGAM	Deutsche Gesellschaft für Allgemeinmedizin und Familienmedizin
DLB	Dementia of Lewy-Body-Type
DIMDI	Deutsches Institut für Medizinische Dokumentation
DSM5	Diagnostic and Statistical Manual of Mental Disorders
DS-DAT	Discomfort Scale for Dementia of Alzheimer Type
ED	Erstdiagnose
EEG	Elektroenzephalographie
EKG	Elektrokardiogramm
EPMS	Extrapyramidalmotorische Störung
ERBS	Erregungsrückbildungsstörung
EZ	Ernährungszustand
FamFG	Gesetz über das Verfahren in Familiensachen und in den Angelegenheiten der freiwilligen Gerichtsbarkeit
FDG	18F-2-Fluoro-2-Deoxidglukose
FLAIR	fluid attenuated inversion recovery
FTD	Frontotemporale Demenz
FTLD	Frontotemporale Lobärdegeneration
Gamma-GT	Gamma-Glutamyl-Transferase
GDS-k	Geriatrische Depressionsskala Kurzform
GDS	Global Deterioration Scale
GOT	siehe AST
HBA1c	Glykämie-Langzeitparameter
HDL	high density lipoprotein
HF	Herzfrequenz
H.I.L.D.E	Heidelberger Instrument zur Erfassung der Lebensqualität demenzkranker Menschen

HIV	Humanes Immundefizienz-Virus
HN	Hirnnerven
HRST	Herzrhythmusstörung
HT	Herzton
KHK	Koronare Herzerkrankung
KORDIAL	Kognitiv-verhaltenstherapeutische ressourcenorientierte Therapie früher Demenzen im Alltag
LBD	Lewy-Body-Demenz
LDL	low density lipoprotein
LKB	Leichte kognitive Beeinträchtigung
ICD10	International Statistical Classification of Diseases and Related Health Problems
IgG	Verfahren zur Testung von Nahrungsmittelunverträglichkeit
IgM	Immunglobulin M
ILSE	Interdiziplinäre Längsschnittstudie des Erwachsenenalters
IQ-CODE	Informant Questionnaire on Cognitive Decline in the Elderly
IQWIG	Institut für Qualität und Wirtschaftlichkeit im Gesundheitswesen
MADR	Montgomery & Asberg Depression-Scale
Mat	maternal
MCI	Mild Cognitive Impairment
MDK	Medizinischer Dienst der Krankenkasse
MER	Muskeleigenreflex
MELAS	Mitochondriale Enzephalopathie, Laktatazidose und schlaganfallähnliche Episode
MERRF	Myoklonus-Epilepsie mit „ragged red fibres“
MIBG	123-/-Metaiodobenzyl Guanidine Myocardzinigraphie
MMSE	Mini-Mental State Examination
MmD	Menschen mit Demenz
MSSE	Mini-Suffering State Examination
NAI-ZN	Nürnberger Altersinventar Zahlen nachsprechen
NDH	Normaldruckhydrocephalus
NICE	Institute for Health and Clinical Excellence
NINCDS-ADRDA	National Institute of Neurological and Communicative Disorders and Stroke – Alzheimer's Disease and Related Disorders Associated

NINDS-AIREN	National Institute of Neurological Disorders and Stroke Association Internationale pour la Recherche et l'Enseignement en Neurosciences
NMDA	N-Methyl-D-Aspartat
NOSGER	Nurses' Observation Scale for Geriatric Patients
NPI	Neuropsychiatrisches Inventar
NSAR	nichtsteroidale Antirheumatika
PAIN-AD-Scale	Pain Assessment in Advanced Dementia
PDD	Parkinson Disease Dementia
POD	Postoperatives Delir
POCD	Postoperative kognitive Dysfunktion
PEG	Perkutane endoskopische Gastrostomie
PET	Positronenemissionstomographie
PiB	Pittsburgh Compound B (Amyloidplaque-Tracer)
PMR	Progressive Muskelrelaxion
PNG	Pflege-Neuazsrichtungs-Gesetz
PPA	Primär progressive Aphasie
PSB	Progressive supranukleäre Blickparese
PsychKG	Psychisch-Kranken-Gesetz
REM	Rapid eye movement
ROT	Realitätsorientierungstraining
RR	Blutdruck (nach Riva Rocci gemessen)
SAE	Subkortikale arteriosklerotische Enzephalopathie
SDAT	Senile Demenz vom Alzheimer-Typ
SET	Selbsterhaltungstherapie
SGB	Sozial-Gesetzbuch
SHT	Schädel-Hirn-Trauma
SIDAM	Strukturiertes Interview zur Diagnose von Demenzen: Alzheimer-Typ, Multiinfarktdemenz und Demenzen anderer Ätiologie nach DSM III-R und ICD-10
SKT	Syndrom-Kurztest
SimA	Bedingungen der Erhaltung und Förderung von Selbstständigkeit *im* höheren Lebens*a*lter
SPECT	Single Photon Emission Computed Tomography
SNRI	Serotonin-Noradrenalin-Reuptake-Inhibitor
SSNRI	Selective Serotonin-Noradrenalin-Reuptake-Inhibitor
SSRI	Selective Serotonin Reuptake Inhibitor

TIA	Transistorische ischämische Attacke
TMT	Trailmaking-Test
TSH	Schilddrüsen-stimulierendes Hormon
TZA	Trizyklische Antidepressiva
Uex	Untere Extremitäten
VAG	Vestikulares Atemgeräusch
VD	Vaskuläre Demenz
VZ	Verwirrtheitszustand
WHO	World Health Organization
ZOPA	Zurich Observation Pain Assessment

Danksagung

Die Autoren möchten sich für die fachliche Unterstützung herzlich bei dem Neuropsychologenteam des Evangelischen Geriatrie Zentrums Berlin (Andrea Mihail, Christine Steffen, Stefan Mix, Guido Liebe, Tatjana Strom und Philipp Varl) bedanken. Für die fachliche Unterstützung im medizinischen Bereich sind wir Dominik Spira und Imke Decius zu Dank verpflichtet. Für die weitere Unterstützung bei rechtlichen Fragestellungen bedanken wir uns bei Ralf Fischer und Otmar Knüvener.

1 Wie Demenz gesehen wird

Demenz ist in der öffentlichen Diskussion zunehmend ein Thema. Kaum vergeht ein Tag, an dem auf gesellschaftlicher und politischer Ebene nicht über das Alter und über die Versorgung von Demenzpatienten gesprochen wird. Es ist begrüßenswert, dass die Demenz enttabuisiert werden soll. Innerhalb dieser Diskussionen wird aber überwiegend über die fortgeschrittenen Stadien berichtet und ein extrem düsteres Leben für Patienten und Angehörige dargestellt. Dies trägt letztendlich zur weiteren Tabuisierung und Stigmatisierung bei und hilft den Betroffenen nicht. Wir brauchen einen offenen und aufgeklärten Umgang mit Demenz. Das Praxishandbuch möchte aufzeigen, warum die Betroffenen ihre Gedächtnisstörungen verheimlichen: Sie haben Angst. Sie fürchten die Demenzsymptome und deren Auswirkungen auf die Alltagsbewältigung, aber die größte Angst gilt der Bedeutung dieser Diagnose in den Augen anderer Menschen. Der Mensch mit Demenz ist nicht von Beginn an das passive Opfer seiner degenerativen Abbauprozesse, sondern er versucht, die Krankheit aktiv zu bewältigen. Aus diesem Grund wird für eine frühe Demenzdiagnose plädiert. So wird dem Betroffenen die Möglichkeit gegeben, seine Lebensplanung und Versorgungswünsche, solange er kognitiv dazu noch in der Lage ist, zu planen und aktiv mitzugestalten.

Dem Hausarzt kommt in der Betreuung von Patienten mit Demenz nicht nur eine Lotsenfunktion zu. Natürlich ist es sinnvoll zur Diagnostik und medikamentösen Therapie mit Fachärzten wie Neurologen und Psychiatern oder Gedächtnissprechstunden bzw. Memorykliniken zusammenzuarbeiten. Die langfristige Weiterbetreuung wird aber in vielen Fällen wieder der Hausarzt übernehmen. Angesichts des komplexen Krankheitsgeschehens brauchen Betroffene und Angehörige eine individuell abgestimmte und kontinuierliche Beratung, die möglichst viele Aspekte des Krankheitserlebens berücksichtigt. Manche können über ihre Gedächtnisprobleme offen sprechen, solange nicht der Begriff Demenz gebraucht wird. Andere können ihren Zustand als Demenz bezeichnen, wehren aber vehement die Bezeichnung Alzheimer ab. Es fängt bei den Begriffen an und hört bei den vielfältigen Bedürfnissen und Ansprüchen der Patienten und ihren Angehörigen auf. Eine Voraussetzung für eine effektive Beratung und Begleitung von Demenzpatienten ist eine ressourcenorientierte Sichtweise aller Beteiligten (Arzt, Patient, Angehörige, professionelle oder ehrenamtliche Helfer), die die Menschen mit Demenz trotz Abbau ihrer Leistungsfähigkeit als selbstbestimmtes Individuum akzeptieren.

Je differenzierter unsere Sichtweisen oder Vorstellungen sind und je mehr Wissen über das subjektive Erleben in verschiedenen Stadien der Demenz vorhanden ist, desto größer ist das Verständnis für die Krankheit und damit auch das Einfühlungsvermögen. Das ist wiederum die Basis für einen breiten Handlungsspielraum für den bedürfnisgerechten Umgang mit den Betroffenen. Das schließt beispielsweise auch das Recht auf Defizit- oder Krankheitsverleugnung ein.

Es ist wichtig, ein individuell abgestimmtes Versorgungsprogramm für den einzelnen Patienten mit dem behandelnden Arzt als Casemanager zu installieren. Hierzu ist es zunehmend notwendig, Netzwerke aufzubauen. Aufgrund der steigenden Lebenserwartung ist in Zukunft nicht nur mit mehr Demenzpatienten zu rechnen, sondern auch mit mehr alleinstehenden, kinderlosen Menschen mit Demenz. Wenn familiäre Strukturen nicht mehr vorhanden sind, muss die Gemeinschaft für die Versorgung aufkommen. Es werden in den Kommunen verstärkt Strukturen aufgebaut und umfassende Öffentlichkeits- und Aufklärungsarbeit (z. B. Schulungen für Polizei, Feuerwehr, Bankangestellte oder Verkäufer) betrieben. Alle Maßnahmen dienen dazu, dass die Menschen mit Demenz möglichst lange in ihrem Wohnumfeld verbleiben können und gesellschaftliche Teilhabe und Lebensqualität gefördert werden kann. Modellprojekte [s. Literatur zu Kap. 2, vgl. 17] haben gezeigt, dass diese Form der Versorgung von Menschen mit Demenz gut gelingen kann.

Wir müssen ein soziales Klima schaffen, in dem Menschen mit Demenz ohne Angst und möglichst lange selbstbestimmt leben können.

Der behandelnde Arzt sollte wissen, was in dem jeweiligen Bezirk bzw. der Kommune angeboten wird. Diese Hilfsangebote müssen rechtzeitig aktiviert werden, deshalb ist es wichtig die Demenzsymptome u. v. a. deren Alltagsrelevanz im Rahmen einer Demenzdiagnostik festzustellen.

2 Jenseits von Leitlinien – Wie Demenz erlebt wird

... the fear generated by Alzheimer's disease behaves much like magma. It spends most of the time unseen, under the crust. Some fear runs deep into our inner being. When it bursts, it run all in its path. It quickly hardens, with a crust that cannot be penetrated easily.
Some individuals diagnosed with the disease, and some caregivers, are like volcanos of fear. From a distance, they appear calm, holding it together, in control. The closer you get to them, the more you listen, the greater your powers of observation, the more you can sense the real situation. [14, S. 59–60 – Richard Taylor]

2.1 Lebenssituation von Menschen mit Demenz im Frühstadium

Wie erleben Demenzpatienten ihre Erkrankung? Dieser Frage sind Wissenschaftler lange Zeit gar nicht nachgegangen, da der kognitive Abbauprozess von vielen mit der Unfähigkeit zur Selbstreflexion und Verhaltenssteuerung gleichgesetzt wurde. Bis Anfang der 1990er Jahre war die wissenschaftliche Literatur zu diesem Thema spärlich. Seit den 1990er Jahren wächst die Zahl der Beiträge, die sich mit Sichtweisen, Bewältigungsstrategien, Entscheidungs- und Mitsprachebedürfnissen von Menschen mit Demenz (MmD) beschäftigen. Es wurden umfangreiche qualitative Interviewstudien [4; 9; 13] zu verschiedenen Bereichen des Krankheitserlebens durchgeführt, deren Ergebnisse zunehmend Eingang in die Versorgungsforschung finden, auch wenn die Studiendesigns nicht den Kriterien einer evidenzbasierten medizinischen Forschung entsprechen. Aber das liegt in der Natur der Sache und bedeutet nicht per se, dass die Ergebnisse nicht der Realität entsprechen bzw. die Interventionen nicht effektiv sind. Einerseits besteht das Problem, dass kontrollierte und randomisierte Studien, die große Fallzahlen mit vergleichbaren Patienten erfordern, sehr kostenaufwendig sind und selten finanziell unterstützt werden. Andererseits ist eine echte doppelt verblindete Placebobehandlung nicht zu realisieren, da eine existenzielle Voraussetzung für die Effektivität der Interventionen eine kontinuierliche und vertrauensvolle Interaktion zwischen Patient und Behandler ist.

Die Orientierung auf den Einzelfall bei komplexem Krankheitsgeschehen, das im Prinzip bei allen psychischen Erkrankungen vorliegt, dient nicht nur der Hypothesengenerierung, sondern sie stellt im klinischen Alltag den Goldstandard dar. Ähnlich wie bei der Psychotherapie sind Erfolge bei der Behandlung und Versorgung von Menschen mit Demenz nur sehr begrenzt mit evidenzbasierter Forschung messbar, wohl aber mit Methoden der qualitativen Forschung.

Hier zeigt sich das Problem von Leitlinien, wie der S3-Leitlinie Demenz [2] oder der DEGAM-Leitlinie [15]. Innerhalb dieser Leitlinien gibt es kaum Empfehlungen für psychotherapeutische oder psychosoziale Interventionen, da es für verschiedene Bereiche entweder ganz an evidenzbasierten Studien fehlt oder die Effekte nur geringfügig sind. Während sich kognitive Funktionen noch relativ einfach psychometrisch messen lassen, ist die Erfassung und Operationalisierung von Konstrukten wie Lebensqualität, Krankheitseinsicht oder Einfluss des sozialen Umfeldes weitaus schwieriger. Eine leitliniengerechte Diagnostik und Therapie der Demenz wird den vielfältigen Bedürfnissen von Demenzpatienten hinsichtlich der Therapie und Hilfsmöglichkeiten nicht gerecht. Wenn sich dann auch noch die Empfehlungen bei der evidenzbasierten medikamentösen Therapie von Leitlinie zu Leitlinie unterscheiden, wie es beim Vergleich der S3-Leitlinie Demenz (empfiehlt generell Acetylcholinesterasehemmer bei Alzheimer-Demenz) und der DEGAM-Leitlinie (empfiehlt Acetylcholinesterasehemmer bei Alzheimer-Demenz im Einzelfall) der Fall ist, überrascht es nicht, dass Praktizierende an einer Früherkennung der Demenz wenig Interesse haben, da sie wenig Möglichkeiten sehen, den Betroffenen zu helfen.

Die wachsende Zahl qualitativer Studien und die vom Bundesministerium für Gesundheit im Rahmen der Leuchtturmprojekte geförderten psychosozialen Versorgungs- und Pflegekonzepte zeigen vielfältige Wege der Hilfe auf. Es setzt sich zunehmend die Erkenntnis durch, dass sich die individuellen Krankheitsbilder und Verläufe nur aus entwicklungspsychologischer und systemischer Perspektive verstehen und positiv beeinflussen lassen. Viele Äußerungen des Erlebens und Verhaltens von Menschen mit Demenz stellen nicht einfach „Krankheitssymptome“ dar, sondern sind Versuche eine schwere, fortschreitende Krankheit zu bewältigen.

Das in der Praxis häufig zu beobachtende Bagatellisieren, Vertuschen oder Verleugnen von Defiziten oder der Demenzerkrankung als Ganzes lässt sich nicht damit erklären, dass die Betroffenen in frühen und leichten Stadien der Krankheit nicht in der Lage sind, Defizite wahrzunehmen bzw. die Diagnose einfach vergessen [9].

Fallbeispiel Herr Bernd A.

Herr Bernd A., ein 58-jähriger Akademiker mit präseniler Demenz vom Alzheimer-Typ hat innerhalb von drei Jahren sämtlich soziale Rollen (Unternehmer, Familienoberhaupt, intelligenter Sportskamerad, guter Autofahrer) verloren. Wie soll dieser Mann im Rahmen der Krankheitsbewältigung seine Identität und seinen Selbstwert aufrechterhalten? Er verleugnet die Defizite und die Krankheit als Ganzes. Das soziale Umfeld gesteht ihm das Recht auf Verleugnung nicht immer ein – es kommt zu vielen Defizitkonfrontationen, die wiederum Verleugnung, Widerstand und problematisches Verhalten verstärken.

Auch drei Jahre nach der Diagnosestellung hält dieser Mann daran fest, an einer behandelbaren Krankheit zu leiden (vgl. Kapitel 3.4.2 – Erfassung psychologischer Faktoren). Eine Annäherung an die Realität und letztlich die Akzeptanz, an der Erkrankung zu leiden, waren Herrn A. nicht möglich. Vielmehr hat er sich einen Selbstschutzmantel zugelegt und öffnet sich nicht einmal seinen Bezugspersonen. Des Öfteren zeigt er aggressive Ausbrüche, die sich sein Umfeld dann nicht erklären kann [vgl. 14].

So wie wir hier neulich standen und ich sag: „Würdest du mal deine Sachen wechseln. Ich will jetzt die Waschmaschine fehlt noch ein bisschen was. Guckt er mich so an … steht vor mir und sagt: „Nein“ … Sag ich: „Wieso jetzt nein … ist doch nicht schlimm. „Nein, das ist alles nicht schmutzig.“ Ich sag: „Also ich bitte dich. Guck in den Spiegel. Dann siehst du wie schmutzig das alles ist“ … „Nein, und das ist nicht schmutzig.“ Und dann wurde er richtig böse. Er kann selbst entscheiden, was er anzieht und wann. Und dann hab ich gesagt: „Weißt du B., des ist überhaupt … ich hab dir erklärt … die Waschmaschine und ein bisschen Körperpflege gehört auch dazu und all so was. (Ehefrau von Herr A. [9, S. 319])

Aus einer psychosozialen Perspektive handelt es sich bei diesem Verhalten um den Versuch, das Recht auf Selbstbestimmung in einem der letzten Bereiche, der dem Patienten noch geblieben ist, zu verteidigen. Es ist eine nachvollziehbare Reaktion auf die zunehmende Reduzierung seiner Autonomie.

Abwehr und Verleugnung kennen wir auch bei anderen schweren Erkrankungen wie Krebsleiden. Während wir bei Krebspatienten psychische Verdrängungsmechanismen wie Verleugnung einer infausten Prognose als nachvollziehbare Reaktion betrachten, unterstellen wir Demenzpatienten allzu oft, dass sie kognitiv nicht in der Lage sind, die Diagnose und deren Konsequenzen realistisch einzuschätzen. Tatsache ist, dass Menschen mit Demenz im Frühstadium durchaus in der Lage sind, die Diagnose und die Folgen für ihr Leben zu begreifen. Die Diagnose löst existenzielle Ängste aus, die von den subjektiven Vorstellungen oder Theorien über Demenzerkrankungen geprägt sind. Im nachfolgenden Kapitel wird die Basis – die subjektiven Krankheitstheorien – für die Bewältigung von Krankheiten und letztendlich auch für menschliches Verhalten dargestellt.

2.2 Subjektive Krankheitstheorien im soziokulturellen Kontext

Subjektive Theorien lassen sich für jeden Lebensbereich und für jede Krankheit entwickeln. Welche Vorstellungen haben Menschen über die Ursachen von Demenzerkrankungen, über den Verlauf und v. a. über die Therapiemöglichkeiten? Dieses Wissen beeinflusst die Bewertung wahrgenommener Defizite wie z. B. Gedächtnisstörungen und führt zu einer Einschätzung, ob die festgestellten Defizite für die Gesundheit eine Bedrohung darstellen und ob etwas dagegen getan werden sollte und könnte.

Menschen mit einer Demenz haben oft die gleichen subjektiven Theorien oder Vorstellungen über Gedächtnisstörungen im Alter und Demenz wie gesunde Menschen. Wenn mit diesen Vorstellungen die Demenz mit Bildern von Menschen assoziiert sind, die im Nachthemd barfuß über die Straße laufen, beschmuddelt vor ihrem Essen sitzen oder im Pflegeheim schreiend an den Türen rütteln, können diese Bilder nicht mit einer Demenz im Frühstadium in Einklang gebracht werden. Daraus resultiert bei älteren Menschen oft die Überzeugung, dass es sich bei den wahrgenommenen Einschränkungen noch um eine „normale“ Alterserscheinung handelt. Die Betroffenen fühlen sich gesund. Viele erkennen aus diesem Grund nicht die Notwendigkeit einer medizinischen Abklärung ihrer kognitiven Defizite. Diese Einstellung zeigt sich sowohl bei Betroffenen als auch bei Angehörigen, Pflegepersonal und Ärzten.

Menschen mit einer präsenilen Demenz, also einer Erkrankung vor dem 65. Lebensjahr, haben andere Ursachenzuschreibungen. Sie können sich mit 40 oder 50 Jahren nicht auf altersbedingte Defizite berufen. Diese Menschen führen beispielsweise Stress im privaten wie im beruflichen Umfeld, auch Burn-out-Syndrom, Wechseljahre, exotische internistische Krankheiten oder übermäßigen Alkoholkonsum als Grund für ihre kognitiven Defizite an.

Alle Erklärungsversuche und Ursachenzuschreibungen der Betroffenen haben eines gemeinsam. Die Betroffenen wollen die eigentliche Ursache – nämlich die Demenzerkrankung – nicht wahrhaben. Sich auf das Alter zu beziehen, wirkt ebenso beruhigend, wie die Defizite auf Stress oder Alkohol zurückzuführen. Letzteres kann durch Abstinenz oder Veränderung des Lebensstils positiv beeinflusst werden. Dass die Kontrollmöglichkeiten bei einer Demenz bzw. Alzheimer-Krankheit gering sind, ist in den Köpfen vieler Menschen präsent. Die Akzeptanz an einer Demenz zu leiden, geht daher zunächst bei vielen mit ausgeprägten Gefühlen der Hoffnungslosigkeit einher.

Aber wenn alles so zusammen kommt, und selbst, naja, man wird nich schöner, man wird ’n bisschen auch ’n bisschen träger, ’n bisschen fauler, ’n bisschen wen … immer wenjer ansehnlich, immer weniger ähm gesellschaftsfähig, weil kleckert man sich und dann fällt einem was runter. Also, man sieht ja denn nur noch Mankos. Also nur noch Minderleistungen, ne. (Frau B., 84 Jahre, MMSE: 20, CDR: 1 [9, S. 192])

… das sind die Wechseljahre. Hab ich nu öfters mal gehört, dass irgend’ne Frau da bei ausgerastet is, und danach war’s wieder gut. (Frau G., 54 Jahre, MMSE: 26; CDR: 0,5 [9, S. 208])

Ich finde des entsetzlich. … Also für mich die Alzheimer … Ist die schlimmste Erkrankung. (Frau F., 74 Jahre, MMSE: 18, CDR: 1 [9, S. 226])

Ja, … er (der Arzt) nimmt an, dass … es nicht unbedingt die Alzheimererkrankung ist … aber eben eine Demenzerkrankung. (Herr D., 78 Jahre, MMSE: 24, CDR: 1 [9, S. 299])

Das letzte Zitat zeigt, dass Laien den Begriffen Demenz und Alzheimer-Krankheit eine unterschiedliche Bedeutung beimessen. Demenz stellt in den subjektiven Vorstellungen und Theorien für viele nicht so eine Bedrohung dar wie die Alzheimer-Krankheit. Die Bildung subjektiver Theorien findet nicht in einem Vakuum statt – soziokulturelle Normen, Werte,

Vorstellungen und Annahmen beeinflussen die Wahrnehmung und Interpretation des Krankheitserlebens. Das gilt für Professionelle und Laien gleichermaßen.

2.2.1 Wie subjektive Theorien über Demenz entstehen

Das Wissen über Demenz kann theoretischer oder praktischer Herkunft sein. Theoretisch wird es vor allem über die Medien vermittelt, Fernsehen, Zeitung, Zeitschriften, Radio, Filme oder Romane. Dabei werden meist Demenzstereotypen repräsentiert, die von den fortgeschrittenen Stadien geprägt sind. Dokumentationen über Pflegeheime oder Pflegende Angehörige geben natürlich eine Realität wieder, aber eben nur einen Teil der Realität von Menschen mit Demenz. Es werden mindestens 6 bis 10 Jahre ausgeblendet; die Demenz wird oftmals als reines Desaster dargestellt, und meist steht die Perspektive der pflegenden Angehörigen im Vordergrund.

Praktisch wird das Wissen über Demenz durch Erfahrungen aus dem lebensnahen Umfeld gebildet. Immer mehr Menschen kommen in ihrem Verwandten- oder Bekanntenkreis mit Demenzerkrankungen in Berührung. Auch hier kann es sein, dass nur die Verhaltensmuster des fortgeschrittenen Stadiums präsent sind, weil leichte Vergesslichkeit oder Kompetenzverlust im Alltag auf das Alter oder körperliche Behinderungen attribuiert wird. Und deshalb haben die Menschen fast immer ein falsches Bild von Demenz im Kopf, nämlich nur das Bild von Demenzkranken in späten Stadien. Oftmals erkennen Kinder von Demenzpatienten die ersten Anzeichen nicht, weil die Kontakthäufigkeit gering ist. Menschen, die in einem Haushalt zusammenleben, fallen nachlassende Gedächtnisleistungen eventuell schneller auf als Kindern, die einmal in der Woche mit den Eltern telefonieren. Deshalb könnten Ehepartner schneller die Anfänge einer demenziellen Erkrankung erkennen, viele wollen es aber auch nicht wahrhaben. Ebenso spielen die generellen Ansprüche an die geistige Leistungsfähigkeit eines Menschen eine Rolle. Oft hört man bei Fremdanamnesen: „Na was wollen sie, meine Mutter ist 80 Jahre alt und sie erkennt noch alle Enkel. Das mit den geschäftlichen Angelegenheiten hat immer mein Vater gemacht, das konnte sie noch nie. Ja, sie kauft schon mal was doppelt und dreifach ein und muss nachfragen, aber das bisschen Vergesslichkeit ist doch normal im Alter, das ist doch keine Demenz."

Diese Vorstellungen finden sich nicht nur bei Laien.

2.2.2 Wie Demenz auf wissenschaftlicher Ebene diskutiert wird

Das Bild über Demenzkranke und Demenzerkrankungen wandelt sich auch auf institutioneller Ebene. Damit sind u. a. wissenschaftliche Theorien über Demenzerkrankungen gemeint, die das Handeln von Professionellen beeinflussen. Die Vorherrschaft rein medizinischer Krankheitsmodelle der Demenz wird vermehrt von biopsychosozialen Modellen abgelöst. Die

Einflüsse gesundheitspolitischer Maßnahmen, wirtschaftlicher Interessen, institutioneller Kulturen auf die Theoriebildung werden zunehmend hinterfragt.

In Fachkreisen wird seit jeher diskutiert, ob die Demenz nicht doch eine Alterserscheinung ist und eben keine explizite Erkrankung. Den Begriff Alzheimer-Demenz gibt es erst seit den 1970er Jahren – Katzmann [5] bezeichnete die vormals senile Demenz erstmals als Alzheimer-Demenz. Es folgte ein bis heute andauernder wissenschaftlicher „Feldzug gegen die Alzheimer-Demenz". Milliarden an Forschungsgeldern wurden in die Therapieforschung und Früherkennung gesteckt, leider bislang ohne durchschlagenden Erfolg. Im „Kampf gegen die Volkskrankheit" wird Demenz in der Öffentlichkeit meist als Zerstörung, Zerfall des Geistes und Verlust des Selbst dargestellt. Peter Whitehouse [16], Neurologe, ehemaliger Berater multinationaler Pharmaunternehmer und Mitentwickler der ersten Medikamente gegen die Alzheimer-Krankheit, fordert ein Umdenken. Wissenschaftler müssen aufhören, die Demenz als ein isoliertes Krankheitsbild darzustellen. Demenz gehöre zum Leben – genauso wie das Sterben. Die Gehirnalterung lasse sich nicht heilen, daher müsse der gesamte wissenschaftliche, technologische und politische Bezugsrahmen für das Altern neu überdacht werden, damit die Menschen auf dem Weg des kognitiven Alterns die bestmögliche Lebensqualität erreichen können [16]. Selbst wenn der Forschung in den nächsten 20–30 Jahren doch noch ein durchschlagender Erfolg zugetraut wird, muss mehr Geld für Prävention, Versorgung und Pflege von Menschen mit Demenz bereitgestellt werden.

In diesem Zusammenhang ist der Ruf nach Frühdiagnostik, am besten schon Jahrzehnte vor Ausbruch der Krankheit, ethisch nicht zu vertreten, wenn nicht gleichzeitig Möglichkeiten und Grenzen dieser Diagnostik offen und realistisch diskutiert werden. Wir dürfen nicht vergessen, Demenz ist eine Brandmarkung mit einer gefürchteten Kennzeichnung: Der Mensch mit Demenz hat in den Augen der Gesellschaft seine Ganzheit eingebüßt. Noch wird das Leben mit einer Demenz in unserer hochkognitiven Leistungsgesellschaft überwiegend als Verlust, fehlerhaft oder im schlimmsten Fall als sinnlos erachtet. Es muss also die Frage erlaubt sein, ob der Nutzen dieser Kennzeichnung, z. B. für einen Abrechnungscode bei einer Kranken- oder Pflegekasse, den hohen Preis der Stigmatisierung für das Individuum in jedem Fall gerecht wird. Bei der individuellen Betreuung sollte wie bei anderen Alterserscheinungen bzw. chronischen Erkrankungen der Fokus bei den einzelnen Funktionsstörungen und deren Alltagsrelevanz liegen und der Versuch unternommen werden, die Symptome bzw. deren Auswirkungen auf die selbstständige Lebensführung und somit das Leiden zu lindern. In Japan ist es gelungen, nach einem längeren gesellschaftlichen Prozess mit intensiver medialer Begleitung, ausgehend vom Gesundheitsministerium, den Begriff „chiho" (dies heißt so viel wie „dumm" oder „geistesabwesend") durch die neue Bezeichnung „ninchisho" (kognitives Syndrom) zu ersetzen [18]. Die American Psychiatry Association diskutiert aktuell, ob in der Neufassung des DSM-5 (voraussichtliche Veröffentlichung 2013) Demenzerkrankungen wie die Alzheimer-Demenz als „minor" bzw. „major neurocognitive disorder" bezeichnet werden sollen [vgl. 18].

2.3 Wie Betroffene die Demenzsymptome wahrnehmen

Subjektive Krankheitstheorien steuern die Wahrnehmungs- und Bewertungsprozesse und haben direkte Handlungsrelevanz. In der Praxis lässt sich immer wieder feststellen, dass subjektive Krankheitstheorien von Laien nicht mit dem medizinischen Wissen bzw. Krankheitsmodellen übereinstimmen. Das hat verschiedene Gründe. Das klinische Wissen von Ärzten basiert in der Regel auf medizinischen Krankheitsmodellen und beinhaltet rein kognitive und rationale Elemente, um Krankheiten zu erkennen und zu behandeln. Die Krankheitstheorien von Betroffenen können durchaus diese rationalen Elemente beinhalten, aber der große Unterschied ist das Erleben, also die Verarbeitung der Emotionen, die mit den Einschränkungen und Verlusten im Rahmen einer Demenzerkrankung einhergehen.

Diese Inkohärenz von Patienten- und Arztsichtweisen sind letztlich ein Hauptgrund für die mangelnde Adhärenz (Compliance) vieler Patienten, nicht nur bei Demenzerkrankungen.

Menschen mit Demenz in frühen Stadien nehmen ihre kognitiven und funktionellen Beeinträchtigungen wahr. Werden die wahrgenommenen Defizite auf einen bedrohlichen Zustand zurückgeführt – hier also eine Demenzerkrankung – dann werden Bewältigungsmöglichkeiten sondiert. Das Resultat ist eine Gefahreneinschätzung für Leib und Seele. Auf der Ebene des Betroffenen geht es um Fragen wie beispielsweise: Kann ich mein Leben wie gewohnt fortführen, werde ich von meiner Familie und meinen Freunden noch akzeptiert, werde ich in meiner Selbstständigkeit beschnitten, muss ich bald in ein Pflegeheim oder werde ich womöglich entmündigt? Das sind nur einige Ängste von Betroffenen. Je nach Ausprägung der individuellen Bedrohung, die eine Demenzdiagnose auslöst, variiert der emotionale Leidensdruck der Betroffenen. Wie bei jeder bedrohlichen Erkrankung, egal ob Krebs- oder Demenzdiagnose, setzen verschiedene Bewältigungsstrategien ein.

Problemzentrierte Bewältigung umfasst alle Strategien, die zum Erhalt der geistigen und funktionellen Leistungsfähigkeit dienen. Hierzu gehören die Optimierung von Fähigkeiten durch Üben, die Prioritätensetzung und die Kompensation von unwiederbringlichen Defiziten sowie die Einnahme von Medikamenten.

Unter emotionszentrierten Bewältigungsstrategien werden Reaktionen und Verhaltensmuster zusammengefasst, die auf Verminderung bzw. Ausschaltung negativer Emotionen abzielen. Instrumente sind Abwehr, Vermeidung oder Verleugnung von belastenden Erfahrungen.

Von erfolgreicher Bewältigung kann gesprochen werden, wenn die Umsetzung von problemzentrierten Strategien in Verbindung mit emotionszentrierten Strategien eine Integration der Demenz in das Selbstbild über einen langen Zeitraum hinweg ermöglicht.

Dabei verläuft die Bewältigung nicht linear, sondern eher zirkulär. Der fortschreitende Abbauprozess erfordert immer wieder neue Anpassungsleistungen. So kann es im Verlauf bei grundsätzlicher Akzeptanz, an dieser Krankheit bzw. Gedächtnisstörungen zu leiden, immer wieder zur Abwehr und Verleugnung von neuen Erfahrungen des Kompetenzverlusts kommen.

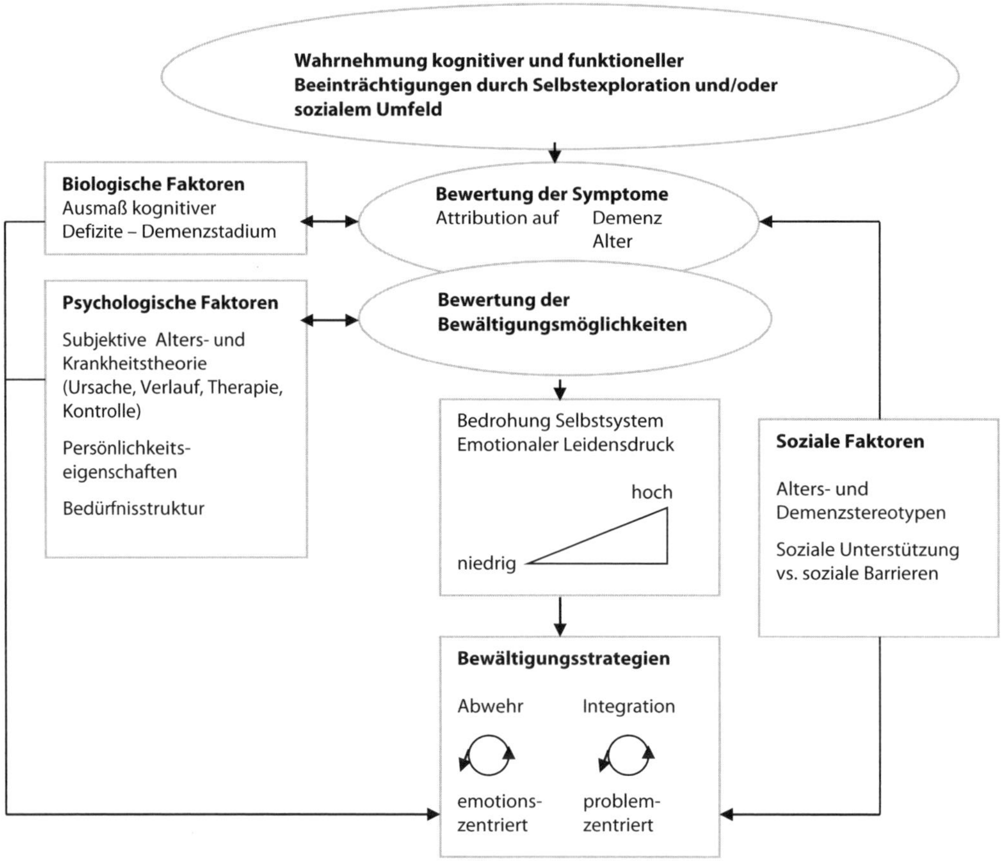

Abbildung 1: Demenz aus biopsychosozialer Perspektive [vgl. 11]

Dieser Bewältigungsprozess lässt sich ärztlicher- und therapeutischerseits positiv beeinflussen. Es muss an den Vorstellungen über Demenz angesetzt werden, in prozessorientierten Aufklärungs- und Beratungsgesprächen darf die Demenz nicht als einziges Desaster dargestellt werden (vgl. Kapitel 4 – Patientenaufklärung). Die Hauptaufgabe ist, Menschen mit Demenz ein Leben mit möglichst wenig Angst zu ermöglichen.

2.4 Ängste und Verhalten

Menschen mit Demenz zeigen einen individuell unterschiedlichen Leidensdruck. Wie stark sie tatsächlich unter den demenzbedingten Defiziten leiden, ist oftmals nicht ersichtlich. Emotionen können genauso wie kognitive Defizite vor anderen Menschen verborgen werden. Praktizierende erleben bei der Diagnosestellung immer wieder, dass Betroffene die Diagnose gleichmütig hinnehmen, also gar nicht reagieren oder bagatellisieren. Das Problem bei solchen Reaktionen ist, dass Außenstehende nicht so ohne Weiteres hinter „die Fassade" schauen können. Es gibt Menschen, die haben ihre Gefühle absolut unter Kontrolle, egal welche Verlusterfahrungen sie gerade machen müssen. Neben dieser Kontrolle spielen bestimmte Einstellungen, wie „damit muss ich alleine fertig werden", „das geht keinen etwas an" eine Rolle bei der beobachtbaren Betroffenheit bzw. Nicht-Betroffenheit. Qualitative Studien [9; Review: 13] bieten Einblicke in das Krankheitserleben und v. a. die vielfältigen Ängste und Bewältigungsstrategien von Menschen mit Demenz.

In der Interaktion mit Menschen mit Demenz erleben wir oft, dass sie ihre Fehler oder ihr Unvermögen verbergen oder vertuschen. Wie die meisten Menschen, möchten Menschen mit Demenz nicht negativ wahrgenommen werden. Mit Unzulänglichkeiten konfrontiert zu werden, erzeugt Gefühle wie Scham, Hilflosigkeit oder Ohnmacht. Die ständige Angst davor, sich vor anderen zu blamieren, führt nicht selten zu einem verstärkten Rückzug. Vieles wird aufgegeben, was noch funktioniert hat. Damit verlieren die Menschen an Lebensqualität und letztendlich auch vorzeitig an Alltagskompetenz [vgl. 12].

Ja, … Selbstvertrauen hat gelitten. Immer wenn sie jemand treffen … sie verpassen den. Und ich hab dir doch dies gesagt und ich hab dir doch das gesagt … und so. (Frau F., 74 Jahre, MMSE: 18; CDR: 1 [9, S. 225])

Die Angst vor Fehlern ist deswegen so groß, weil Menschen mit Demenz große Angst haben, dass sie ihren Lebensstil nicht wie gewohnt fortsetzen können und ihre Selbstständigkeit verlieren.

Wenn Menschen mit Gedächtnisproblemen das Gefühl haben, dass sie als inkompetent wahrgenommen werden, kann es zu einer sehr anstrengenden Verteidigungshaltung kommen. Jegliche Hilfestellung wird verweigert, weil die Betroffenen sich nicht mehr ernst genommen fühlen. Diese Verteidigungshaltung führt – zusätzlich zum Kampf gegen das Vergessen – zu einer enormen psychischen Belastung und v. a. zu Konflikten mit dem sozialen Umfeld.

Im Gegenteil sie nimmt jetzt schon immer viel weg. Da sag ich: „Menschenskinder … warum schickst du mich denn nun nicht einholen. Warum gehst du?" … „Ja, dann bringst du wieder wat falsch." Das ist natürlich kein Aufbauprogramm für mich. (Herr D., 76 Jahre; MMSE: 24; CDR: 1 [9, S. 254])

Naja, … sie gefährdet sich selber dadurch, dass sie ebend alleine lebt. Dass sie glaubt, sie kann es. Sie mutet sich noch viel zu und 's is gar nich so. Sie will sich immer etwas beweisen. Und es muss doch besser werden, und es wird auch wieder besser. Und dann zwingt sie sich zu Dingen, die dann auch dazu führen, dass dann irgendwann wieder so'n Moment kommt, wo des aussetzt. (Angehöriger von Frau B., 84 Jahre, MMSE: 24, CDR: 1 [9, S. 314])

Menschen mit Demenz haben große Angst vor einer Stigmatisierung, also davor, nur noch als Dementer mit all den Defiziten wahrgenommen zu werden. Deshalb werden Unvermögen und Fehler überspielt; oder die Betroffenen vermeiden Situationen, von denen sie erwarten, überfordert zu sein. Deshalb gehen Betroffene einer ärztlichen Abklärung aus dem Wege bzw. weigern sich bei der neuropsychologischen Diagnostik, die Testverfahren mitzumachen. Manche brechen den Test auch ab, wenn sie ihre Fehler bemerken.

In diesem Zusammenhang wird immer abfällig von den „guten Fassaden" gesprochen, dabei ist dieses Verhalten nur allzu menschlich. Die meisten Menschen möchten sich positiv darstellen. In diesem Zusammenhang werden Defizite und Fehler heruntergespielt, die Kompetenz in bestimmten Bereichen betont oder immer wieder auf frühere gute Leistungen verwiesen.

Als der Arzt sagte ... nicht merkbar ... hab ich selbst nicht viel Probleme gehabt. Dann hat er mir auch ... ich weiß nicht ... 1000 Worte genannt ... ich übertreib mal ein bisschen, ne? Ja und ich hab dann nicht 1000 wiederholt, sondern eben bloß die Hälfte oder so was. Und als ich das letzte Mal da war, ... hat er dann gesagt, ist besser geworden, nich? (Herr A., 58 Jahre, MMSE: 24; CDR: 1 [9, S. 158])

Selbstständigkeit im Alltag aufzugeben bedeutet, mehr Kontrolle über das eigene Leben zu verlieren. Viele Menschen mit Demenz haben Angst vor Entmündigung – nicht mehr selbst entscheiden zu dürfen, was sie tun, wofür sie ihr Geld ausgeben und wo sie leben wollen. Dagegen wehren sich die Betroffenen mitunter vehement.

Ja, was ich als ganz furchtbar auch am Anfang empfand, das is dieser Kontrollverlust. (Frau G., 54 Jahre, MMSE: 26; CDR: 0,5 [9, S. 211])

Nicht wenige Betroffene stehen unter erheblichem psychosozialem Stress, der sich wiederum negativ auf die für das Gedächtnis notwendigen Hirnstrukturen auswirken kann [vgl. 7].

In vielen Erfahrungsberichten und qualitativen Studien [9] zeigt sich die Einstellung, dass dem Kontrollverlust durch die Krankheit oftmals nur mit dem Gedanken an Suizid entgegengesteuert werden kann.

Ich werde selbst gehen. So hinsiechen wie mein Vater, möchte ich nicht. Wie weiß ich noch nicht, aber da findet sich ein Weg. Aber noch reicht's immer noch ein bisschen. (Herr D., 76 Jahre, MMSE: 24, CDR: 1 [9, S. 298])

Denn das hab ich mir geschworen. Ich möchte nie in ein Altenheim. Und wenn ich das noch auffe Reihe kriege, denn weiß ich vorher 'n Ende zu setzen. (Frau G., 54 Jahre, MMSE: 26, CDR: 0,5 [9, 298])

Diese Aussagen über Suizidabsichten lassen nicht auf verzweifelte Menschen schließen, die akut suizidgefährdet sind. Vielmehr ist anzunehmen, dass in der Antizipation der alters- und krankheitsbedingten Verluste ein Punkt erreicht wird, den Menschen als nicht mehr lebenswert erachten und deshalb an Suizid denken lassen. Alle Aussagen beziehen sich auf fortgeschrittene Stadien der Demenz, die durchaus realistisch mit Pflegebedürftigkeit, Siechtum und Kontrollverlust assoziiert werden.

In vielen Biografien [1] und Interviewstudien [9] berichten Menschen mit Demenz im Frühstadium, dass sie gerade kurz nach der Diagnosestellung über Suizid nachgedacht haben. Diese Gedanken sind im Zuge der Krankheitsbewältigung durchaus als effektive Bewältigungsstrategie zu werten, da die Betroffenen ja letztendlich in einer Schocksituation, die geprägt ist von Hilf- und Hoffnungslosigkeit, ein gewisses Maß an Kontrolle wiedererlangen können.

Menschen mit Demenz in frühen Stadien leiden nicht selten an einer behandlungsbedürftigen, depressiven Störung. Deshalb ist in diesen Fällen die Gefahr eines Suizids nicht zu unterschätzen, zumal anzunehmen ist, dass bei älteren Suizidopfern oftmals nicht geklärt wurde, ob eine beginnende Demenz vorlag.

Der Gedanke an ein absehbares Ende kann dazu führen, dass die Betroffenen im Hier und Jetzt leben und ihre verbliebene Zeit genießen wollen. Das äußert sich eventuell in Form von Geldausgeben oder der Einstellung: „Jetzt ist alles egal, jetzt kann ich machen was ich will."

Was etwas tragisch is, dass sie, ... also weiß ich nich, unter irgend'n Kaufzwang leidet. Ja. Also, sie kauft unnötige Sachen und die Folge davon is, dass se also hier ihren Anteil an Miete und allem nicht mehr bezahlen kann. Und das erfreut mich nicht gerade. (Lebensgefährtin von Frau G. [9, S. 167])

2.5 Krankheitseinsicht

Die fehlende Krankheitseinsicht oder Anosognosie wird oftmals als direktes Symptom der Demenz, ähnlich wie die Halbseitenlähmung nach einem Schlaganfall betrachtet. Aus dieser deterministischen Sichtweise wird nicht hinterfragt, ob der Betroffene die Einsicht nicht erlangen will, nicht erlangen kann oder ob er sie hat, aber nach außen nicht zeigen möchte.

2.5.1 Fehlende Krankheitseinsicht als Selbstschutz

Die Verleugnung von Defiziten oder das Hinwegtäuschen über Fehler oder Abweichungen ist ein weit verbreitetes Verhaltensmuster, nicht nur bei stigmatisierten Individuen [vgl. 3]. Es gibt viele Situationen, in denen Menschen Kritik entgegengebracht wird oder sie auf Fehler hingewiesen werden und in denen sie trotz besseren Wissens ihren Standpunkt rechtfertigen, bagatellisieren oder Fehler eben nicht offen zugeben. Wir haben es hier mit menschlichen Verhaltensweisen zu tun, die mit oder ohne Demenz tagtäglich zu beobachten sind.

Aus einer psychosozialen Perspektive lässt sich die fehlende oder eingeschränkte Krankheitseinsicht vieler Betroffener im Frühstadium als Ausdruck verschiedener Selbstschutzmechanismen darstellen. Vorrangige Ziele sind die Emotionsregulation und Selbstwertstabilisierung, die Verteidigung der Autonomie und der Widerstand gegen eine Stigmatisierung im Rahmen der Bewältigung einer chronisch-progredienten Erkrankung.

Als Strategien lassen sich Verhaltensweisen wie Verleugnen, Verbergen, Vermeiden, Vertuschen, Widerstand oder eine positive Selbstdarstellung beobachten.

2.5.2 Wenn die Einsichtsfähigkeit schwindet

Mit fortschreitendem Abbauprozess lässt die Fähigkeit nach, die eigene Leistungsfähigkeit zu aktualisieren. Der Realitätsbezug geht zunehmend verloren, und es kommt zu Fehleinschätzungen der eigenen Kompetenz. Je größer das Selbst- und Fremdgefährdungspotenzial ist, desto mehr ist von einer organisch bedingten Anosognosie auszugehen. Mit einer psychisch motivierten Verleugnung oder auch Anosognosie möchte sich der Betroffene nicht selbst gefährden, im Gegenteil, er möchte sich schützen.

In diesem Zusammenhang müssen morphologische Korrelate diskutiert werden. Bei der frontotemporalen Lobärdegeneration, der zweithäufigsten präsenilen Demenz, ist schon in frühen Stadien von einer organisch-bedingten Anosognosie auszugehen, weil exekutive Funktionen (z. B. Problemlösen, Handlungsplanung, Selbstreflexion und Urteilsvermögen) frühzeitig gestört sind und teilweise schon massive Persönlichkeitsveränderungen auftreten (von Apathie bis agitiertem Verhalten oder Distanzlosigkeit). Ähnlich kann es sich auch bei vaskulären Demenzen oder atypischen Alzheimer-Demenzen, wenn Frontalhirnbereiche deutlich geschädigt sind, verhalten [vgl. 6]. Im Prinzip ermöglicht nur eine Einzelfallbetrachtung die Einschätzung, inwieweit bestimmte Verhaltensweisen primär auf eine psychisch-bedingte Verleugnung oder eine organisch bedingte Anosognosie zurückzuführen sind. Die Unterscheidung ist in Bezug auf die Handlungsmöglichkeiten enorm wichtig. Verleugnet ein Patient im leichten Demenzstadium seine Gedächtnisstörungen und deren Konsequenzen in Bezug auf die Alltagsbewältigung (Tabletteneinnahme, hauswirtschaftliche Tätigkeiten), weil er letztlich Angst hat, als Demenzkranker in ein Heim abgeschoben zu werden, ist er mit einfühlsamer und prozessorientierter Beratung oftmals davon zu überzeugen, sich z. B. durch eine Sozialstation helfen zu lassen. Hat sich ein Patient im mittelschweren Stadium den Schenkelhals gebrochen, vergisst das aufgrund schwerer Gedächtnisstörungen, steht er immer wieder auf und belastet das Bein oder stürzt, handelt es sich offensichtlich um eine organisch bedingte Anosognosie. Eine rationale Auseinandersetzung und wiederholte Mitteilung der Diagnose „Schenkelhalsbruch“ hilft hier nicht weiter. Vielmehr müssen das soziale Umfeld und die Umwelt so gestaltet werden, z. B. 1:1-Betreuung, dass die Eigengefährdung auf ein Minimum reduziert wird.

2.6 Krankheitsbewältigung

Selbstständigkeit und Selbstbestimmung, Bedürfnis nach Sicherheit, Achtung und sozialem Respekt und der Erhalt von Lebensqualität sind Grundbedürfnisse, die mit einer Demenzdiagnose nicht einfach aufgegeben werden. Der Betroffene ist nicht aggressiv, weil es als unweigerliches Symptom zu der Demenzerkrankung gehört wie etwa das Fieber bei einer Grippe. Er ist aggressiv, weil er daran gehindert wird, seine Grundbedürfnisse zu befriedigen.

Der Demenzprozess schreitet voran, ebenso nehmen die Verlusterfahrungen zu. Die Betroffenen müssen immer mehr Selbstständigkeit abgeben, das sind schmerzliche Erfahrungen und das erfordert v. a. Zeit. Menschen mit Demenz wehren sich immer wieder gegen Eingriffe in ihre Autonomie. Trotzdem ist zu beobachten, dass sie in vielen Bereichen nach einem gewissen Anpassungsprozess, die Hilfe von außen annehmen und gleichzeitig behaupten, uneingeschränkt selbstständig zu sein.

Diese Mechanismen sind nachvollziehbar, wenn man sich vorstellt, wie es für einen Bankdirektor ist, der seine finanziellen Angelegenheiten nicht mehr überblicken kann, für einen Professor, der wissenschaftliche Texte nicht mehr versteht, die Hausfrau, die das Weihnachtsessen nicht mehr zubereiten kann, oder der Arzt, der an die Einnahme seiner Medikamente erinnert werden muss.

Die Demenz stellt das Selbstbewusstsein und Selbstvertrauen ständig vor neue Herausforderungen. Die Krankheitsbewältigung ist begleitet von einer Reihe negativer Gefühle wie Angst, Scham, Frustration, Resignation, Hilflosigkeit und Wut.

Aber ich finde des entsetzlich. Also ich würde sagen, … für mich ist die Alzheimer die schlimmste Erkrankung. Obwohl ja Krebs bestimmt schlimmer ist. Wissen sie, da verliert man echt die Lust zum Leben. (Frau F., 74 Jahre, MMSE: 18, CDR: 1 [9, S. 226])

Literatur

1. DeBaggio, T. (2003): Losing My Mind. New York: The Free Press.
2. DGPPN/DGN (2010): Diagnose- und Behandlungsleitlinie Demenz (Interdisziplinäre S3-Praxisleitlinie). 1. Auflage. Berlin Heidelberg: Springer-Verlag.
3. Goffman, E. (1963): Stigma. Notes on the Management of spoiled Identity. Frankfurt: Suhrkamp taschenbuch wissenschaft 140.
4. Hauser, U. (2005): Wenn die Vergesslichkeit noch nicht vergessen ist – zur Situation Demenzkranker im frühen Stadium. Kuratorium Deutsche Altershilfe, Köln.

5. Katzman, R. (1976): The prevalence and malignancy of Alzheimer disease. Archives of Neurology, 33: 217–218.
6. Kessler, H., & Supprian, T. (2003): Zum Problem der Krankheitseinsicht bei Patienten mit Demenz vom Alzheimer-Typ. Fortschr Neurol Psychiat, *71:* 541–548.
7. Kuhlmann, S., Piel, M., & Wolf, O. T. (2005): Impaired memory retrieval after psychosocial stress in healthy young men. The Journal of Neuroscience, 25 (11) 2977–2982.
8. Lämmler, G., Stechl, E., & Steinhagen-Thiessen, E. (2007): Die Patientenaufklärung bei Demenz. Zeitschrift für Gerontologie und Geriatrie, 40: 81–87.
9. Stechl, E. (2006): Subjektive Wahrnehmung und Bewältigung der Demenz im Frühstadium. Eine qualitative Interviewstudie mit Betroffenen und ihren Angehörigen. Berlin: Verlag Dr. Köster.
10. Stechl, E., Lämmler, G., Steinhagen-Thiessen, E., & Flick, U. (2007): Subjektive Wahrnehmung und Bewältigung der Demenz im Frühstadium – SUWADEM: Eine qualitative Interviewstudie mit Betroffenen und Angehörigen. Zeitschrift für Gerontologie und Geriatrie 40: 71–80.
11. Stechl, E., Lämmler, G., Steinhagen-Thiessen, E., & Flick, U. (2008): Subjektive Wahrnehmung und Bewältigung der Demenz im Frühstadium – SUWADEM. NeuroGeriatrie 1: 13–21.
12. Stechl, E., Steinhagen-Thiessen, E., & Knüvener, C. (2009): Demenz – mit dem Vergessen leben. Ein Ratgeber für Betroffene. 2. Auflage. Frankfurt/Main: Mabuse-Verlag GmbH.
13. Steeman, E., Dierckx de Casterlé, B., Godderis, J., & Grypdonck, M. (2006): Living with early dementia: a review of qualitative studies. Journal of Advanced Nursing, 54 (6): 722–738.
14. Taylor, R. (2007): Alzheimer's from the INSIDE OUT. Baltimore, Maryland: Health Professions Press, Inc.
15. Vollmar, H. C., Mand, P., Butzlaff, M. (Hrsg.) (2008): DEGAM-Leitlinie Nr. 12. omikron: 160.
16. Whitehouse, P. J., & George, D. (2009): Mythos Alzheimer. Was sie schon immer über Alzheimer wissen wollten, Ihnen aber nicht gesagt wurde. 1. Auflage. Bern: Verlag Hans Huber.
17. Wißmann, P., & Gronemeyer, R. (2008): Demenz und Zivilgesellschaft – eine Streitschrift. Frankfurt/Main: Mabuse-Verlag GmbH.
18. Wißmann, P. (2010): Begriffe können Unheil stiften. Demenz DAS MAGAZIN, 06/32–34

3 Zugänge

Menschen mit Demenz und ihren Angehörigen kann effektiver geholfen werden, wenn eine möglichst umfassende Analyse der Lebenssituation vorgenommen wird. Diese kann bereits Teil der Diagnostik sein, gehört aber in jedem Fall zur Aufklärung und prozessorientierten Beratung nach der Diagnose. Der Hausarzt mit seiner Doppelfunktion als Vertrauensperson und Casemanager verfügt in der Regel über viele Informationen bezüglich des physischen, psychischen und sozialen Hintergrunds seiner Patienten. Er kann mit diesem Wissen und in Zusammenarbeit mit verschiedenen kommunalen Versorgungsstrukturen sehr viel für die Lebensqualität seiner Patienten tun.

3.1 Zielsetzung der Interventionen

Ziel der Interventionen im Frühstadium ist der Aufbau eines gegenseitigen Verständnisses für die vielfältigen Veränderungen, die eine Demenz für alle Seiten (Betroffene und soziales Umfeld) mit sich bringt. Dem psychoedukativen Anteil der Beratung kommt in diesem Stadium eine besondere Bedeutung zu, da v. a. Vorstellungen und Einstellungen gegenüber der Demenzerkrankung gefördert werden sollen, die es ermöglichen, die individuellen Ressourcen, Bedürfnisse und Ängste aller Beteiligten zu erfassen und positiv zu beeinflussen. Dabei wird die personenzentrierte Aufklärung und Beratung als prozessualer und kontinuierlicher Akt verstanden. Im konkreten Fall kann das bedeuten, dass sich Arzt, Patient und Angehöriger auf den Begriff „Altersdemenz" einigen, auch wenn der Arzt von einer wahrscheinlichen Alzheimer-Demenz ausgeht, weil Betroffene und Angehörige diesen Begriff nicht akzeptieren können.

Ein weiterer wichtiger Punkt ist die wiederholte Reflexion der Interaktion aller Beteiligten. Das soziale Umfeld, einschließlich der professionellen Helfer, kann durch Verhaltensweisen (z. B. Defizitkonfrontation) und Denkmuster (z. B. „Demenzkranke nehmen ihre Krankheit nicht wahr") die Selbstschutzstrategien zur 1) Emotionsregulierung und Selbstwertstabilisierung, 2) zum Widerstand gegen Stigmatisierung und 3) zur Verteidigung der Autonomie als menschliches Grundbedürfnis untergraben und, oftmals unbewusst, den Leidensdruck der Betroffenen erhöhen. Als Folge intensivieren Betroffene ihre Selbstschutzmechanismen wie Widerstand und Verleugnung. Dies wiederum hat eine erhöhte psychische Belastung für das soziale Umfeld zur Folge und verstärkt noch die Defizitkonfrontation.

Eine gute Beratung macht die o. g. Mechanismen deutlich. Sie muss ohne Schuldzuweisungen erfolgen (vgl. Kapitel 5.10 – Angehörigenberatung) und den jeweiligen Lebenssituationen und Krankheitsstadien angepasst sein.

Bei den fortgeschrittenen Stadien verschiebt sich der Fokus zunehmend auf die pflegenden Bezugspersonen bzw. das soziale Umfeld, weil der Betroffene immer mehr Hilfe braucht und seine Alltagskompetenz gleichzeitig überschätzt. Hier ist das Ziel, Umgangsstrategien zu vermitteln, die die Kommunikation erleichtern, die Alltagskompetenz fördern und herausfordernde Verhaltensweisen wie Unruhe oder aggressives Verhalten reduzieren. Hierzu gibt es bereits viele bewährte Konzepte, deren Basis das Krankheitserleben der Betroffenen in den verschiedenen Stadien ist und die in den Versorgungsstrukturen zunehmend Eingang finden.

Die übergeordneten Ziele sind:

- Der möglichst lange Erhalt von Lebensqualität und Alltagskompetenz durch Aktivierung kognitiver Ressourcen, Stressreduktion und Stimmungsstabilisierung.
- Wir wissen mittlerweile, dass sich chronischer Stress direkt auf die Hirnstrukturen auswirken kann, die für unsere Gedächtnisleistung zuständig sind. Das wurde sowohl im Mausmodell als auch bei Menschen nachgewiesen [1]. Die Ergebnisse lassen die Hypothese zu, dass diese psycho-neuro-immunologischen Aspekte der Demenz eine wesentliche Ursache für die unterschiedlich schnellen Verläufe bei Demenz sein können.
- Reduktion der Pflegebelastung von Angehörigen – dazu gehört auch, zwischen demenzbedingten psychischen Belastungen und davon unabhängigen Belastungen seitens der Angehörigen zu unterscheiden (siehe Kapitel 3.4.3 – Erfassen sozialer Faktoren).

3.2 Wie kann Demenz im Arzt-Patienten-Kontakt thematisiert werden

Kommen Patienten mit körperlichen Beschwerden in die Praxis, fällt es ihnen in der Regel nicht schwer, über Symptome zu sprechen. Es ist selbstverständlich über Luftnot, Rücken- oder Magenschmerzen zu berichten. Anders verhält es sich bei Gedächtnisstörungen, merkwürdigen Zwischenfällen im Alltag wie Orientierungslosigkeit und der Angst davor, verrückt zu werden. Es kann nicht erwartet werden, dass Menschen mit Demenz so ohne Weiteres über für sie peinliche und belastende Ereignisse offen sprechen. Ähnlich verhält es sich bei Symptomen einer Depression. Auch hier ist das Vorurteil gegenüber psychischen Erkrankungen, zumindest in der älteren Generation, noch deutlich zu spüren. Andererseits sind geschilderte Gedächtnisstörungen von Menschen auch dann ernst zu nehmen, wenn sich im Gespräch oder in den kognitiven Screeningverfahren keine Hinweise auf kognitive Defizite ergeben. Gerade bei hohem intellektuellen Leistungsniveau sind kognitive Screeningverfahren (vgl. Kapitel 10.2.2 – diagnostische Instrumente) nicht ausreichend sensitiv, die Betroffenen leiden aber schon sehr unter ihren Einbußen.

Es sind immer noch häufig die Angehörigen, die dem Arzt entsprechende Hinweise geben. Sicherlich stellen Fremdanamnesen in der Diagnostik der Demenz eine wichtige Informationsquelle dar. Gerade in frühen Stadien ist aber äußerste Vorsicht geboten, damit sich die Betroffenen nicht übergangen fühlen und aus Angst vor negativen Konsequenzen eine Abklärung vermeiden.

Nachfolgend eine Möglichkeit, Gedächtnisstörungen zu thematisieren:

Nachgestellt:

Arzt: Guten Tag, Herr Müller, heute ist wieder ein umfassender Gesundheitscheck bei Ihnen dran. Neben der körperlichen Fitness ist ja auch die geistige Leistungsfähigkeit wichtig. Ab einem bestimmten Alter beziehen wir auch geistige Funktionen in unseren Check mit ein.

Patient: Ach so, Herr Dr., sie wollen also gucken, ob ich eine Macke habe?

Arzt: Nein, nein, es geht hier nicht darum festzustellen, ob jemand eine Macke hat. Wir wollen Gedächtnisstörungen so früh wie möglich erkennen und deren Ursachen herausfinden. Natürlich funktioniert das Gedächtnis bei älteren nicht mehr so gut und so schnell wie bei jüngeren Menschen. Das wird schon berücksichtigt. Haben Sie das Gefühl, dass Sie manchmal vergesslich sind?

Patient: Also Alzheimer habe ich noch nicht, wenn sie das meinen. Andere vergessen noch viel mehr. Meine Kinder wollen mir auch schon einreden, dass ich verrückt bin.

Die Exploration demenzbedingter und depressionsbedingter Symptome erfordert viel Einfühlungsvermögen und Geduld, da Betroffene große Angst davor haben, nicht mehr ernst genommen zu werden, fremdbestimmt oder ausgegrenzt zu werden. Die Menschen wehren sich in der Regel gegen entsprechende Zuschreibungen. Es gibt sicherlich keine Patentlösung, wie im Einzelfall eine Thematisierung vorhandener Gedächtnisstörungen gelingen kann, Praxiserfahrungen zeigen jedoch, wie wichtig dabei die Kontinuität in der Beziehung ist. Je länger eine vertrauensvolle Beziehung besteht, desto offener sind die Menschen in der Regel. Denn es führt kein Weg daran vorbei, die Betroffenen selbst zu fragen. Das Beispiel zeigt deutlich, wie schnell sich bei dem Patienten eine misstrauische Grundhaltung oder Abwehr in Form von Verleugnung oder Bagatellisierung einstellen kann. Der Patient weiß genau, wovon die Rede ist. Wenn ein vertrauensvolles Verhältnis zwischen Arzt und Patient besteht, kann der Arzt trotz der Abwehrhaltung seines Patienten gut argumentieren, wie wichtig es ist, die Symptome abklären zu lassen.

Nachgestellt:

Arzt: Es gibt einige körperliche Erkrankungen wie Vitaminmangel oder auch Medikamentennebenwirkungen, die unsere geistige Leistungsfähigkeit erheblich einschränken. Das können wir aber behandeln, deshalb ist es wichtig die geistige Leistungsfähigkeit zu überprüfen. Selbst wenn eine Demenzerkrankung die Ursache für die

> Vergesslichkeit ist, können wir bei einer frühen Diagnose eine Menge tun, um den Verlauf der Erkrankung positiv zu beeinflussen. Es muss nicht immer die Alzheimer-Demenz sein, es gibt auch Demenzformen, die mit Durchblutungsstörungen zusammenhängen. Die Risikofaktoren dafür lassen sich gut behandeln.

Ängste und Misstrauen begegnen dem Arzt im Zusammenhang mit Demenzerkrankungen oft. Der Einsatz kognitiver Screeningverfahren in der Geriatrie zeigt, dass die meisten bei diesen Verfahren trotzdem mitmachen, auch wenn sie sich im Anschluss besorgt erkundigen, wozu die Daten verwendet werden. Wie wichtig eine weitere ressourcenorientierte Beratung und Begleitung während des diagnostischen Prozesses und nach Diagnosemitteilung ist, wird im Kapitel 4 (Patientenaufklärung) beschrieben.

Es gibt einige Menschen mit Demenz, die von der Erfahrung berichten, dass sie mit dem Bekanntwerden der Demenzdiagnose von ihrem sozialen Umfeld plötzlich anders behandelt werden und sich übergangen bzw. bevormundet fühlen.

Nee, es gab ein lustiges Ding. Wenn ich Zeit habe, les' ich sehr gerne. Dann kam der Oberarzt rein und ich hatte 'n Buch in der Hand und da sacht er zu mir: „Sie lesen? Wozu? Sie vergessen's doch sowieso." (lachend) Da dacht ich, das is heftig. (Frau E., 54 Jahre, MMSE: 27, CDR: 0,5 [2, S. 258])

Es handelt sich hierbei sicherlich um ein Extrembeispiel, aber diese Interaktionen sind vielfältig und zeigen sich häufig im Kontakt mit Professionellen im Gesundheitswesen. Schnell werden dann die Angehörigen, im Beisein der Betroffenen befragt, im schlimmsten Fall wird der Betroffene überhaupt nicht direkt angesprochen („wie geht es Ihrem Mann?" anstatt „wie geht es Ihnen?"). Das ist für einen Menschen mit beginnender wie fortgeschrittener Demenz schwer zu ertragen, selbst wenn er nicht mehr in der Lage ist, seine Krankengeschichte wiederzugeben.

3.3 Stadienabhängige Kommunikationsstrategien

Ganz wichtig ist, in Abhängigkeit des Stadiums, die Kommunikation an die Kompetenzen und Bedürfnisse anzupassen. Die Betroffenen verlieren u. U. ihre Fähigkeit zu abstrahieren. Darüber hinaus können Konzentrationsschwierigkeiten, Wortfindungsstörungen und Gedächtnisstörungen die Kommunikation als Ganzes und somit auch die Anamnese und die Umsetzung ärztlicher Therapien bzw. Anordnungen erschweren.

In frühen bis leichten Stadien stehen bei den meisten Demenzformen die Gedächtnisstörungen im Vordergrund. Die Auffassungsgabe ist i. d. R. intakt, es kann aber bei komplexen Zusammenhängen zu Verständnisschwierigkeiten kommen. Deshalb sollten wie bei nichtdementen Patienten nur wenig medizinische Fachbegriffe benutzt werden bzw. verständlich erklärt werden. Das wesentliche Problem stellt die Gedächtnisstörung dar. Erfolgt eine umfassende Aufklärung über eine Krankheit mit entsprechenden Behandlungsoptionen, kann es sein, dass nur ein Teil der Information gespeichert wird. So vergisst der Patient u. U., dass er die Medikamente unbedingt vor dem Essen einnehmen muss oder dass er die gebrochene Hüfte nur mit 15 kg Teilbelastung belasten darf.

Zeigen Patienten also bei der Behandlung „Noncompliance", sollte immer überprüft werden, ob die relevanten Informationen für die Behandlung überhaupt präsent sind. Ist das nicht der Fall, müssen Wege gefunden werden, wie die Informationen auf Dauer übermittelt werden können.

Eine Option stellen schriftliche Anleitungen bzw. Anweisungen dar. Sollte das nicht reichen, empfiehlt sich eine enge Zusammenarbeit mit den Angehörigen. Bei Alleinstehenden kann die Medikamenteneinnahme meist durch den Einsatz einer ambulanten Pflegestation gesichert werden.

In fortgeschrittenen Stadien ist die verbale Kommunikation erheblich eingeschränkt. Die Patienten können oftmals Gesprächen kaum noch folgen, verlieren schnell den Faden und vergessen den Inhalt in wenigen Minuten. In fortgeschrittenen Stadien geht auch die Bedeutung der Wörter wie „Schmerz" oder „Beschwerden" verloren und die Sprache verarmt zunehmend. In späten Stadien ist selbst die Ja-Nein-Kommunikation, z. B. bei der Schmerzerfassung, nicht mehr zuverlässig möglich (vgl. Kapitel 7).

Kommunikation bei fortgeschrittenen Stadien

- Suchen Sie Blickkontakt und sprechen sie den Patienten von vorn an.
- Sprechen Sie langsam und deutlich, in kurzen Sätzen.
- Setzen sie Mimik und Gestik ein.
- Je nach Vertrautheit und Bedürfnissen des Patienten sollte die Distanz variieren.
- Sprechen Sie den Patienten mit seinem Namen (und ggf. mit Titel) an.
- Vermeiden Sie Situationen, in denen sich der Patient unzulänglich fühlen könnte.
- Vermeiden Sie W-Fragen (Was ist wann passiert?).
- Geben sie kurze Zusammenfassungen, wenn der Inhalt nicht verstanden wird, formulieren Sie die Kernaussage anders.
- Nicht lauter sprechen, wenn Sie den Eindruck haben, dass Verständnisprobleme vorliegen (außer bei gleichzeitiger Schwerhörigkeit).
- Lassen Sie dem Patienten Zeit.
- Unterbrechen oder korrigieren Sie ihn nicht.
- Bieten Sie Formulierungshilfen an.

- Ständiges Wiederholen von Ereignissen oder einzelnen Aspekten von Erfahrungen seitens des Patienten können auf die große Bedeutsamkeit hinweisen – sie sind als solches ernst zu nehmen.
- Akzeptieren Sie zeitliche Perspektiven- oder Themenwechsel, auch wenn sie nicht der Realität entsprechen (wenn plötzlich über den verstorbenen Ehemann gesprochen wird als würde er noch leben).
- Beachten Sie Körpersignale.
- Menschen mit Demenz können sich mit Hilfe ihrer Körpersprache länger ausdrücken. Außerdem können sie Körpersprache besser verstehen als verbale Äußerungen. Das Verstehen geschieht dann eher auf der „Gefühlsebene". Selbst in fortgeschrittenen Stadien sind die Menschen in der Lage, eine Diskrepanz zwischen verbaler Sprache (Tonfall) und Körpersprache wahrzunehmen, und eventuell reagieren sie mit Irritation.

In schweren Demenzstadien sind die verbale und nonverbale Kommunikation erheblich reduziert. Sind Angehörige vorhanden, lassen sich Gesten oder mimische Ausdrucksweisen eventuell mit deren Hilfe deuten, aber es wird natürlich zunehmend schwieriger, Beschwerden oder Bedürfnisse zu explorieren (vgl. Kapitel 7 – Erfassung und Behandlung von Schmerz) und richtig einzuschätzen.

3.4 Individuelle Problem- und Ressourcenanalyse

Wie bereits in den ersten Kapiteln erwähnt, lassen sich Krankheitserleben bzw. Äußerungen und Verhaltensweisen von Demenzpatienten nur aus entwicklungspsychologischer und systemischer Perspektive verstehen und positiv beeinflussen. Der Praktizierende sollte einen möglichst ganzheitlichen Ansatz verfolgen. Es empfiehlt sich eine umfassende individuelle Problem- und Ressourcenanalyse, von der als Basis die Beratungs- und Behandlungsmaßnahmen abgeleitet werden können. Da es sich hierbei um eine zeitintensive Erfassung handelt, ist eine enge Zusammenarbeit mit den Gedächtnissprechstunden, Fachärzten, ambulanten Pflegestationen, Therapeuten (z. B. Ergotherapeuten) Angehörigen und Selbsthilfegruppen bei der Informationssammlung sehr hilfreich. Dazu gehört:

1) Erfassen des kognitiven Funktionsstatus (insbesondere Kommunikationsfähigkeit, Ausmaß der Gedächtnisstörungen, Alltagsrelevanz der kognitiven Defizite). Das erschließt sich bis zu einem gewissen Maß aus der Verhaltensbeobachtung und der Fremdanamnese, ist aber auch Teil einer differenzierten psychometrischen Demenzdiagnostik.
2) Erfassung psychologischer Faktoren: Hierzu gehört in frühen Stadien, ob der Betroffene die Defizite bzw. die Demenzdiagnose akzeptiert hat und welche Bewältigungsstrategien

(problemzentriert vs. emotionszentriert) im Vordergrund stehen. Bei fortgeschrittenen Stadien ist eine umfassende Biografieerhebung sinnvoll, um Bedürfnisstrukturen herauszufinden, die wiederum problematisches Verhalten wie Unruhe oder Aggression hervorrufen bzw. verstärken können. Ferner sind prämorbide Persönlichkeitsfaktoren als potenzielle Verstärker für herausforderndes Verhalten mit einzubeziehen.

3) Erfassen des sozialen Kontexts: Hierzu gehören viele Aspekte, z. B.: In welcher Beziehung stehen Betroffene zu ihren Bezugspersonen (Familie, Nachbarn)? Welche Unterstützung kann gewährleistet werden? Waren die Beziehungen schon vor Ausbruch der Demenzerkrankung konfliktreich? Verstärken Angehörige problematische Verhaltensweisen durch ihre Umgangsstrategien?

Eine detaillierte Problem- und Ressourcenanalyse inkl. Biografiearbeit ist für stadienspezifische Interventionen (siehe Kapitel 5) unabdingbar.

3.4.1 Erfassen des kognitiven Funktionsstatus

Kognitive Aspekte wie Auffassungsgabe, Sprachverständnis (das kann bei früher vaskulärer Demenz mit schlaganfallbedingter Aphasie eine Rolle spielen) und natürlich das Ausmaß der Gedächtnisstörungen (kann sich der Betroffene an den Anlass der Gespräche erinnern) sind zunächst im Einzelfall während des Gesprächs einzuschätzen. Gerade in frühen Stadien ersetzt diese Exploration aber nicht die differenzierte neuropsychologische Testung (vgl. Kapitel 10.2.2) und eine differenzierte Fremdanamnese (siehe Anhang). Mit Hilfe von Fallbeispielen lassen sich die verschiedenen Stadien einer Demenz gut verdeutlichen.

Frühstadium

Im Frühstadium einer Demenz können beinahe alle Bereiche des täglichen Lebens selbstständig erledigt werden, meist langsamer mit vermehrten Fehlern. Gedächtnisstörungen werden noch gut kompensiert.

Fallbeispiel: Frau Hannelore H.

Wir haben in unserer Klinik über einen sehr langen Zeitraum eine 54-jährige Frau begleitet, die als Sachbearbeiterin arbeitet und schulpflichtige Kinder hat. Die Gedächtnisstörungen waren noch gering, man konnte jederzeit an den Gesprächen der Vorwoche anknüpfen. Es ging u. a. darum, wie sie ihre Defizite in der Arbeit ausgleichen konnte. Sie hatte Probleme beim Rechnen, telefonische Anfragen konnte sie immer schlechter bearbeiten, weil sie bei den Notizen viele Zahlendreher hatte. Sie stand bereits unter erheblichem Leistungsdruck, konnte sich aber in der Arbeit keinem anvertrauen und hatte große Angst davor, dass ihre Unzulänglichkeiten entdeckt würden. Im häuslichen Bereich zeigten sich keine alltagsrelevanten Defizite, die Patientin fuhr noch sicher mit dem Auto.

(Diagnose: Beginnende präsenile Demenz vom Alzheimer-Typ: Psychometrisches Screening: MMSE: 27, CDR: 0,5)

Leichtes Stadium

Im leichten Demenzstadium zeigen sich zunächst Schwierigkeiten bei komplexeren Alltagsaktivitäten. Für die wenigen jüngeren Menschen, die an einer präsenilen Demenz leiden, heißt das oftmals, dass bei der Ausübung des Berufs, abhängig von den beruflichen Anforderungen, relevante Defizite auffallen und eine Frühberentung die Folge ist. Bei älteren Menschen vermehren sich Probleme bei geschäftlichen Angelegenheiten oder anspruchsvollen ehrenamtlichen Tätigkeiten. Sie sind aber in basaleren Bereichen des täglichen Lebens (ADL-Bereich) wie Einkaufen und Haushaltsführung noch weitgehend selbstständig. Die Gedächtnisstörungen sind bereits deutlich ausgeprägt, können aber von gut strukturierten Menschen kompensiert werden, z. B. mit dem vermehrten Einsatz von Kalendern und Notizen. Erst wenn die Kompensationsstrategien fehlschlagen, fallen Außenstehenden die Defizite auf; für manche stellt sich das als plötzlicher Beginn dar, obwohl der Beginn der Symptome schon Monate oder vielleicht Jahre zurückliegen kann.

Fallbeispiel Frau Anna F.

Frau Anna F. wurde im Rahmen einer Medikamentenstudie über ein Jahr in unserer Klinik begleitet. Es handelt sich um eine 74-jährige Patientin, die schon einige Ausfälle hatte. Sie konnte z. B. nicht mehr sagen, wie alt sie ist, kam teilweise mit Terminen durcheinander und hatte Probleme, öffentliche Verkehrsmittel zu nutzen. Frau F. konnte ihre Gefühle gut verbalisieren und profitierte sehr von den Gesprächen. Sie hatte im Rahmen der Klinikbesuche die Möglichkeit, über viele Themen zu sprechen, ohne Angst, Inhalte zu verwechseln oder den Faden zu verlieren. Sie sprach viel über ihren Beruf (Kindergärtnerin) und auch darüber, wie sie die Familie ernährt hatte. Es ging also in den Gesprächen einerseits um die demenzbedingten Defizite – andererseits konnte sie ihre Lebensleistung darstellen und dadurch Selbstidentität und Selbstwert stärken. Frau F. kam noch ohne fremde Hilfe in ihrem Haushalt zurecht. Schwierigkeiten bereitete ihr die Bedienung neuer Geräte; komplexere geschäftliche Angelegenheiten besprach sie mit ihrer Tochter.

(Diagnose: Leichte Demenz vom Alzheimer-Typ: Psychometrische Leistungsdaten: MMSE: 18; CDR: 1)

Mittelschweres Stadium

Im mittelschweren Stadium sind Tätigkeiten des erweiterten ADL-Bereichs (Einkaufen, Kochen, Medikamenteneinnahme) nicht mehr ohne Hilfe bzw. trotz Hilfe nicht mehr möglich. Meist sind Betroffene im primären ADL-Bereich noch selbstständig, müssen aber häufiger motiviert werden oder benötigen Anleitung (Essen, Trinken, Körperpflege). Es treten zunehmend örtliche und zeitliche Orientierungsstörungen auf: Die Betroffenen verirren sich oder verlassen die Wohnung mitten in der Nacht, um einkaufen zu gehen. Die Realität wird zunehmend verkannt, teilweise begleitet von paranoidem Erleben (oftmals Diebstahlsbeschuldigungen) und gelegentlich Halluzinationen. Neue Informationen werden kaum noch gespeichert, Vergangenheit und Gegenwart vermischen sich zunehmend. Ein Teil der Betroffenen wird apathisch, andere ruhelos und agitiert.

Fallbeispiel Frau Carola C.

Frau Carola C. ist eine 79-jährige Frau, die als Küchenhilfe gearbeitet hat und verheiratet ist. Sie kommt wegen einer allgemeinen Verschlechterung des Gesundheitszustands in unsere Klinik. Im Kontakt ist sie zugewandt und freundlich, auf Fragen antwortet sie aber überwiegend mit Floskeln („es muss gehen", „das schaffen wir auch noch"), die Sprache ist inhaltsleer. Schon nach wenigen Minuten wiederholt sie sich. Nach den Angaben des Ehemanns spricht sie vermehrt von ihren verstorbenen Eltern, möchte zu ihnen und wirkt sehr unruhig dabei. Der Ehemann hat mittlerweile den kompletten Haushalt übernommen, auch bei der Körperpflege und beim Ankleiden muss er helfen. Frau C. schläft tagsüber sehr viel. (Diagnose: Mittelschwere Demenz vom Mischtyp; MMSE: 15, CDR: 2).

Schweres Stadium

In schweren Demenzstadien benötigen die Betroffenen in allen ADL-Bereichen maximale Hilfe. Die Patienten sind harn- und stuhlinkontinent, oftmals bettlägerig mit Dysphagie. Zuletzt wirken sie mutistisch. Die häufigste Todesursache ist eine Lungenentzündung. Das schwere Demenzstadium wird im Kapitel 8 (Demenz am Lebensende) eingehend behandelt.

Interventionen müssen stadienabhängig geplant und durchgeführt werden (vgl. Kapitel 5). Während bei frühen Demenzformen, die Patienten noch aktiv an der Behandlung mitwirken können und ein breites Unterstützungsprogramm initiiert werden kann (von Psychotherapie bis Stressabbau durch körperliche Bewegung), verschiebt sich der Fokus mit fortschreitendem Abbauprozess auf das Umfeld im Sinne von Konzeptionen wie Validation oder Milieutherapie (von Umgangsstrategien für Angehörige bis hin zur Palliativpflege, bauliche Maßnahmen). Der sinnvolle Einsatz dieser Interventionen ist sowohl vom jeweiligen Demenzstadium als auch von anderen Faktoren wie der Akzeptanz der Diagnose abhängig.

3.4.2 Erfassen psychologischer Faktoren

Umgang mit der Diagnose und Bewältigungsstrategien

Wenn eine Demenz beim Facharzt oder in einer Gedächtnissprechstunde diagnostiziert wurde, ist es wichtig herauszufinden, ob Betroffene und Angehörige überhaupt über diese Diagnose aufgeklärt wurden, wie das geschehen ist, was ihnen in Erinnerung geblieben ist und ob der Betroffene die Diagnose akzeptieren kann. In der Praxis zeigen sich unterschiedlichste Reaktionen auf die Diagnose, die sich auf einem Kontinuum von kompletter Verleugnung der Diagnose und Defizite bis hin zur Akzeptanz der Diagnose und deren Folgen für den Alltag befinden können.

Nachfolgend werden anhand von Falldarstellungen bzw. Äußerungen von Studienpatienten [2] in einem leichten Demenzstadium unterschiedliche Bewältigungsstrategien aufgezeigt, die sich auf die Akzeptanz der Diagnose auswirken können.

Wenn die Diagnose nicht akzeptiert werden kann

Manchen Betroffenen ist es weder kurz nach der Diagnosestellung noch Monate oder Jahre danach möglich, die Diagnose zu akzeptieren. Das Krankheitserleben ist bei Herrn A. von erheblichen Verdrängungs- und Verleugnungsmechanismen geprägt.

(Neuropsychologin – Eingangsfrage).
Es geht hierbei um Menschen, bei denen irgendwann einmal eine Demenzerkrankung, wie z. B. die Alzheimer-Erkrankung festgestellt worden ist.

Ja, das ist im Augenblick überhaupt gar kein Problem mehr. Ja, also entschuldigen Sie, wenn ich das jetzt noch mal sage, wenn die nölt [meint seine Ehefrau], kann ich mich an jedes Wort erinnern. (Herr A. 58 Jahre, MMSE: 24, CDR: 1 [2, S. 111])

Ich hab … Anfang dann immer mal versucht, ja? Als es dann mit dem Autofahren zu schlimm wurde. So nicht? Da hab ich mit Überzeugung … so wie man eben sagt. B. des geht doch nicht, du hast Alzheimer. „Nein, ich habe keine Alzheimer." (Ehefrau von Herrn A. [2, S. 155])

Nachdem ihm mitgeteilt wurde, dass es sich bei seiner Erkrankung um eine Alzheimer-Demenz handelt, die nicht geheilt, sondern allenfalls im Verlauf verzögert werden kann, setzten bei Herrn A. selektive Wahrnehmungsprozesse ein, die eine Verarbeitung der bedrohlichen Informationen erleichterten. Das geschah einerseits durch die Überbewertung der medikamentösen Therapie und später bei der Informationssuche über das Krankheitsbild anhand von Broschüren. Herr A. hatte alle Informationen, die ihm subjektiv eine gewisse Kontrollierbarkeit der Erkrankung erlauben, internalisiert, andere dagegen verdrängt.

Ich nehm ja diese Tabletten … und die sind also so gut, dass ich da überhaupt kein Problem habe. [2, S. 299]

Und durch das Wandern an der frischen Luft. Das steht ja auch drauf. Das schafft eben die Gehirnzellen … den Sauerstoff da rein und dann wird es besser. Ich trink überhaupt keinen Alkohol mehr, deshalb ist das alles viel besser geworden, ne? (Herr A., 58 Jahre, MMSE: 24, CDR: 1 [2, S. 212])

Diese Maßnahmen können als problemzentrierte Bewältigungsstrategien eingeschätzt werden. Wenn sich Herr A. seiner Probleme bzw. seiner Demenzdiagnose nicht bewusst wäre, würde er selbsttherapeutische Maßnahmen unterlassen bzw. auf Antidementiva verzichten. Im Interview gab es auch Momente, in denen deutlich wurde, dass sich Herr A. Gedanken über die Ursachen macht und resigniert seinen Kontrollverlust einräumte.

Also ich weiß auch nicht, wo des so richtig hergekommen ist. Was ich da gemacht habe. Ich hab also auch nichts gemacht. Aber, kann ich nicht ändern. (Herr A., 58 Jahre, MMSE: 24, CDR: 1 [2, S. 230])

Wenn die Diagnose umgedeutet wird

Viele Menschen aller Altersgruppen assoziieren Demenzerkrankungen mit Bildern der Verwirrtheit, des Kontrollverlusts und schwerster Pflegebedürftigkeit. Ältere Menschen mit einer Demenz im Frühstadium sind oft der Überzeugung, dass es sich bei ihren wahrgenommenen Einschränkungen um eine „normale Alterserscheinung" handelt. Sie wehren sich gegen eine Pathologisierung ihrer Defizite.

Ach Gott … also andere Leute … haben das auch. Und … des ist eben doch … so wie ich das einschätze, eben doch eine Alterserscheinung. Ich bin nicht mehr die Jüngste … ne? (Frau I., 76 Jahre, MMSE: 26, CDR: 0,5 [2, S. 204])

Ja, gut, Ihre Frage … impliziert ja, dass ich in einem Zustand bin, der, meinetwegen, ich habe Krebs. Und ich würde das vertuschen oder vergessen. Ich habe aber nich das Gefühl, dass ich Krebs habe. … Im übertragenen Sinn. Nicht, dass der Zustand, in dem ich mich befinde, irgendwie was Pathologisches hat. (Herr J., 75 Jahre, MMSE: 23, CDR: 0,5 [2, S. 204])

Derartige Bewertungen erzeugen in der Regel einen geringeren Leidensdruck bei älteren Menschen. Patienten mit einer präsenilen Demenz greifen aber nicht auf diese Ursachenzuschreibung zurück. Für sie stellt, anders als bei älteren Menschen, der geistige Abbauprozess eine „Off-time-Erfahrung" dar, die deshalb so schwer zu akzeptieren ist. Die Verlusterfahrung ist bei Menschen mit präseniler Demenz meist vielfältiger, weil sie mehr Aktivitäten, soziale

Rollen und Lebenspläne aufgeben müssen als ältere Menschen. Dementsprechend haben sie auch andere Verantwortungs- und Autonomiebereiche, die durch eine Demenzerkrankung in Mitleidenschaft gezogen werden. Während sich bei älteren Menschen bestimmte Aspekte der selbstständigen Lebensführung wegen körperlicher Einschränkungen nur noch bedingt ausführen lassen, ist bei körperlich gesunden Betroffenen das Unvermögen bestimmten Anforderungen gerecht zu werden, auf ihre kognitive Disposition zurückzuführen. Allerdings gilt zu beachten, dass noch viele Menschen mit 70 oder 80 Jahren, gemessen an ihren körperlichen Möglichkeiten, Plänen und Erwartungen an ihre eigene Leistungsfähigkeit, noch mitten im Leben stehen.

Wenn die Diagnose akzeptiert wird

Manche Patienten akzeptieren ihre Demenzdiagnose. Sie sind sich ihrer Defizite bewusst und passen sich entsprechend an. Trotzdem wehren sie sich gegen Eingriffe in ihre Autonomie und gegen die Generalisierung ihrer Defizite.

Die Bewältigung einer Demenz ist als zirkulärer Prozess zu verstehen (vgl. Kapitel 2.3). Selbst wenn es kurz nach Diagnosestellung zu Schockreaktionen mit Verleugnung kommt, akzeptieren einige Patienten nach einer Anpassungszeit die Diagnose. Allerdings setzt mit jeder weiteren Verlusterfahrung erneut ein Verarbeitungsprozess ein, der zunächst mit Abwehr und Verleugnung beginnt, bis es schließlich wieder zur Akzeptanz des Verlusts bestimmter Fähigkeiten (z. B. Fahreignung) und letztlich auch zur Integration des Kompetenzverlusts in das Selbstbild kommt.

Fallbeispiel Frau Anna F.

Frau Anna F., 74 Jahre, kam bereits im frühen Erwachsenenalter mit der Demenzerkrankung ihrer Mutter in Berührung. Als sie bei sich Defizite bemerkte, ließ sie im Rahmen einer geriatrischen stationären Behandlung wegen eines Schenkelhalsbruchs auch eine differenzierte Demenzdiagnostik zu und konnte die Diagnose auch in dem nachfolgenden Aufklärungsgespräch akzeptieren. Allerdings wollte sie zu diesem Zeitpunkt nicht, dass ihre Tochter von der Diagnose erfährt. Frau F. nahm jede Möglichkeit wahr, den Verlauf der Erkrankung positiv zu beeinflussen. Sie nahm an klinischen Medikamentenstudien teil und auch an einer Interviewstudie. Sie sprach offen über die Alzheimer-Demenz, konnte differenziert über ihr Erleben und ihre Gefühle Auskunft geben und war im Alltag weitgehend selbstständig. Schwierigkeiten bestanden bei der Medikamenteneinnahme und teilweise bei der Nutzung öffentlicher Verkehrsmittel.

Jaa … was soll ich dazu sagen. Und ich meine … des kann man … und wie sagt man … die Alzheimer kann man wohl nicht stoppen, ne? [2, S. 210]

Ja, ... Selbstvertrauen hat zu 90 % gelitten. Immer wenn sie jemand treffen ... ach ich hab dir doch dies gesagt und ich hab dir doch das gesagt ... und so. Ne, ich will eigentlich noch mal einen Satz sagen ... Ich schäme mich ... mit dieser Erkrankung. (Frau F., 74 Jahre, MMSE: 18, CDR: 1 [2, S. 224]

Jegliche Angriffe auf die Autonomie, unabhängig von ihrer Berechtigung, werden trotz Akzeptanz der Diagnose von Frau F. mit heftigen Reaktionen abgewehrt. Hilfe anzunehmen, heißt für die Betroffenen auch wieder, sich Inkompetenz einzugestehen. In diesem Rahmen werden Fehlleistungen bagatellisiert oder normalisiert.

Ich meine ... kann ja bei jedem mal vorkommen, wenn man sich mit jemanden trifft, und man verfehlt das und steht ... oder steht ... auf dem falschen Gleis oder so was. Det sind alles Dinge ... find ich, die mehr oder weniger passieren können. Dazu muss man nicht die Alzheimer haben. (Frau F., 74 Jahre, MMSE: 18, CDR: 1 [2, S. 306]

Ne, das ist eher schlimmer geworden. Also wenn ich ... so bei bestimmten Punkten sage. Pass mal auf, es wäre gut, wir suchen jetzt jemanden zusammen ... der regelmäßig kommt. Da geht die mir fast an die Gurgel. Da wird die so was von wütend. ... „Nein ... und ich will das nicht ... ich brauch das nicht." Und sie droht mir z. T. auch mit ... ähh Suizid ... ja? (Tochter von Frau F. [2, S. 314])

Selbstständigkeit, Selbstbestimmung und Unabhängigkeit haben in unserer Leistungsgesellschaft einen großen Wert. Diese zu verteidigen ist die Basis für Selbstwert und Selbstidentität. Es geht hier um Grundbedürfnisse eines Menschen, deren Befriedigung mit einer Demenzdiagnose nicht einfach aufgegeben wird. Wir müssen uns von dem Irrglauben verabschieden, dass sich mit Diagnosestellung die Bedürfnisstruktur und das Selbstverständnis schlagartig ändern.

Es gibt Tätigkeiten im Alltag, deren „Nichterledigen" oder fehlerhaftes Erledigen keine gravierenden Folgen hat. Wird die Wäsche in der Waschmaschine vergessen, muss sie noch einmal gewaschen werden. Das ist nicht weiter schlimm. Problematisch sind Tätigkeiten, die aufgrund demenzbedingter Symptome Betroffene und ihr Umfeld gefährden können.

Die Bereiche Autofahren, Finanzen und Beruf gehören zu diesen Tätigkeitsbereichen, sind aber gleichzeitig auch sehr sensible Autonomiebereiche. Kein Mensch lässt sich gerne die Verantwortung für diese Bereiche aus der Hand nehmen. Es gilt individuelle Lösungen zu finden, die aber für alle Beteiligten mühsam und anstrengend sein können (siehe Kapitel 4 – Patientenaufklärung). Dass jemand das Autofahren nicht aufgibt, obwohl er zunehmend unsicher fährt und andere gefährdet, muss nicht einzig und allein an einer demenzbedingten Fehleinschätzung liegen, sondern kann auch in prämorbiden Persönlichkeitseigenschaften begründet sein.

Einfluss prämorbider Persönlichkeitseigenschaften auf den Demenzverlauf
Dieses Thema ist sehr vielschichtig, es fängt schon damit an, wie stabil Persönlichkeitseigenschaften über die Lebensspanne hinweg sind und wie sie sich im Rahmen einer Demenzerkrankung verändern. Sowohl in den diagnostischen Kriterien der ICD10 als auch in vielen Fachbüchern und Ratgebern wird von Veränderungen der Persönlichkeit oder des Sozialverhaltens gesprochen. Problematische Verhaltensweisen, wie aggressives oder sozial unangemessenes Verhalten, werden gerne mit demenzbedingten Persönlichkeitsveränderungen erklärt. Einfach ausgedrückt, der Betroffene ist aggressiv, weil er dement ist. Dieser Erklärungsansatz greift jedoch zu kurz. Es wird oftmals nicht unterschieden, ob es sich bei einem Menschen mit beispielsweise aggressiven Ausbrüchen um ein prämorbides Merkmal handelt oder ob es sich erst im Laufe der Demenzerkrankung herausgebildet hat. Zudem werden oftmals situative Faktoren außer Acht gelassen. Es lohnt sich, die Überlegung anzustellen, ob Menschen mit bestimmten Persönlichkeitseigenschaften bzw. -typen auf die Herausforderungen einer Demenzerkrankung besonders vulnerabel reagieren. Es ist davon auszugehen, dass Personen mit einem „gesunden Selbstbewusstsein“ gelassener auf Defizitkonfrontationen reagieren als Personen, die noch nie viel Selbstvertrauen hatten und schon immer sehr empfindlich auf Kritik reagiert haben. Übermäßiges Selbstvertrauen mit stark ausgeprägten internalen Kontrollüberzeugungen wirkt sich im Rahmen einer Demenzerkrankung womöglich im Sinne einer permanenten Selbstüberschätzung auf die Krankheitsbewältigung ebenfalls negativ aus. Offen ist, inwieweit unterschiedliche Maße an Selbstreflexion für die Wahrnehmungs-, Bewertungs- und Bewältigungsprozesse bei Demenz, aber auch anderen Erkrankungen relevant sind. Ein Arzt, der seinen Patienten seit Jahren kennt, kann bestimmt einige Antworten auf diese Fragen finden.

Die Lebensgeschichte eines Menschen ist nicht nur bei Demenzerkrankungen der Schlüssel zum Verständnis des gegenwärtigen Verhaltens. Wir alle sind Individuen mit einer einzigartigen Biografie, die durch soziale Faktoren immer mit geprägt wird, und mit unterschiedlichen Persönlichkeitseigenschaften. Nehmen wir eine Person mit hohem Autonomiebedürfnis, hoher Bewältigungskompetenz und Zuverlässigkeit. Diese Eigenschaften gehen mit der Diagnose Demenz nicht automatisch verloren. Allerdings wird es für die Betroffenen im Zuge des kognitiven Abbauprozesses immer schwerer, diese Bedürfnisse und Kompetenzen aufrechtzuerhalten.

Fallbeispiel: Persönlichkeitseigenschaften und Aggression, Herr K. (84 Jahre)
Eine Ehefrau berichtet in unserer Gedächtnissprechstunde, dass ihr Mann bei einem Aufenthalt in einer Kurzzeitpflege mit seinem Spazierstock auf die Pflegekraft eingeschlagen hat, als sie ihm bei der Intimpflege helfen wollte. Auf die Frage nach weiteren aggressiven Ausbrüchen erzählte die Ehefrau, dass er sie auch immer wieder unvermittelt anbrülle. Erst sehr viel später im Gespräch und durch die ergänzenden Angaben des Sohnes stellte sich heraus, dass der Ehemann schon vor der Demenzerkrankung sehr cholerisch war und immer wieder unvermittelt laut wurde. (MMSE: 17, CDR: 2)

Das gehört zu seiner Persönlichkeit, der tätliche Angriff hingegen war neu. Es ist davon auszugehen, dass Herr K. die Situation in der Kurzzeitpflege nicht realistisch eingeschätzt hat. Vermutlich fühlte er sich bedroht oder in seinem Schamgefühl verletzt. Es handelte sich um einen einmaligen tätlichen Angriff, der aber eine Dauermedikation mit einem Neuroleptikum zur Folge hatte, dessen Indikation auch ein halbes Jahr später nicht mehr überprüft wurde, obwohl Herr K. immer apathischer wurde. In diesem Fall haben wir es nicht mit einem Menschen zu tun, der Konflikte schon in der Vergangenheit mit physischer Gewalt gelöst hat bzw. über die Lebensspanne hinweg zu körperlicher Gewalt neigte. Bei der Frequenz und der Ausprägung aggressiven Verhaltens spielt immer die prämorbide Disposition eine wichtige Rolle.

Gerade bei Umgebungswechsel oder stressigen Erlebnissen wie Verletzungen und Operationen mit starken Schmerzen lassen sich gewalttätige Abwehrreaktionen von sonst friedfertigen Menschen beobachten, die sich aber oftmals nach wenigen Tagen der Eingewöhnung abschwächen bzw. verschwinden.

Die Ursachen verschiedener herausfordernder Verhaltensweisen werden in Kapitel 6 (Spezifische Probleme bei fortgeschrittenen Stadien) beschrieben.

Psychologische Konstrukte wie Selbstwertgefühl oder Selbstreflexion können im Rahmen dieses Buches nur ansatzweise behandelt werden. Im Allgemeinen kann davon ausgegangen werden, dass wir bestrebt sind, ein positives Selbstwertgefühl zu entwickeln und zu fördern, da dies wiederum als wichtige Ressource bei der Bewältigung kritischer Lebensereignisse gilt. Selbstregulative bzw. selbststabilisierende Mechanismen spielen bei der Bewältigung einer Demenz eine herausragende Rolle (vgl. Kapitel 2 – Wie Demenz erlebt wird). Menschen mit gesundem Selbstvertrauen können mit Kritik in der Regel besser umgehen als Menschen, die sich minderwertig fühlen. Aus der Depressionsforschung wissen wir, dass Menschen mit niedrigem Selbstwertgefühl sich selbst nichts zutrauen und oftmals auch nur wenig Interesse und Mitgefühl für ihre Mitmenschen aufbringen können. Bei manchen Menschen geht die Selbstsicherheit aber soweit, dass sie sich übermächtig fühlen und quasi jegliche Kritik an ihnen abprallt. Das ist auch eine Frage der Selbstreflexion. Werden Stärken und Schwächen realistisch eingeschätzt, ist man sich seiner Außenwirkung bewusst und eher in der Lage, aus Fehlern zu lernen. Eng mit diesem Phänomen der Selbstreflexion ist das Einfühlungsvermögen verbunden. Wenn sich Menschen nicht oder nur wenig in ihr Gegenüber einfühlen können, also nicht in der Lage sind, Probleme aus einer anderen Perspektive zu sehen, dann wird dies im Fall einer Demenz sowohl bei Betroffenen als auch bei Angehörigen für reichlich Konfliktstoff sorgen und problematische Verhaltensweisen provozieren.

Fallbeispiel: Selbstreflexion bei Persönlichkeitsstörung, Herr Manfred L. (78 Jahre,)

Herr L. wurde mit exazerbiertem Schmerzsyndrom auf unsere akutgeriatrische Station aufgenommen. Herr L. zeigte während des Aufenthalts eine erheblich eingeschränkte Impulskontrolle. Er wollte beinahe stündlich mit dem Arzt sprechen, egal ob das morgens oder mitten in der Nacht war. Er wollte Therapien haben, die das Krankenhaus entweder gar nicht oder nicht in der geforderten Menge bereitstellen konnte. Das wurde ihm täglich mitgeteilt. Im Laufe der ersten Woche stellte sich heraus, dass sich Herr L. in den letzten Jahren in verschiedene Krankenhäuser hat einweisen lassen und dass er als Rechtsanwalt auch schon einige Krankenhäuser verklagt hatte, da seine Forderungen nicht erfüllt worden waren. Er hatte auch schon die Polizei verklagt, weil sie unzählige Strafzettel wegen zu schnellen Fahrens und Parkverbot ausgestellt hatte. Seine Frau und Tochter haben sich von ihm vor Jahrzehnten abgewandt, weil er seine Interessen immer rücksichtslos durchgesetzt hat. Herr L. setzte seine Bedürfnisse mit einer latenten Aggression und Penetranz durch, was letztlich zu der Diagnose einer querulatorischen Persönlichkeitsstörung geführt hat. Herr L. hat zusätzlich eine Demenz entwickelt. (MMSE: 24 Punkte, CDR: 0,5)

Dieses Extrembeispiel soll zeigen, dass es prämorbide (pathologische) Persönlichkeitseigenschaften geben kann, die herausforderndes Verhalten extrem verstärken und im o. g. Fall nur sehr schwer beeinflussbar sind. In Bezug auf Selbst- und Fremdgefährdung gibt es eine weitere ungünstige Konstellation von Persönlichkeitseigenschaften, nämlich Risikofreude und Rücksichtslosigkeit, z. B. im Kontext der Fahreignung. Natürlich handelt es sich in den meisten Fällen nicht um manifeste Persönlichkeitsstörungen, aber es sind in den Definitionen der verschiedenen Persönlichkeitsstörungen menschliche Eigenschaften beschrieben, die sich in geringerer Ausprägung bei jedem Menschen beobachten bzw. explorieren lassen.

Erfassen des vergangenen und aktuellen psychischen und physischen Gesundheitszustandes

Zum Ausschluss psychischer Erkrankungen im Rahmen der Differenzialdiagnostik (Kapitel 10.4) und hinsichtlich der weiteren Versorgung ist es sinnvoll, den früheren und den aktuellen psychischen Gesundheitszustand zu erfassen. Liegt eine rezidivierende depressive Störung oder eine andere psychische Erkrankung vor (Persönlichkeitsstörung, Schizophrenie, Abhängigkeit)? Gab es Suizidversuche in der Vergangenheit? All diese Faktoren sind bei der Versorgungsplanung zu berücksichtigen.

Der physische Gesundheitszustand eines Patienten ist dem Hausarzt in der Regel bekannt bzw. es kann auf die Anamnese, Vorbefunde und aktuelle Befunde zurückgegriffen werden. Hier ist es wichtig, bei oftmals hochaltrigen Patienten die Multimorbidität und Multimedikation bei der Behandlung und Versorgungsplanung zu berücksichtigen.

Körperliche Erkrankungen und deren Folgen für die Alltagsbewältigung (Immobilität, Schmerzen, Pflegebedürftigkeit, Umzug ins Pflegeheim) sind für die Patienten oftmals sehr belastend und lassen kognitive Defizite in den Hintergrund treten.

Die o. g. Ausführungen und Fallbeispiele können nur ansatzweise das komplexe Zusammenwirken von biologischen (hier die demenzbedingten kognitiven Defizite) und psychologischen Faktoren (Persönlichkeitseigenschaften) aufzeigen. In manchen Fällen sind die Einflussmöglichkeiten sehr gering und die Hilflosigkeit von Angehörigen und Professionellen ist groß. Dennoch ist die Exploration und Analyse dieser Faktoren elementar für ein besseres Verständnis der individuellen Krankheitsverläufe, die aber zusätzlich von sozialen Faktoren beeinflusst werden.

3.4.3 Erfassen sozialer Faktoren

Der tägliche Kampf gegen das Vergessen stellt eine enorme psychische Belastung für Betroffene dar und stellt das Selbstvertrauen und die Selbstidentität ständig vor neue Herausforderungen. Das soziale Umfeld kann selbstregulative Prozesse im Rahmen einer effektiven Krankheitsbewältigung unterstützen oder, häufig unbewusst, boykottieren. Im Extremfall werden problematische Verhaltensweisen provoziert, schon bestehende werden verstärkt. Im Folgenden werden die wichtigsten Ursachen für dysfunktionale Reaktionen, die sich in den verschiedenen Lebenswelten der Betroffenen wiederfinden, benannt.

Fehlendes oder unzureichendes Verständnis für die Lebenssituation (Krankheitsverständnis)

Ein wichtiger Faktor ist das Verständnis für die Lebenssituation des Menschen mit Demenz. Es wird hier der Begriff „Lebenssituation" eingeführt, weil es eben nicht nur um die Pathologie einer Krankheit geht. Wenn z. B. das soziale Umfeld dem Betroffenen jeglichen Leidensdruck aberkennt, weil davon ausgegangen wird, dass er seine Krankheit und seine Defizite ohnehin nicht wahrnimmt, oder wenn der Betroffene bevormundet wird, ist von einem fehlenden bzw. unzureichenden Verständnis für seine Lebenssituation auszugehen. Wie bereits im Kapitel 2.2 beschrieben, sind subjektive Krankheitstheorien, hier beispielsweise von den Angehörigen, handlungsleitend.

Fallbeispiel Herr Rudolf D.

Is ja Alzheimer is ja jenau det gleiche. Und dass die … Menschen leben mit ihre Welt und noch jesund sind, da ham nur die Anjehörigen. Die werden krank. Die werde dadurch krank. Wat 'n anderer Mensch, der Krebs hat, der dit hat, da leiden die Menschen selbst. Aber er leidet nicht. (Lebensgefährtin von Herrn D. [2, S. 200])

Im Gegenteil sie nimmt jetzt schon immer viel weg. Da sag ich: „Menschenskinder … warum schickst du mich denn nun nicht einholen. Warum gehst du?" … „Ja, dann bringst du wieder wat falsch." Das ist natürlich kein Aufbauprogramm für mich. (Herr D., 76 Jahre, MMSE: 24 Punkte, CDR: 1 [2, S. 259])

Die Einstellung der o. g. Angehörigen führt dazu, dass sie ihren Lebensgefährten ständig mit seinen Defiziten konfrontiert – entweder mit tatsächlichen oder antizipierten Fehlleistungen. Größte Gefahr dabei ist die unkritische Generalisierung des Kompetenzverlusts.

Der Betroffene reagiert auf diese Konfrontationen mit Aggression und/oder Widerstand. Dieses Verhalten wird von der Lebensgefährtin als Symptom der fortschreitenden Demenz interpretiert. Sie ist nicht in der Lage, ihr eigenes Verhalten als Mitauslöser solcher Reaktionen zu reflektieren. Verliert ein Angehöriger die Geduld und wird verbal aggressiv, so wird dies von Außenstehenden als verständliche Reaktion auf die enormen Belastungen bei der Pflege von Demenzpatienten entschuldigt. Das ist sicherlich in vielen Fällen gerechtfertigt. Was ist aber mit dem Betroffenen, wenn er auf Defizitkonfrontation und Bevormundung mit aggressiven Verhaltensweisen reagiert? Ist es nicht eine normale menschliche Reaktion, sich zu wehren, wenn Kompetenz, Selbstständigkeit und Selbstwert ständig in Frage gestellt werden? Dies gilt auch für Menschen mit Demenz [2].

Eine hohe psychische Belastung seitens der Angehörigen verstärkt die Defizitkonfrontation und so entstehen Teufelskreise, die eskalieren können.

Es gibt personenzentrierte Ansätze im Rahmen der Angehörigenarbeit, in denen adäquate Umgangsstrategien vermittelt werden. Oftmals werden aber die Ursache-Wirkungsmechanismen zu Ungunsten des Menschen mit Demenz dargestellt. Ein Mensch mit Demenz verhält sich aggressiv oder auf andere Weise sozial unangemessen, weil er aufgrund der hirnorganischen Veränderungen seine Situation nicht realistisch einschätzen kann. Dann sollte das soziale Umfeld deeskalierend reagieren, den Betroffenen beruhigen oder ablenken. Grundsätzlich ist diese Umgangsstrategie sinnvoll, aber es darf bei der Beratung von Angehörigen nicht versäumt werden, zu hinterfragen, ob bestimmte Verhaltensmuster wie Bevormundung oder demenzunabhängige Faktoren (Gewalttätigkeit schon vor Ausbruch der Krankheit, unerkannte Schmerzen) Auslöser für das aggressive Verhalten sind. Die Reflexion der Interaktionen ist ein wesentlicher Bestandteil der psychoedukativen Beratung, denn je tiefgreifender das Verständnis ist, desto mehr können Konflikte und Krisen vermieden werden.

Natürlich gibt es im Alltag jede Menge demenzbedingten Konfliktstoff, der mit starken psychischen Belastungen seitens der Angehörigen einhergeht. Ständig die gleichen Fragen gestellt zu bekommen oder plötzlich Aufgaben übernehmen zu müssen, die bislang der Partner erledigt hat, ist problematisch, ebenso wie die in späteren Stadien auftretenden Symptome wie wahnhaftes Erleben, Unruhe, Weglauftendenz bzw. Hinlauftendenz, Umkehr des Tag-Nacht-Rhythmus und die Inkontinenz. Diese Symptome sind direkte Folgen der Demenzerkrankung und stellen für die pflegenden Angehörigen oder sonstigen Bezugs- und Pflegepersonen eine große psychische Belastung dar. Es gibt aber auch Belastungsquellen, die nichts mit der Demenzerkrankung und ihren Auswirkungen zu tun haben.

Wenn die Demenz nicht die einzige Belastung von pflegenden Angehörigen ist

Es gibt eine Reihe belastender Faktoren, wie beispielsweise Multimorbidität der oft älteren Angehörigen oder die vielfältigen Anforderungen von berufstätigen Partnern oder Kindern, die nicht direkt mit der Demenzerkrankung im Zusammenhang stehen. Steht der Angehörige unter großer psychischer Belastung, sinkt das Einfühlungsvermögen – das ist ein allgemeiner Mechanismus und gilt auch für professionelle Pflegekräfte. Dauerstress aufgrund von Personalmangel, ineffektive Copingstrategien (Alkohol), Schlafstörungen, Burn-out-Syndrom haben negative Auswirkungen auf den Umgang mit Patienten, die viel Geduld und Verständnis brauchen.

Ärzte und professionelle Helfer müssen zwischen den verschiedenen Belastungsquellen bei Angehörigen differenzieren, um die Beratung und die Auswahl der Hilfsangebote effektiver zu gestalten. Eine kumulierte Belastung wirkt sich in Form von verstärkter Defizitkonfrontation wieder negativ auf die Interaktion und somit auf die Bewältigung der Demenzerkrankung aus.

Fallbeispiel Frau Eva H.

Frau H. kam mit ihrem Mann in unsere Gedächtnisambulanz zur kognitiven Verlaufsuntersuchung bei Alzheimer-Demenz. Frau H. beklagte, dass ihr Mann kaum noch mit ihr rede – mit einer Betreuerin einer lokalen Demenzhilfegruppe hingegen schon. Im Verlauf stellte sich, allerdings nur durch eine Fremdanamnese mit der Tochter, heraus, dass Frau H. an Krebs erkrankt ist (mehrere Rezidive) und sie aktuell, aber auch schon vor der Demenzerkrankung ihres Mannes, sein mangelndes Einfühlungsvermögen beklagte. Im weiteren Gespräch wurde bekannt, dass Frau H. schon jahrelang unter einer rezidivierenden depressiven Störung litt.

In diesem Fall haben wir es also mit einer besonderen Vulnerabilität bzw. psychischen Belastung zu tun, welche sich zu den demenzbedingten Problemen potenzierte und die Lebensqualität beider Ehepartner erheblich einschränkte.

Gerade in diesem Fall zeigt sich aber, dass der Demenzpatient von professionellen Angeboten wie der Betreuungsgruppe der lokalen Alzheimergesellschaft oder beispielsweise Angeboten der Tagespflege profitieren kann. Dass die Angehörige die positive Kommunikation ihres Partners mit anderen als persönlich kränkend empfindet, liegt an ihrer Gesamtsituation. Sie wiederum könnte von einer kontinuierlichen psychotherapeutischen Begleitung profitieren.

Fallbeispiel Frau Waltraud O.

Anders stellt es sich bei dem Ehepaar O. dar. Herr O. ist 62 Jahre alt und leidet an einer atypischen Alzheimer-Demenz mit starker Antriebsstörung. Der Schweregrad der kognitiven Einschränkungen entspricht nach der Clinical-Dementia-Rating-Skala einer schweren Demenz (CDR: 3; MMSE: 6 Punkte). Herr O. kann keinerlei Aktivitäten im

ADL-Bereich selbstständig durchführen. In der Betreuungsgruppe der Demenzselbsthilfegruppe wird Herr O. bei Musik sofort aktiv, nimmt Kontakt mit anderen Menschen auf, spricht dann auch mehr und tanzt vergnügt mit anderen Gruppenmitgliedern. Die Ehefrau freut sich sehr über diese Verhaltensweisen und nimmt viele solcher Angebote in Anspruch. Zusätzlich ist sie in einer Gesprächsgruppe für Angehörige und äußert sich sehr positiv über die vielen Hilfsstrategien, die dort vermittelt werden und über den entlastenden Effekt des Austauschs.

Das Beispiel zeigt, wie wichtig und effektiv die niederschwelligen Hilfsangebote für Betroffene und Angehörige sein können und dass Lebensqualität trotz Demenz möglich ist. Das Ehepaar O. kann jedoch noch auf eine weitere Ressource für eine effektive Krankheitsbewältigung zurückgreifen, nämlich auf eine seit jeher gute partnerschaftliche Beziehung.

Qualität der Beziehung vor Ausbruch der Demenz

Lag schon vor der Demenzerkrankung eine Beziehung vor, die auf Liebe, gegenseitigem Vertrauen und Respekt basierte und gleichberechtigt war, kann die Belastung durch die Demenz weitaus besser aufgefangen werden, als wenn das nicht der Fall war. Nachfolgend soll ein Paar vorstellt werden, bei denen sich in intensiven Interviews [2] herausstellte, dass ihre partnerschaftliche Beziehung von Anfang an nicht auf Liebe und gegenseitigem Respekt aufgebaut war. Soziale Beziehungen werden von vielen Faktoren, wie Persönlichkeitseigenschaften, familiären Konstellationen, sozialen Rollen etc., geprägt und erfüllen verschiedene Funktionen. In der Beziehung zwischen Herrn D. und seiner Lebensgefährtin ließen sich Aspekte herausarbeiten, die sich bei der Bewältigung der demenzbedingten Probleme als erschwerend herausstellten.

Fallbeispiel:

Herr D. (75 Jahre) und Frau D. (73 Jahre) waren beide verwitwet und wollten ihren Lebensabend nicht alleine verbringen. Sie haben ihre Wohnungen behalten und sind gemeinsam verreist oder haben kulturelle Angebote in der Stadt wahrgenommen. Zum Zeitpunkt des Interviews litt Herr D. unter einer leichten Demenz vom Alzheimer-Typ. Die nachfolgenden Interviewausschnitte machen deutlich, dass bereits zu gesunden Zeiten unterschiedliche Vorstellungen über das Zusammenleben bestanden und im Zuge der Demenzerkrankung schon deutliche psychische Belastungen beider auf die Beziehung einwirkten.

Naja nu, mit sein Trinken, die ham sehr jetrunken, seine Frau hat ooch jetrunken. Darum hab ich mich ja auch so jesträubt, det hat ja bald 'n dreiviertel Jahr gedauert, eh et so. Weil mein Sohn ihn dann ooch mal jesehen hat. Sacht se: „Mensch, dat is aber 'n sauberer

Mann und 'n … So sympathisch, Mama," sacht er, „Ihr würdet zusammen passen." Optikmäßig. Aber sonst, also nee. (Frau D. [2, S. 270])

Ja … hat ich mir das alles nicht vorgestellt, ja? Eigentlich hätt ich's eigentlich schon wissen müssen. Ne? Ich wollt ja schon mal heiraten oder eben zusammen ziehen. Unser Leben zusammen verbringen. … Und dat hat sie „Ne" … und dann hält sie mir immer ihren Mann vor. Er war ja … ist natürlich alles keine Sache, die einen aufbaut, ne?

Sie sagt immer: „Sie hält das nicht mehr aus. Ich bin kränker als du." Und so … Was soll ich dazu sagen. Nicht? Aber da sie der einzige Mensch ist, denn ich noch habe, klammere ich mich daran fest. (Herr D., 76 Jahre, MMSE: 24 Punkte, CDR. 1 [2, S. 270; 271])

Herr D. war sehr enttäuscht, dass sich seine Lebensgefährtin zunehmend zurückzog und unterstellte ihr, dass sie nur auf sein Geld und den Schmuck seiner verstorbenen Ehefrau aus war. Es gab Hinweise in den Gesprächen mit beiden, dass es sich in einigen Bereichen so abgespielt hatte und somit die Sichtweise von Herrn D. nicht ausschließlich als demenzbedingte Fehleinschätzung seiner finanziellen Situation bzw. als Realitätsverkennung eingeordnet werden konnte.

Jaja. Der is so großzügig jewesen. Aber er hat ja auch immer jesagt: „Stell mal vor, wenn ich dich nich kennengelernt hätte und die Kinder, det hätt allet der Staat jekriegt." Aber wir ham auch viel für ihn … er sagt ja immer: „ick … durch euch hab ick 'ne Familie. (Lebensgefährtin von Herrn D. [2, S. 271])

Aber jetzt … haben sie mir alles weggenommen. Die Sparbücher, alles ist weg. Sogar den Schmuck von meiner Frau hat sie sich schon behalten. Gestern war sie da, dann hab ich gesagt, dass finde ich nicht schön … du nimmst mir ja mein eigenes Leben weg. Ich muss doch noch selber denken können. Sagt die: „Es könnte ja mal bei dir eingebrochen werden." Und ich sag: „Und bei dir nicht? Du wohnst eine Treppe und ich wohn drei." Jaaa sie werden sie ja nachher kennen lernen. (Herr D., 76 Jahre, MMSE: 24, CDR: 1 [2, S. 262])

Ja, ich kann sie natürlich verstehen. Sie ist ungeduldig und tja. Und nun hat sie Angst davor, dass sie mich vielleicht pflegen soll. Sag ich … „pflegen brauchst du mich nicht. Und dann geh ich ins Heim und dann ist gut." Aber da möchte sie mich jetzt schon abschieben. (Herr D., 76 Jahre, MMSE: 24, CDR: 1 [2, S. 261])

Herr D. antizipiert nicht nur das Endstadium der Demenz, sondern auch das Ende seiner Beziehung zu Frau D. Hier zeigt sich das Ausmaß der Verzweiflung, wenn ein Mensch mit Demenz nicht auf eine vertrauensvolle bzw. sichere Beziehung zurückgreifen kann.

Es ist nachvollziehbar, dass sich bei Herrn D. schließlich eine behandlungsbedürftige depressive Symptomatik entwickelte.

Ja … Nu jetzt wo ich nun bald ganz allein bin. Sie sagt ja auch … sagt du brauchst nicht mehr kommen. Würden sie … dat Leben so noch als lebenswert empfinden? [2, S. 272]

Die folgende Passage macht deutlich, dass Frau D. eine Verschlechterung der Demenzerkrankung antizipiert und damit auch eine Überforderung ihrerseits. Die Bezugnahme der Äußerung ihres Hausarztes hat in Hinblick auf ihre Rückzugstendenz Rechtfertigungscharakter.

Det is ein janz feiner Arzt. Also, der … den kenn ick schon, da war … lebte mein Mann noch. Und da sacht er wie det anfing mit mit Herrn D.: „Det is beginnende Demenz," sagt er, wat is, „dann würd ick jetzt sagen, wenn Sie det Theater mitmachen wollen, denn sagen se: Wiedersehen, det war 'ne schöne Zeit." Der is sehr hart, der Arzt, wissen se. Der hat mein Mann damals ooch gleich jesacht, so'n Tumor, und weeß ick wat so und so. Ja. Und da is die Wahrheit. Ick sag: „Herr Doktor, ick bin mit ihn zehn Jahre zusammen. Ick kann jetzt gleich nich, wie et jetzt is noch nich. Aber wenn's schlimmer wird, denn kann ick's nich mehr, wa. Ick kann doch jetzt nich sagen: Auf Wiedersehen." [2, S. 270]

Diese ausführlichere Falldarstellung erhebt weder den Anspruch auf Vollständigkeit noch auf eine realitätsgenaue und objektive Darstellung der Ereignisse und Beziehungen. Es lässt sich aber anhand der Zitate erahnen, dass diese Partnerschaft nicht als Ressource für eine gemeinsame Bewältigung der Demenz und ihren Folgen prädestiniert war. Leider hat sich dies bestätigt, es kam später zu einer dramatischen Trennung, Herr D. lebt mittlerweile in einem Pflegeheim; die gesetzliche Betreuung hat die Schwiegertochter von Frau D. übernommen.

Die Beziehung zu den eigenen Kindern muss ebenfalls nicht auf Achtung, Respekt und Liebe basieren. Manche haben sich viele Jahre lang nicht gesehen und der Kontakt kommt erst wieder zustande, wenn die Eltern Hilfe brauchen. Besonders belastend für beide Seiten kann die Situation sein, in der Angehörige nur aufgrund von finanziellen Problemen die Pflege übernehmen müssen.

Ein anderes Problem zeigt sich u. U. bei Alleinstehenden. Plötzlich finden sich Freunde oder Nachbarn in der Rolle der Hauptbezugsperson und sind verständlicherweise oft mit dieser Verantwortung überfordert.

Im Zusammenhang mit Überforderung wird das Thema „Gewalt in der Pflege bzw. Prävention und Intervention bei Gewalt" im Kapitel 5.10 angesprochen.

Nicht zu vergessen ist die Frage: Welches Rollenverständnis liegt der betreffenden Beziehung zugrunde? Sieht man dies im Kontext von sozialen Rollen, z. B. das Selbstbild des Mannes im traditionellen Rollenverständnis, dürfte klar werden, wie schwer es für die betroffenen Männer sein kann, die zunehmende Abhängigkeit von ihren Ehefrauen zu verkraften. Das gilt auch zunehmend für Frauen, die das traditionelle Rollenverständnis nicht übernommen haben. Ähnliche Probleme treten auf, wenn es in der Eltern-Kind-Beziehung zu einer Rollenumkehr kommt (vgl. Kapitel 5.10 – Angehörigenberatung).

An dieser Stelle muss betont werden, dass es dem Arzt in vielen Fällen nicht möglich sein wird, so viele detaillierte Informationen über psychologische und soziale Faktoren selbst zu erheben und auf deren Basis geeignete Interventionen bereitzustellen. Dieses Kapitel soll jedoch für die vielfältigen Faktoren und Interaktionen im Rahmen der Demenzbewältigung sensibilisieren und den behandelnden Arzt ermutigen, die Behandlung der Demenz als multiprofessionelle Teamarbeit (hier ist die Vernetzung von Versorgungsstrukturen gemeint) zu begreifen und entsprechende Weichen zu stellen. Dafür ist eine effektive Aufklärung nötig.

Literatur

1. Kuhlmann, S., Piel, M., & Wolf, O. T. (2005): Impaired memory retrieval after psychosocial stress in healthy young men. The Journal of Neuroscience, 25 (11): 2977–2982.
2. Stechl, E. (2006): Subjektive Wahrnehmung und Bewältigung der Demenz im Frühstadium. Eine qualitative Interviewstudie mit Betroffenen und ihren Angehörigen. Berlin: Verlag Dr. Köster.

4 Patientenaufklärung Demenz

4.1 Allgemeine Prinzipien bei der Aufklärung

Die Aufklärung von Demenzpatienten wurde erst in den 1990er Jahren des vorigen Jahrhunderts allmählich zum Thema der wissenschaftlichen Forschung. Gefördert wurde diese Entwicklung u. a. durch die demografischen Veränderungen in den Industriegesellschaften mit einer Zunahme demenzieller Erkrankungen, einer früheren Diagnostik, verbesserten therapeutischen Optionen durch die Einführung der Acetylcholinesterase-Hemmer und einer daraus resultierenden allmählichen gesellschaftlichen Enttabuisierung. Frühere Debatten, ob ein Mensch mit Demenz über seine Diagnose aufgeklärt werden solle, sind heutzutage glücklicherweise ausgestanden: Das unveräußerliche Recht eines Patienten auf umfassende Informationen über seine Diagnose wird heute von niemandem mehr bestritten. Einen Überblick über das Forschungsgebiet gibt ein früherer Review der Autoren [15].

Die Aufklärung über die Diagnose einer Demenz ist keine leichte Aufgabe. Das wird verständlich, wenn man sich die damit verbundenen ethischen Probleme vergegenwärtigt, denn der Arzt befindet sich in einem Dilemma: Er muss ehrlich sein, darf seinem Patienten mit der Aufklärung aber auch nicht schaden. Der Patient selbst erleichtert das Gespräch nicht, bringt er doch meist subjektive Ursachen wie „das Alter" ins Spiel, während objektiv eher von einer Alzheimer-Krankheit oder ähnlich Unerfreulichem ausgegangen werden muss. Zusätzlich erschwert wird das Gespräch unter Umständen durch Angehörige. Deren Erwartungen können sich von denen des Patienten grundlegend unterscheiden. Sie müssen dennoch einbezogen werden, schließlich werden die meisten Angehörigen im weiteren Behandlungsverlauf eine immer zentralere Rolle übernehmen. Hinzu kommen die zeitlichen Restriktionen im Praxis- oder Klinikalltag. Dies alles hat zur Folge, dass die Mitteilung einer Demenzdiagnose eine unliebsame Aufgabe in der ärztlichen Tätigkeit ist.

Neben schwierigen Patienten- und Systemcharakteristika müssen auch Arztmerkmale berücksichtigt werden [12]: Weniger erfahrene Ärzte haben häufig Zweifel an ihrer diagnostischen Kompetenz und befürchten, durch eine Aufklärung die Arzt-Patient-Beziehung zu gefährden. Kollegen, die in ihrem Setting, etwa einer Gedächtnisambulanz, häufig solche Gespräche führen müssen, berichten dagegen überwiegend von positiven Konsequenzen für die therapeutische Beziehung. Dennoch: Aufklärungsgespräche bleiben schwierig. Der Arzt macht es sich und seinem Patienten leichter, wenn er gezielt im diagnostischen Prozess auf eine möglicherweise folgenschwere Diagnose vorbereitet. Wie das praktisch vonstattengehen kann, wird nachfolgend gezeigt. Die Vorgehensweise bei der Aufklärung bezieht sich auf die beginnende oder leichte Demenz, bei der trotz kognitiver Defizite in aller Regel ein Verstehen der Diagnose möglich ist. In fortgeschrittenen Stadien wird eine Aufklärung dem Patienten keine Hilfe sein; in diesen Fällen benötigen jedoch die Angehörigen Informationen.

4.2 Wunsch nach Diagnose und Aufklärung

Mehrere Untersuchungen belegen, dass Menschen mit Demenz selbst in ihrer Mehrheit klar für eine Aufklärung plädieren [18; 6; 2]. Dies mag etwas überraschen, präsentieren die Patienten doch häufig subjektive Ursachen, die wenig überzeugend klingen, falls ein abklärungsbedürftiges Problem nicht sogar gänzlich bestritten wird. Hintergrund ist, dass äußere Verhaltensweisen wie Bagatellisieren oder Verleugnen von der internen Bewertung gravierend abweichen können. So löst sich auch der vermeintliche Widerspruch auf, dass Patienten nach außen hin zunächst häufig uneinsichtig scheinen, später aber durchaus an der Diagnose des Arztes interessiert sind und z. B. bereitwillig Antidementiva einnehmen. Der Patient erlebt den diagnostischen Prozess häufig ängstlich-ambivalent. Gerade die psychometrische Testung stellt eine hochsensible Situation dar, die vom Untersucher besonderes Fingerspitzengefühl erfordert.

Fallbeispiel Frau Erika O.:

Die 81-jährige Frau O. hat sich auf Drängen ihrer Tochter bereit erklärt, sich in unserer Gedächtnisambulanz untersuchen zu lassen. In der Exploration gibt sie eine Vergesslichkeit zu, die aber andere Menschen in ihrem Alter auch hätten. Für den Alltag spiele das gar keine Rolle; wenn sie nur ein bisschen überlege, falle ihr alles wieder ein. Mit der Testung erklärt sie sich einverstanden. Ein Vorscreening mit der MMSE erweist mit 24 P. einen suspekten Wert; u. a. sind alle 3 Gedächtnis-Items nach kurzer Distraktoraufgabe nicht mehr erinnerlich. Bei der nachfolgenden Leistungsprüfung mit der CERAD-Plus-Testbatterie zeigt sich die Pat. zunehmend gereizter. Sie bezweifelt den Sinn der Aufgaben („So einen Quatsch habe ich mein ganzes Leben noch nicht machen müssen!") und drängt mehrfach auf ein Ende der Untersuchung („Ja, wann wissen Sie denn endlich genug?"). Mit gutem Zureden lässt sie sich jedoch immer wieder kurzzeitig auf die jeweilige Aufgabe ein. Nach Abschluss der Untersuchung atmet Frau O. ein paarmal laut ein und aus, schaut dann den Untersucher leicht mitleidig an und beginnt zu lachen: „Na, junger Mann, da hat's Ihnen die tüttelige Alte aber nicht gerade leicht gemacht!" Der Untersucher stutzt und lacht dann ebenfalls – von diesem Moment werden Frau O.s Interaktionen zunehmend offen und vertrauensvoll.

4.3 Reaktionen auf die Demenzdiagnose

Aminzadeh et al. [1] haben Aufklärungsgespräche mit 30 Demenzpatienten und Angehörigen aufgezeichnet und transkribiert sowie Patienten und Angehörige innerhalb einer Woche danach hierzu befragt. Die Patienten zeigten eine Reihe emotionaler Reaktionen, die grob in drei Kategorien unterteilt werden konnten, die mitunter in wechselnder Folge auftraten: a)

Mangel an Einsicht und/oder aktive Verleugnung der Diagnose, b) Trauerreaktionen/Krisenerleben in Hinblick auf bereits eingetretene oder antizipierte Verluste infolge der Demenz, c) positive Bewältigungsstrategien. Die Mehrzahl der Teilnehmer hatte ein leichtes Demenzsyndrom; 23 % hatten eine vaskuläre Demenz, die anderen eine Alzheimer- oder Mischdemenz. Die Mehrzahl der Aufgeklärten, bei denen eine Alzheimer-Krankheit zumindest mitbeteiligt war, reagierte mit Schock und Stressreaktionen auf den Terminus „Alzheimer". Der Begriff „vaskuläre Demenz", obwohl in Laiensprache erklärt und objektiv mit gleicher Prognose, löste keine vergleichbare Reaktion aus. Die emotionale Belastung war mitunter so überwältigend, dass zeitweise keine weitere Information mehr aufgenommen werden konnte. Im Umgang mit an Demenz erkrankten Menschen muss sich jeder immer bewusst sein, mit welchen Vorstellungen der Begriff „Alzheimer" für Betroffene und Angehörige verbunden ist (vgl. Kapitel 2.2 – Subjektive Krankheitstheorien im sozio-kulturellen Kontext).

Die Nichte einer Gedächtnisambulanzpatientin berichtet, wie ihre Tante auf die Diagnose „Alzheimer" reagiert hat: „Meine Tante war schon ganz nervös, als die Ärztin und der Psychologe uns hereinholten. Als dann das Wort „Alzheimer" fiel, war es aus. Da hat sie einen Weinkrampf bekommen. Wir konnten sie mühsam beruhigen, aber ich war völlig hilflos. Ich dachte nur, wie soll sie damit jemals fertig werden? Auf dem Weg nach Hause sagte sie: „Am liebsten würde ich mich umbringen!" Darauf ich: „Du wirst Dir doch nichts antun?" Da nahm sie meine Hand und sagte: „Nicht doch. Das sagt man halt so." Das ist jetzt 4 Monate her. In den nächsten Tagen war sie für ihre Verhältnisse sehr unausgeglichen, manchmal fröhlich, oft aber sehr gereizt, manchmal auch deprimiert. Dann normalisierte sich das. Mittlerweile ist sie wieder ganz die Alte. Oft scheint sie sich gar nicht bewusst, dass sie Alzheimer hat. Dann sagt sie: „Ach, Du vergisst ja auch viel." Irgendwie weiß sie es aber doch. So besucht sie immer sehr gerne eine Gruppe für Frauen mit beginnender Demenz, die alle zwei Wochen stattfindet. Da treffen sich einige Frauen mit einer Psychologin bei Kaffee und Kuchen und reden über alles Mögliche. Da sagt sie immer: „Kind, Du erinnerst mich doch an die Gruppe?"

Krisenreaktionen werden häufig von unerfahrenen Ärzten befürchtet. Man sollte sich jedoch bewusst machen, dass solche Patientenreaktionen durchaus nachvollziehbar sind und eher als Beleg für ein erhaltenes Urteilsvermögen angesehen werden sollten. Es kommt darauf an, diese Gefühle auszuhalten und dem Patienten Verständnis und Trost zu vermitteln. Die Vermutung, dass initiale emotionale Verunsicherungen anhaltende negative Konsequenzen haben, ist nach den vorliegenden Daten unbegründet [3; 18]. Eine Zunahme von Angst oder Depression auf längere Sicht ist nicht belegt.

Und denn kam das Ergebnis, nech. Und da war ich erst mal geplättet.

Also da … die erste Zeit, ich war erst mal … weil ich wollte aus'm Fenster springen und … oh, ich wollte gar nichts mehr, nich. Natürlich, ich hab's dann nur verdrängt. Aber die Probleme hatten sich ja nich erledigt damit. Nein, die hauptsächlichsten Probleme sind ebend dieses Vergessen, wo wa sagen: früher ham wa auch was vergessen. Aber heute is das Sieb so löchrig geworden, dass wenn es einmal weg is, denn isses wirklich weg. Und das mussten wa jetzt auch erst begreifen lernen. (Frau G., 54 Jahre, MMSE: 27, CDR: 0,5 [20, S. 307])

Im Übrigen darf nicht vergessen werden, dass auch ein Verschweigen der Diagnose nicht folgenlos bleibt und die Unsicherheit möglicherweise längerfristig weitaus belastender ist. Es gibt also gute Gründe dafür, gelassen an ein Aufklärungsgespräch heranzugehen – zumindest dann, wenn man es gut geplant hat.

4.4 Nutzen einer individuellen Aufklärung

Dass eine Aufklärung des Patienten im Frühstadium notwendig ist, liegt auf der Hand. Zunächst einmal ist es das Recht eines jeden Patienten, alle verfügbaren Informationen über seinen Zustand zu erhalten. Erst dies ermöglicht ihm die Entscheidung für oder gegen eine bestimmte Behandlung, eventuell auch die Teilnahme an einer Studie. Die Aufklärung gibt dem Patienten und seiner Familie mehr Zeit, sich auf die Erkrankung einzustellen; Patienten im Frühstadium können ihre spätere Versorgung planen. Die Aufklärung kann eine lähmende Ungewissheit beenden, das Verständnis von Alltagsproblemen erleichtern, den Zugang zu Unterstützung ermöglichen und positive Bewältigungsstrategien fördern [vgl. 11]. Dies zeigt sich auch im folgenden Zitat der Ehefrau eines Alzheimer-Patienten:

Im Krankenhaus hat er das überhaupt nicht an sich ran gelassen. Dann waren wir wieder zu Hause, und da hat er gesagt: „Mit dem Alzheimer, was wird denn da nun? Wie wird das nun weitergehen?" Da hab ich gesagt: „H., für uns ändert sich nichts, außer dass ich froh bin, dass wir's wissen. Weil ich jetzt merke, ich hab dir oft unrecht getan und hab falsch reagiert, weil ich einfach nicht wusste, warum dies oder das. Also, wir können jetzt beide anders damit umgehen. Wir müssen wieder … kämpfen." Da hat er gesagt: „Ja, da hast Du eigentlich Recht." (Ehefrau von Herrn P., 81 Jahre, MMSE 22, CDR: 1 [20, S. 307])

Die Bedeutung einer Aufklärung von Demenzpatienten wird zunehmend auch in Leitlinien thematisiert, z. B. der S3-Leitlinie Demenz [5] oder der entsprechenden DEGAM-Leitlinie [23]. In der S3-Leitlinie heißt es etwa: „Die Patienten und ggf. auch ihre Angehörigen werden über die erhobenen Befunde und ihre Bedeutung im ärztlichen Gespräch in einem der persönlichen Situation des Erkrankten und der Angehörigen angemessenen Rahmen aufgeklärt, wobei sich Art und Inhalt der Aufklärung am individuellen Informationsbedarf und -wunsch sowie am Zustandsbild des Betroffenen orientieren …" (S. 29)

4.5 Individuelle, flexible und prozessorientierte Aufklärung

Bereits diese kurze Textpassage zeigt, dass Aufklärung immer ein hochindividuelles Vorgehen erfordert [vgl. 4], bei dem Verschweigen und vollständige Aufklärung bis ins letzte Detail nur als Endpunkte eines Kontinuums zu verstehen sind. Einen Patienten mit guter Einsicht und stabilem Affekt wird man früh sehr umfassend aufklären, einen Patienten mit depressiver Begleitsymptomatik dagegen sehr behutsam und schrittweise, falls die Aufklärung vorübergehend nicht ganz bewusst zurückgestellt wird, bis die Depression suffizient behandelt ist. Jede Aufklärung muss also flexibel und umsichtig erfolgen, mit dem Ziel, das therapeutische Bündnis mit dem Patienten zu stärken. Aufklärung ist damit keine einmalige Angelegenheit. Aufklärung ist vielmehr als andauernder Prozess und fundamentaler Teil einer langfristigen Betreuung eines Demenzpatienten zu verstehen [8; 1].

Muss man einen Patienten aufklären, tut man gut daran, Angehörige einzubeziehen. Dazu muss jedoch zuerst das Einverständnis des Patienten eingeholt werden, was in der Praxis nicht immer gegeben ist. Das hat viel damit zu tun, dass die Arzt-Patient-Beziehung bei der Demenz eine ganz besondere ist, wie von Pucci et al. [19] treffend charakterisiert: Der Patient wird oft nur auf Initiative der Angehörigen hin untersucht; zudem macht die Fremdanamnese einen wesentlichen Teil der Diagnosefindung aus. Der Kontakt besteht also schon und ist unter Umständen intensiver und vertrauensvoller als der Kontakt zum Patienten. Hinzu kommt, dass der Patient selbst im Frühstadium bereits eine gewisse Unterstützung durch den Angehörigen benötigt – das Einhalten vereinbarter Termine wäre ohne engagierte Dritte meist gar nicht möglich. Dies alles hat zur Folge, dass dem Arzt weniger ein Patient als vielmehr eine Patient-Angehörigen-Dyade gegenübersteht. Daraus entsteht leicht ein kompliziertes Beziehungsgeflecht, in dem die Rechte und Bedürfnisse des Patienten unter Umständen zu kurz kommen. Es muss klar sein, dass Angehörige nicht per se ideale Stellvertreter für den Patienten sind [8]: Sie haben bei allem Bemühen um den Patienten doch auch ihre eigenen Interessen, die hinterfragt werden müssen, denn nicht alles, was Angehörige sich aus ihrer Perspektive wünschen, deckt sich mit den Bedürfnissen des Patienten.

Die Aufklärung sollte behutsam vorbereitet werden. Hogan et al. [10] haben sich intensiv mit dieser Problematik beschäftigt. Verschiedene Aspekte müssen beachtet werden: Die Aufklärung muss im diagnostischen Prozess von Beginn an „mitgedacht" werden. Spricht ein Patient erstmalig Gedächtnisprobleme an, wird man in seinem Interesse auf unnötige Besorgnis oder eine behandelbare Ursache hoffen. Wesentlich wahrscheinlicher ist es jedoch, dass sich nach Abschluss eines umfangreichen diagnostischen Prozesses als Ursache eine Alzheimer-Krankheit in Reinform oder in Kombination mit einer vaskulären Schädigung herausstellen wird. Wer dies im Auge behält, wird die mögliche Aufklärung über eine schwerwiegende Diagnose von Anfang an mitplanen und damit den Bedürfnissen von Patienten und Angehörigen am besten entgegenkommen, die sich überwiegend eine schrittweise Vorbereitung auf eine möglicherweise folgenschwere Diagnose wünschen [vgl. 2].

Zunächst sollte man getrennt mit dem Patienten und der Familie sprechen, um deren jeweilige Interessen, Vermutungen und Befürchtungen zu erfahren. Möglicherweise treten dabei konfligierende Vorstellungen zu Tage: Beispielsweise mag eine Patientin ausdrücklich verlangen, über die Diagnose informiert zu werden, während die Kinder befürchten, die Mutter werde eine derartige Informationen nicht verkraften. Informationen der Angehörigen sind wichtig und sollten sorgfältig bedacht werden. Dennoch bestimmt letztlich die Patientin, was sie wissen möchte.

Wirkt der Patient gefasst, und zieht er subjektiv eine Alzheimer-Krankheit in Betracht, ist ein offenes Gespräch von Anfang an möglich. In der Regel tun die Patienten dem Arzt diesen Gefallen jedoch nicht. Ältere Patienten verweisen meist pauschal auf „das Alter", mitunter auch auf fehlende geistige Anforderungen seit der Berentung. Jüngere Patienten dagegen vermuten eher psychische Ursachen, beispielsweise Stress am Arbeitsplatz oder in der Familie. Wir sollten derartige Erklärungen nicht in Frage stellen. Andernfalls könnten wir einen Patienten überfordern und Abwehrreaktionen provozieren, die letztlich dazu führen, dass dieser Patient vor weiterer Diagnostik und auch Hilfsangeboten zurückschreckt. Wir können im Gespräch seine Erklärung durchaus als eine mögliche akzeptieren, aber kurz ein Spektrum weiterer potenzieller Ursachen von altersnormalen Veränderungen der Gedächtnisleistung über gut behandelbare Ursachen wie Schilddrüsenfunktionsstörungen bis hin zur Alzheimer-Krankheit nennen. Die zentrale Information hierbei ist, dass auch im Falle einer Demenzerkrankung oder der Alzheimer-Krankheit eine positive Beeinflussung des Verlaufs möglich ist. Wir sollten die Reaktion des Patienten auf das Wort „Alzheimer" beobachten, diesen Terminus jedoch nur beiläufig erwähnen. Eine Vertiefung ist in diesem Stadium nur angebracht, wenn der Patient dazu aktiv Fragen stellt.

Auch eine erste Evaluation von Untersuchungsergebnissen, beispielsweise eines Screeningtests, kann zunächst noch relativ vage erfolgen (beispielsweise „Ihre Leistung in diesem Kurztest war schon etwas auffällig. Das kann vielerlei Ursachen haben, manchmal ganz harmlose. Sind Sie damit einverstanden, dass wir weitere Untersuchungen durchführen, damit wir die Ursache finden und behandeln können?"). Der Patient und ggf. ein anwesender Angehöriger müssen dann darüber informiert werden, was „Ausschlussdiagnostik" bedeutet. Dass TSH, Vitamin B12, Folsäure und andere Parameter im Normbereich liegen, ist natürlich gut, bedeutet aber auch, dass damit gleichzeitig die Wahrscheinlichkeit für eine Alzheimer-Diagnose steigt. Zu einem besonderen Problem können unauffällige bildgebende Befunde werden, wenn der Patient und seine Angehörigen zuvor nicht ausreichend über diese Untersuchung aufgeklärt worden sind. Der Patient muss wissen, dass ein unauffälliger neuroradiologischer Befund eine beginnende Alzheimer-Krankheit keineswegs ausschließt. Andernfalls kann der schriftliche Befund missverstanden werden. Auch ist nicht auszuschließen, dass Radiologen aus ihrer jeweiligen Sicht dem Patienten mitteilen, dass „alles in Ordnung" ist. Kommen Patient und Familie mit einer solchen „Aufklärung" zum überweisenden Arzt zurück, lässt sich absehen, dass die Mitteilung der Diagnose für alle Seiten unangenehm werden wird. Die endgültige Diagnose ist das Ergebnis umfangreicher differenzialdiagnostischer Untersuchungen. Bei der Mitteilung der Diagnose muss natürlich darauf eingegangen werden, welche alternativen Erklärungsmöglichkeiten ausgeschlossen werden können. Unsichere Kollegen, die sich vor der Eröffnung einer unangenehmen Diagnose scheuen, laufen dabei jedoch Gefahr, sich in detaillierten Aufzählungen positiver Befunde zu verlieren („Und hier die Schilddrüsenwerte, auch da wieder im Normbereich, prima ist das"), auf die dann schließlich doch das bittere Ende folgen muss, nämlich die Mitteilung, an einer fortschreitenden Demenz erkrankt zu sein. Günstiger ist es, kurz nochmals den Begriff „Ausschlussdiagnostik" zu erläutern, dann aber rasch zu deren Ergebnis, nämlich der jeweiligen Diagnose, überzuleiten und erst danach ggfs. auf einzelne Aspekte der Differenzialdiagnostik einzugehen.

Wenn die Diagnose eröffnet wird, muss der Patient Gelegenheit haben, dazu Fragen zu stellen. Zeigt er starke emotionale Betroffenheit, braucht er einerseits Anteilnahme und andererseits die Zuversicht auf eine positive Beeinflussung des Krankheitsgeschehens im Zuge der weiteren therapeutischen Begleitung. Bezweifeln er oder die Angehörigen die Diagnose, sollte der Arzt hierauf sehr verständnisvoll reagieren. Dies gilt insbesondere für präsenile Demenzen, bei denen die diagnostische Unsicherheit tatsächlich oft groß ist. Im Falle der eigenen Erkrankung würde der Arzt sicherlich erwägen, eine Zweitmeinung einzuholen. Eine Zweitmeinung sollte dem Patienten daher zugebilligt werden. Die damit verbundene Bereitschaft, das eigene Handeln kollegial überprüfen zu lassen, stellt eine vertrauensbildende Maßnahme dar, die eine solche Überprüfung unter Umständen sogar verzichtbar macht. Zumindest leichte Zweifel sind bei einer folgenschweren Diagnose immer zu erwarten. Häufig äußern z. B. Patienten die Ansicht, dass man die Alzheimer-Krankheit zu Lebzeiten ja gar nicht mit absoluter Sicherheit diagnostizieren könne. Keinesfalls darf sich der Arzt dann mit dem Patienten in eine fruchtlose Auseinandersetzung begeben – die Deutungshoheit liegt letztlich beim Patienten! Ansonsten wird sich keine vertrauensvolle therapeutische Beziehung entwickeln. Anstelle einer rechthaberischen Diskussion um die Treffsicherheit der klinischen Diagnose könnte man dem Patienten beipflichten, dass tatsächlich keine absolute Sicherheit bestehe, die Wahrscheinlichkeit jedoch hoch genug sei um eine spezifische Behandlung einzuleiten.

Nachfolgend ein Interviewausschnitt mit Frau Hanna E., ca. einen Monat nach Diagnosestellung.

E) *… gemacht. Und auch wieder Tests und Tests am Computer. Und da ich mit meinen Augen sowieso Schwierigkeiten habe dann irgendwie, und das war … is sowieso nich gut ausgefallen. (lacht bisschen)*

I) *Sind auch Aufnahmen vom Kopf gemacht worden? Die haben bestimmt eine umfangreiche Diagnostik gemacht, oder?*

E) *Die ham alles Mögliche gemacht.*

I) *Und was haben die dann gesagt?*

E) *(pustet aus) Ja, eigentlich ham sie gesagt, ja, des könnte Alzheimer sein.*

I) *Es könnte Alzheimer sein.*

E) *Naja, man is nich grade sonderlich gut drauf. Also, man muss es irgendwie verarbeiten. Ja, aber jetzt bin ich glaub ich in dem Stadion, dass ich's verarbeitet habe. Viele sagen mir: „Glaub ich dir nich", oder: „Kann nich sein."*
(54 Jahre, MMSE: 27, CDR: 0,5 [20, S. 303])

4.6 Ressourcenorientierte Aufklärung

Es erfordert einiges Geschick, Patienten und Angehörigen Raum zu geben, ihre Ängste bezüglich der Diagnose artikulieren zu lassen, dann aber behutsam auf die Behandlungsoptionen und damit auf etwas Positives überzuleiten. Gerade im Frühstadium der Demenz ist es wichtig, die vielen erhaltenen Kompetenzen zu betonen. Dies ist umso wichtiger, als die Diagnose selbst einseitig den Blick auf die Defizite lenkt und für das Selbstwertgefühl des Patienten eine dramatische Bedrohung darstellen kann. Menschen mit einer beginnenden Demenz spüren in aller Regel genau, dass etwas nicht stimmt, und befürchten als Konsequenz Eingriffe in ihre Autonomie (vgl. Kapitel 2.5 – Krankheitseinsicht). Will man die Compliance des Patienten nicht gefährden, muss man sich deshalb genau überlegen, was man in das Aufklärungsgespräch „hineinpackt" und was man bewusst für einen späteren Zeitpunkt zurückstellt. Nach Mitteilung der Diagnose einem Patienten beispielsweise gleich mitzuteilen, dass er nicht mehr Auto fahren solle, kann als so massiver Eingriff in die Autonomie erlebt werden, dass es u. U. zum Beziehungsabbruch kommt. Ein solcher Patient wird nun möglicherweise eine rigorose Abwehrhaltung einnehmen und in absehbarer Zeit keinen anderen Arzt mehr aufsuchen. Somit bleibt er mit seinem Problem allein und erhält keine Behandlung. Wir dürfen die Menschen deshalb nicht überfordern. Am wichtigsten ist es, dem Patienten das Gefühl zu vermitteln, dass er mit seinem Problem nicht alleine gelassen wird [8].

Nachfolgend ein Beispiel eines Aufklärungsgesprächs und der unmittelbaren Reaktion des Patienten, aus Sicht der Ehefrau berichtet.

„Herr A. es ist für Sie jetzt wahrscheinlich … wahnsinnig schwer zu verstehen. … Was wir Ihnen sagen. Sie meinen selbst, es geht ihnen gut. Körperlich geht es Ihnen auch gut. Aber Sie haben, wir müssen die Diagnose einfach so deutlich sagen, Sie haben Demenz vom Alzheimer-Typ. Und das ist nach heutigen Gesichtspunkten unheilbar. Wir haben nur die Möglichkeit, Ihnen ein Medikament zu verabreichen, was Ihren Zustand recht lange erhalten soll." Oder das verschleppen soll. Und … „Sie müssen einfach glauben … was wir Ihnen jetzt sagen. Und Sie müssen sehr viel Vertrauen zu Ihrer Frau und Ihrer Familie haben. Und Sie müssen versuchen … Ihr Leben so weit zu leben … wie bisher. Wichtig ist, dass Sie ihren Tagesablauf einteilen. Sie können nicht mehr arbeiten. Sie dürfen nicht mehr Auto fahren." Ja, da muss schon ziemlich weit gewesen sein. Also wir sind raus gegangen. Ich bin in Tränen ausgebrochen. Und er hat zu mir gesagt: „Warum weinst du

denn?" Hat dann gesagt: „Das ist doch überhaupt nicht so schlimm wie ich dachte. Und ... „das ist ja nicht so. Ich nehm jetzt die Tabletten und dann werde ich wieder gesund." Und dann ist er nach Hause gefahren. Noch damals wollte er mir richtig zeigen. Ich kann noch Auto fahren, nicht? Der ist gefahren ... ähh ich hab nur so (zeigt wie sie sich angeblich in den Sitz eingespreizt hat). (Ehefrau von Herrn A., 54 Jahre, MMSE: 24, CDR: 1 [20, S. 297])

Es ist klar, dass es sich hierbei um eine retrospektive Beurteilung einer Ausnahmesituation handelt. Keine Frage, die Diagnose einer präsenilen Alzheimer-Demenz ist für beide ein Schock gewesen. Im Nachhinein ist diese Schilderung bzw. der Inhalt der Aufklärung sicherlich auch von den Emotionen der Ehefrau geprägt, dennoch zeigt dieses Beispiel die Gefahr einer zu restriktiven Aufklärung. Herr A. reagierte sofort mit erheblichen Abwehrreaktionen (machte aus einer unheilbaren Erkrankung eine heilbare), aus psychologischer Sicht sind dies durchaus nachvollziehbare Emotionen und Verhaltensweisen (Frustabbau beim Autofahren), die aber von der Ehefrau sofort als krankheitsbedingte Einschränkung des Urteilsvermögens eingeschätzt wurde.

Gerade Angehörige fragen häufig nach dem zeitlichen Verlauf der Demenz [9]. Solche Informationen müssen jedoch differenziert kommuniziert werden: Die Aussage, dass jedes Stadium durchschnittlich drei Jahre dauert, wird für sich allein genommen nicht hilfreich sein – für den Einzelfall erlaubt sie keinerlei Prognose! Hier kommt es darauf an, die Individualität der Krankheitsverläufe zu betonen. Grundsätzlich sind die meisten Demenzen einschließlich der Alzheimer-Krankheit langsam fortschreitend, sodass noch lange ein selbstbestimmtes Leben möglich sein kann. Darüber hinaus ist Lebensqualität auch bei schwerer Demenz möglich, wenn die Umweltbedingungen „stimmen". Nur eine solche sensible Thematisierung der Prognose kommt einem weiteren Bedürfnis von Patienten und Angehörigen bei der Diskussion der Prognose entgegen [2], nämlich der Vermittlung von Hoffnung.

Hinter der Frage einer Prognose steht vor allem das Bedürfnis vieler Angehöriger, Lebensperspektiven und v. a. Versorgungsaspekte rechtzeitig zu besprechen. Allerdings ist selbst bei Akzeptanz der Diagnose die antizipierte Bedrohung durch eine Demenz bei den Betroffenen überwiegend ein Tabuthema. Oft hört man den Satz: „Ich hoffe, es bleibt möglichst lange so wie es ist." Generell fällt es Menschen mit und ohne Demenz schwer, über ihre zukünftige Versorgung im Falle einer Pflegebedürftigkeit (Pflegeformen, Patientenverfügung, Vorsorgevollmachten) zu sprechen. Kein Mensch setzt sich gerne mit Pflegebedürftigkeit und der eigenen Endlichkeit auseinander.

Für betagte Patienten kann es entlastend sein, die langsame Progredienz und den allmählichen Verlust von Fähigkeiten der statistisch begrenzten Lebenserwartung gegenüberzustellen: Wer mit 85 Jahren erkrankt, wird vermutlich das schwere Stadium der Demenz gar nicht erreichen, sondern wie Gleichaltrige ohne Demenz vorher an anderen Erkrankungen versterben. Dies kann auch die Angst reduzieren, in ein Pflegeheim übersiedeln zu müssen.

4.7 Gesprächsführung zur Förderung der Diagnoseakzeptanz

Dass Ärzte es wesentlich leichter finden, mit den Angehörigen an Stelle der Betroffenen zu kommunizieren, ist bekannt [vgl. 22]. So sehr dies nachvollziehbar ist – im Mittelpunkt steht der Patient. Man sollte sich daher bewusst vornehmen, in erster Linie mit dem Patienten zu sprechen und keinesfalls über ihn. Im Gespräch mit mehreren Personen kann dies durch die Sitzordnung erleichtert werden. Günstig ist es, ihn dem Arzt gegenüber zu platzieren. Man hat ihn dann besser im Blick, spricht automatisch mehr mit ihm und bezieht ihn stärker ein. Wichtig ist, dass bei einem gemeinsamen Gespräch mit Angehörigen, der Patient nicht angeklagt oder bloßgestellt wird.

Kurz [13] ist beizupflichten, dass es im Krankheitsverlauf immer weniger darauf ankommt, was mitgeteilt wird, sondern wie dies geschieht. Die Wortwahl muss dem Verständnis von Laien, zumal mit Hirnleistungsstörungen, angepasst sein. Kurze Sätze und Wiederholungen erleichtern das Verstehen und Behalten. Patient und Familie sollten aktiv einbezogen und zu Fragen ermutigt werden. Nicht nur der Patient, auch die Angehörigen befinden sich in einer emotionalen Ausnahmesituation, in der das Aufnahmevermögen stark reduziert sein kann. Man sollte zudem bedenken, dass es sich bei den Angehörigen häufig um Ehepartner handelt, die sich selbst schon in vorgerücktem Alter befinden, möglicherweise schlecht hören und deren kognitive Flexibilität vielleicht ebenfalls nachgelassen hat. Die wesentlichen Gesprächsinhalte sollten deshalb schriftlich fixiert werden. In Gedächtnisambulanzen kann dies über den Arztbrief erfolgen, der dem Patienten zugeschickt wird. In der Hausarztpraxis bietet sich am ehesten eine Checkliste an, auf der zentrale Aspekte des Gesprächs – einschließlich der Diagnose – vermerkt werden. Hier kann auch der nächste Termin notiert werden, mit dem Hinweis, dass dann weitere Fragen zu Diagnose und Behandlung besprochen werden können. Diese Checkliste sollte um vertiefendes Material ergänzt werden, das neben Informationen über Diagnose und Therapie auch Informationen zu rechtlichen Fragen, Leistungen der Pflegeversicherung und Hilfen für Angehörige bietet. Zudem ist dringend zu empfehlen, dass Kontaktdaten einer regionalen Alzheimer-Gesellschaft weitergegeben werden.

Bedauerlicherweise gibt es wenig geeignete Materialien über Demenz, die man einem Betroffenen aushändigen könnte. Die Broschüren der Pharma-Industrie sprechen vornehmlich die Angehörigen an und vermitteln meist ein so düsteres Bild, dass sie einem Menschen mit beginnender Demenz keine Hilfe sind. Als Alternative sei auf den Ratgeber „Demenz – mit dem Vergessen leben" [21] verwiesen. Dieser Ratgeber ist aus der Perspektive von Menschen mit Demenz geschrieben, gut strukturiert, leicht lesbar, und trotz der ernsten Thematik ein Buch, das Mut machen will für ein selbstständiges Leben mit Demenz.

Die zeitliche Dauer eines Aufklärungsgesprächs sollte variabel sein und sich an den Gegebenheiten einer Hausarztpraxis orientieren. Für den Arzt mag es entlastend sein sich zu vergegenwärtigen, dass die Aufnahmekapazität selbst von Gesunden in emotionalen Stresssituationen eng begrenzt ist. Ein längerer Termin bietet also nicht zwangsläufig Vorteile. Nicht alle

Probleme sollen und können in einem einzigen Gespräch gelöst werden. Ein 15-minütiges Gespräch in einer ruhigen Atmosphäre ohne Störungen durch Telefon, Pieper und Ähnliches mag erst einmal völlig ausreichen. Man muss sich jedoch bewusst sein, dass die Thematik damit nicht ein für alle Mal „abgehakt" ist. Wenn Patient und Angehöriger das Gespräch Revue passieren lassen und sich wie empfohlen weiter informieren, werden neue Fragen entstehen, die beim nächsten Besuch besprochen werden müssen. Angesichts der knappen Zeitressourcen ist es sinnvoll, auf andere Beratungsmöglichkeiten hinzuweisen, z. B. Alzheimer-Gesellschaften oder Pflegestützpunkte. Dass Aufklärung in der Praxis leider noch nicht als fortlaufender Prozess gesehen wird, lässt eine finnische Hausarztstudie vermuten [14], bei der sich 71 % der befragten Angehörigen von Alzheimer-Patienten mit der zum Zeitpunkt der Diagnosemitteilung erhaltenen Information zufrieden zeigten, aber nur noch 50 % mit der nachfolgenden Betreuung. U. a. wurden weitere Informationen über die Erkrankung und mehr soziale Unterstützung gewünscht. Es empfiehlt sich eine To-do-Liste anzulegen, auf der zukünftig anzusprechende Themen – beispielsweise Autofahren oder rechtliche Verfügungen – vermerkt werden. Ein starres Abarbeiten von Themen wird allerdings nicht genügen. Patienten und Angehörige müssen ermutigt werden, eigene Fragen zu stellen und Sorgen zu äußern.

4.8 Aufklärung und sensible Autonomiebereiche

Die Vertrauensbasis zwischen Arzt und Patient wird auf eine harte Probe gestellt, wenn es darum geht, Selbst- und Fremdgefährdung in bestimmten Autonomiebereichen anzusprechen und eine Verhaltensänderung zu bewirken.

Ob es um die Entscheidung über eine selbstständige Medikamenteneinnahme, das Autofahren oder die Regelung der finanziellen Angelegenheiten geht – immer sind hochsensible Bereiche betroffen. Niemand lässt sich gerne die Verantwortung für sein Leben aus der Hand nehmen. Jeder möchte eigenverantwortlich entscheiden, was er macht oder sein lässt. Gerade Angehörige neigen aus ihrer Sorge um den Patienten manchmal zu Überfürsorglichkeit und beschneiden damit vorzeitig die Freiheit des Patienten. Wir müssen einen Weg finden, Selbst- und Fremdgefährdung auf ein Minimum zu reduzieren, bei weitestmöglicher Wahrung der Selbstbestimmung des Patienten. Gefragt sind individuelle Lösungen, die aber für alle Beteiligten erst einmal mühsam und anstrengend sein können. Dennoch ist es wichtig, verschiedene Konfliktfelder zu besprechen und eine gemeinsame Lösung zu finden.

4.8.1 Medikamenteneinnahme

Das folgende Zitat zeigt, wie die regelmäßige Einnahme der Medikamente zum Dauerstreit zwischen zwei Ehepartnern führt:

Aber er sagt: „Ich merke doch, wenn das nicht nötig ist, dann muss ich sie auch nicht nehmen." „Wie willst du das beurteilen?" Streit, Streit, Streit. … Schluss. Gib's auf. Dann hat der Arzt ihm gesagt: „Ja, wenn Sie dieses Mittel einen Tag und den andern nehmen und das andere die andern beiden Tage, dann können Sie beide weglassen. … Dann haben sie nämlich keine Wirkung, weil …" Und da saß er ganz betroffen da. Das hat er eingesehen, war ganz peinlich berührt. (Ehefrau von Herrn P., MMSE: 20; CDR: 1 [20, S. 323])

Nicht immer ist die ärztliche Autorität so erfolgreich wie in diesem Beispiel. Ein größeres Problem als die Weigerung, verordnete Medikamente einzunehmen, stellt im leichten Stadium einer Demenz sicherlich das schlichte Vergessen dar. Ein Tages- oder Wochendispenser, durch Angehörige oder eine Sozialstation gestellt, kann eine Zeitlang ein wichtiges Hilfsmittel sein. Ob er im individuellen Fall funktioniert, ist nicht nur von kognitiven Defiziten, sondern auch von Persönlichkeitsmerkmalen des Betroffenen abhängig. Ein Patient, für den Ordnungssinn und Gewissenhaftigkeit seit jeher charakteristisch waren, mag sich rasch an einen Dispenser gewöhnen. Ein anderer, objektiv vielleicht etwas weniger vergesslich, lässt das Hilfsmittel unbeachtet auf dem Tisch liegen. Auch wenn wir davon ausgehen, dass ein Patient sachgerecht mit einem Dispenser umgehen kann, sollten wir ihn nicht überfordern. Deshalb muss gefragt werden: Welche Medikamente sind medizinisch unbedingt indiziert, welche vielleicht verzichtbar? Können Retardpräparate verordnet werden? Vielleicht kann so die Einnahmehäufigkeit auf einmal morgens oder abends reduziert werden. Ein regelmäßiger Erinnerungsanruf der Angehörigen kann die Benutzung des Dispensers möglicherweise zusätzlich unterstützen. Wo dies nicht mehr funktioniert, bleibt nur die Verabreichung der Medikamente durch eine Sozialstation, sofern der Patient damit einverstanden ist.

4.8.2 Regelung finanzieller Angelegenheiten

Der Status eines Menschen wird in unserer Gesellschaft wesentlich durch seine materiellen Möglichkeiten bestimmt. Nicht nur Geld zu haben, sondern damit auch eigenverantwortlich umgehen zu können, ist daher von essentieller Bedeutung. Das kann jedoch zu erheblichen Problemen führen, wenn die Konsequenzen des eigenen Handelns nicht mehr ausreichend reflektiert werden:

… sie nutzt den Überziehungskredit bei der Sparkasse immer wieder aus. Nich, ich sach ja, ich krieg auch nich gerade 'ne Luxusrente, aber wir reichen ja, nech. Aber ich muss sehr aufpassen. Und ich kann sie ja nich hindern hinzugehen und Geld abzuholen. Und denn ma irgendwas zu kaufen, manchmal is ja auch, was sie tatsächlich braucht. Aber ich kann mir ja auch nich alles kaufen, was ich mir wünsche. (Lebensgefährtin von Frau G., 54 Jahre, MMSE: 27, CDR: 0,5 [20, S. 172])

Dass Rechnungen nicht bezahlt werden, ist noch ein vergleichsweise geringes Problem. Wiederkehrende Zahlungen lassen sich mit einer Einzugsermächtigung erledigen. Häufig können zudem Angehörige bei der Regelung der finanziellen Angelegenheiten helfen. Schwierig wird es, wenn Betroffene nicht mehr sachgerecht mit Geld umgehen können und sich oder ihre Partner damit erheblich schädigen. Es geht hierbei nicht um kleinere unsinnige Ausgaben, die auch andere Menschen gelegentlich tätigen, etwa den unüberlegten Abschluss eines Zeitschriftenabonnements, sondern um unkontrolliertes Kaufverhalten. Bei einer drohenden Verschuldung bleibt als Ultima Ratio nur, die Einleitung einer gesetzlichen Betreuung mit Einwilligungsvorbehalt (vgl. Kapitel 11.6 – Gesetzliche Betreuung) anzuregen.

4.8.3 Fahreignung

Die Fahreignung ist ein sehr komplexes Thema, mit dem sich auch Mix et al. [17] sowie Lukas & Nikolaus [16] beschäftigt haben. Es birgt ein hohes Konfliktpotenzial. Deshalb sollten einige wesentliche Aspekte unbedingt beachtet werden.

Dass jede Demenz im Verlauf irgendwann zwangsläufig zum Verlust der Fahreignung führt, liegt auf der Hand. Nur in einem sehr frühen Stadium der Demenz (CDR: 0,5 – vgl. Anhang) wurden in verschiedenen Studien keine sicheren Hinweise auf Beeinträchtigungen der Fahreignung gefunden. Bereits bei leichtgradiger Demenz (CDR: 1 – vgl. Anhang) ließ sich ein deutlicher Risikoanstieg nachweisen. Das ist gut nachvollziehbar, wenn man die Vielzahl der geforderten Leistungsbereiche berücksichtigt wie Orientierung, Aufmerksamkeit, Reaktionsvermögen, Belastbarkeit, Verhaltenskontrolle und Urteilsvermögen. Bereits diese Aufzählung macht deutlich, dass eine neuropsychologische Abklärung im frühen Stadium einen umfangreichen diagnostischen Prozess erfordert, der Ressourcen und Kompensationsmechanismen des Betroffenen erfassen muss, beispielsweise die Beschränkung auf einige kurze, vertraute Strecken. Screeningverfahren wie die MMSE oder der Uhrentest sind hierzu völlig ungeeignet.

Bei mittelgradiger Demenz ist mit Sicherheit keine Fahreignung mehr gegeben. Die Diagnose einer beginnenden bzw. leichten Demenz dagegen ist – abgesehen von frontotemporalen Demenzen [7], bei denen schon frühzeitig hohe Risikobereitschaft einer geringen Einsichtsfähigkeit gegenüberstehen – für sich allein genommen kein Grund, einem Verkehrsteilnehmer die Fahreignung abzusprechen. Doch auch wer zu diesem Zeitpunkt vielleicht noch sicher fährt, muss sich angesichts seiner fortschreitenden Erkrankung klar werden, dass er irgendwann fahrunfähig werden wird. Eine sorgsame Beratung muss dies frühzeitig problematisieren und darauf abzielen, das Fahren in einem absehbaren Zeitraum einzustellen. Wann dies genau sein sollte, hängt vom Einzelfall ab. Allerdings ist die Beratung zur Fahreignung fast immer brisant, da Autofahren eine schwer verzichtbare Ressource in Hinblick auf eine selbstständige Lebensführung ist und das Selbstwertgefühl tangiert wird. Leider wird daher die Fahreignung oft erst in einer Krankheitsphase thematisiert, in der dann kein ausreichendes

Störungsbewusstsein mehr besteht. Das Verstecken des Autoschlüssels oder der Ausbau der Batterie sind dann oft letzte hilflose Belege eines Scheiterns. Allerdings sind auch rechtzeitige Aufklärungsversuche nicht immer von Erfolg gekrönt:

Sie ist schon so schlecht gefahren, dass ich dachte, wenn ich neben ihr saß, ich bin lebensmüde. Aber freiwillig gibt sie den nicht ab. Wir gehen schon zwanzig Jahre zu demselben Hausarzt. Ab und zu, da sprechen wir: „Na", sagt er, „wie ist es?" Und er kennt sie auch in- und auswendig. „Nee", sacht er, „Frau G. gibt den Führerschein nicht ab. Brauchen Sie nicht zu denken." Was will man machen? Ich muss es so hinnehmen und sagen, na ja, vielleicht geht es ja gut. (Lebensgefährtin von Frau G., 54 Jahre, MMSE: 27, CDR: 0,5 [20, S. 172])

Besonders in ländlichen Gebieten mit schlechter Infrastruktur fällt der Verzicht auf das Autofahren oft schwer. Manchmal drängen sogar Partner, die selbst keinen Führerschein besitzen, den Patienten noch zum Autofahren. Es empfiehlt sich, alternative Verkehrsmittel zu thematisieren. Bei erkennbar ambivalenten Patienten sollte die Demenz nach Möglichkeit in einen Kontext weiterer, weniger selbstwertreduzierender Faktoren gestellt werden, etwa ungünstigen Stress. Für ältere Patienten kann es entlastend sein, sich klarzumachen, dass auch viele Ältere ohne Demenz das Autofahren einstellen. Sehr hilfreich können Fahrverhaltensproben sein, deren Ergebnisse von Betroffenen u. U. besser angenommen werden können als die psychometrischen Verfahren. Von dieser Möglichkeit wird allerdings noch zu selten Gebrauch gemacht, obwohl auch deren Ergebnisse nicht an die Fahrerlaubnisbehörde weitergeben werden können.

Der Arzt muss das Beratungsgespräch dokumentieren. Es kann sinnvoll sein, dem Betroffenen und ggfs. den Angehörigen eine Fahrverbotsempfehlung schriftlich auszuhändigen. Ob er sich an die Empfehlung hält, liegt dann im Ermessen des Betroffenen. Der Arzt ist an die Schweigepflicht gebunden. Dieses Recht darf allenfalls verletzt werden, wenn der Betroffene wiederholt zeigt, dass er nicht einsichtig ist, etwa mehrfach vom Arzt beim Autofahren beobachtet wird. Nur dann könnte er dies zur Vermeidung fortgesetzter Eigen- und Fremdgefährdung der zuständigen Fahrerlaubnisbehörde melden. Eine Pflicht zur Meldung gibt es allerdings auch in diesem Fall nicht.

4.8.4 Aufgabe des Berufs

Eine Thematisierung der Berufstätigkeit ist selten erforderlich, befindet sich das Gros der Betroffenen doch bereits im Rentenalter. Anders ist dies bei präsenilen Demenzen, da kognitive Defizite im Rahmen der komplexen beruflichen Anforderungen zuallererst zutage treten. Letztlich werden die Betroffenen ihre Berufstätigkeit früh aufgeben müssen, auch wenn sie zu diesem Zeitpunkt durchaus noch zu einer eigenständigen Haushaltsführung in der Lage sein können. Ob das Ausscheiden aus dem Beruf zu einer traumatischen Erfahrung wird, hängt neben der Problemsicht des Betroffenen wesentlich von den Reaktionen von Kollegen und Vorgesetzten sowie von finanziellen Zwängen ab. Idealerweise sollten der Arbeitgeber und der Betroffene eine Lösung im Konsens finden. U. U. können eine Neuordnung der Aufgaben, ein ruhigeres Arbeitsumfeld und/oder eine Reduktion der Wochenstundenarbeitszeit ein längeres Verbleiben im Beruf ermöglichen. Dabei sollte aber nicht verkannt werden, dass die vielfältigen beruflichen Anforderungen zu einer erheblichen psychischen Belastung führen können. Nicht umsonst werden berufstätige Menschen mit Demenz häufig wegen Depression krankgeschrieben – die korrekte Diagnose einer Demenz erfolgt in der Regel erst später.

Fallbeispiel Frau Hanna P.

Frau P., 57 Jahre alt, stellt sich wegen gravierender mnestischer Störungen auf Initiative ihres Ehemannes in einer Gedächtnisambulanz vor. Als Ergebnis einer aufwendigen medizinisch-psychologischen Diagnostik und Differenzialdiagnostik stellt sich eine präsenile Alzheimer-Krankheit heraus (MMSE zum Zeitpunkt der Diagnose: 25 P.). In der Exploration zeigt sich des Weiteren eine leichte depressive Episode, welche die kognitiven Defizite nicht erklärt oder überlagert, sondern eher reaktiv entstanden ist und die Lebensqualität nun zusätzlich einschränkt: Frau P., gelernte Serviererin, arbeitet bislang vollschichtig im Betrieb ihres Mannes mit, der eine Kantine in einer Behörde gepachtet hat. Neben Frau P. sind noch weitere fünf Personen im Betrieb des Ehemanns angestellt. Die Patientin berichtet wiederholte, verletzende Kritik seitens eines Kochs („Na, det jeht bei dir sowieso da rinn und da raus“), die sie sehr verunsichere. Sie mache dann noch mehr Fehler als sonst, könne sich beispielsweise noch weniger merken, welcher Gast was bestellt habe. Mit ihrem Mann habe sie bislang nicht gesprochen, da sie der Meinung sei: „Der müsste doch merken, wie es mir dabei geht.“ Dies ist allerdings eine Fehleinschätzung; während der Fremdanamnese gibt der Partner klar zu erkennen, dass er eher an mangelnde Motivation denkt („Sie wollte nie, dass ich die Kantine pachte, weil wir dann kaum noch Freizeit haben“). Als Ergebnis einer ausführlichen Aufklärung und Beratung kann sich der Ehemann besser in die Situation seiner Frau hineinversetzen. Frau P. ist einverstanden, dass ihre beginnende Demenz am Arbeitsplatz bekannt gemacht wird. Auf ihren ausdrücklichen Wunsch hin übernimmt dies der Ehemann und spricht auch gesondert mit dem Koch, der in der Folge ein angemesseneres Verhalten gegenüber Frau P. zeigt. Gleichzeitig reduziert die Pat. ihre wöchentliche Stundenzahl auf eine Halbtagsstelle, was ihr ermöglicht, die besonders hektische Mittagszeit zu vermeiden. Auch übernimmt sie für die Kollegen mehr Hilfstätigkeiten, bei denen sich ihre Gedächtnisstörung weniger auswirkt.

Sicherlich profitiert diese Patientin von einem ungewöhnlich günstigen Arbeitsumfeld, das ihr einen längeren Verbleib im Berufsleben ermöglicht. Dennoch ist auch in diesem Fall abzusehen, dass die getroffene Regelung nur für begrenzte Zeit greifen wird. Frau P. und ihr Ehemann werden sich in naher Zukunft vermutlich mit dem völligen Rückzug aus der Berufstätigkeit auseinandersetzen müssen.

Zusammenfassend ist festzustellen: Nur ein umfassend aufgeklärter und informierter Patient kann aktiv an der weiteren Behandlung teilnehmen und seine zukünftige Versorgung rechtzeitig planen. Obwohl Aufklärungsgespräche für alle Seiten nicht leicht sind, lohnen sie sich. Die Erfahrung zeigt, dass Patienten, die bei der Mitteilung der Diagnose emotional stark negativ reagiert haben, in der Folge meist positive Bewältigungsmechanismen entwickeln. Eine sensible Aufklärung wird das Vertrauen zum Arzt entscheidend fördern. Auf dieses Vertrauen wird es im weiteren Krankheitsverlauf entscheidend ankommen, wenn die Mitteilung der Diagnose längst vergessen ist.

Literatur

1. Aminzadeh, F., Byszewski, A., Molnar, F. J., & Eisner, M. (2007): Emotional impact of dementia diagnosis: Exploring persons with dementia and caregivers' perspectives. Aging & mental health, 11 (3): 281–290.
2. Byszewski, A. M., Molnar, F. J., Aminzadeh, F., Eisner, M., Gardezi, F., & Bassett, R. (2007): Alzheimer Dis Assoc Disord, 21 (2): 107–114.
3. Carpenter, B. D., Xiong, C., Porensky, E. K., Lee, M. M., Brown, P. J., Coats, M., Johnson, D., & Morris, J. C. (2008): Reaction to a dementia diagnosis in individuals with Alzheimer's disease and mild cognitive impairment. JAGS, 56: 405–412.
4. Cornett, P. F., & Hall, J. R. (2008): Issues in disclosing a diagnosis of dementia. Archives of Clinical Neuropsychology, 23: 251–256.
5. DGPPN/DGN (2010): Diagnose- und Behandlungsleitlinie Demenz (Interdisziplinäre S3-Praxisleitlinie) 1. Auflage. Berlin Heidelberg: Springer-Verlag.
6. Elson, P. (2006): Do older adults presenting with memory complaints wish to be told if later diagnosed with Alzheimer´s disease? Int J Geriatr Psychiatry, 21: 419–425.
7. Ernst, J., Krapp, S., Schuster, T., Förstl, H., Kurz, A., Diehl-Schmid, J. (2010): Fahrtauglichkeit bei Patienten mit frontotemporaler Demenz und Alzheimer-Demenz. Nervenarzt, 81: 79–85.
8. Gatterer, G., & Croy, A. (2005): Leben mit Demenz: Praxisbezogener Ratgeber für Pflege und Betreuung. Wien: Springer-Verlag.
9. Georges, J., Jansen, S., Jackson, J., Meyrieux, A., Sadowska, A. & Selmes, M. (2008): Alzheimer's disease in real life – the dementia carer's survey. International Journal of Geriatric Psychiatry, 23: 546–551.
10. Hogan, D. B., Bailey, P., Black, S., Carswell, A., Chertkow, H., Clarke, B., Cohen, C., Fisk, J. D., Forbes, D., Man-Son-Hing, M., Lanctot, K., Morgan, D., & Thorpe, L. (2008): Diagnosis and treatment of dementia: 4. Approach to management of mild to moderate dementia. CMAJ, 179 (8): 787–793.

11. Iliffe, S., Robinson, L., Brayne, C., Goodman, C., Rait, G., Manthorpe, J., Ashley, P., and the DeNDRoN Primary Care Clinical Studies Group (2009): Primary care and dementia: 1. Diagnosis, screening and disclosure. International Journal of Geriatric Psychiatry, 24: 895–901.
12. Koch, T., & Iliffe, S. (2010): Rapid appraisal of barriers to the diagnosis and management of patients with dementia in primary care: a systematic review. BMC Family Practice, 11: 52.
13. Kurz, A. (2010): Kommunikation zwischen Arzt, Patient und Angehörigen als Element der Diagnostik und Therapie von Demenzerkrankungen. Alzheimer Info, Heft 4: 10–11.
14. Laakkonen, M.-L., Raivio, M. M., Eloniemi-Sulkava, U., Saarenheimo, M., Pietilä, M., Tilvis, R. S., & Pitkälä, K. H. (2008): How do elderly spouse caregivers of people with Alzheimer Disease experience the disclosure of dementia diagnosis and subsequent care? J Med Ethics, 34: 427–430.
15. Lämmler, G., Stechl, E., & Steinhagen-Thiessen, E. (2007): Die Patientenaufklärung bei Demenz. Zeitschrift für Gerontologie und Geriatrie, 40: 81–87.
16. Lukas, A., & Nikolaus, T. (2009): Fahreignung bei Demenz. Zeitschrift für Gerontologie und Geriatrie, 42: 205–211.
17. Mix, S., Lämmler, G., & Steinhagen-Thiessen, E. (2004): Fahreignung bei Demenz: Eine Herausforderung für neuropsychologische Diagnostik und Begutachtung. Zeitschrift für Gerontopsychologie &-psychiatrie, 17(2): 97–108.
18. Pinner, G., & Bouman, W. (2003): Attitudes of patients and their carers towards disclosure of the diagnosis. Int Psychogeriatr 15: 279–288.
19. Pucci, E., Bellardinelli, N., Borsetti, G., & Giuliani, G. (2003): Relatives' attitudes towards informing patients about the diagnosis of Alzheimer's disease. J Med Ethics 29: 51–54.
20. Stechl, E. (2006): Subjektive Wahrnehmung und Bewältigung der Demenz im Frühstadium. Eine qualitative Interviewstudie mit Betroffenen und ihren Angehörigen. Berlin: Verlag Dr. Köster.
21. Stechl, E., Steinhagen-Thiessen, E., & Knüvener, C. (2009): Demenz – mit dem Vergessen leben. 2. aktualisierte und erweiterte Auflage. Frankfurt/Main: Mabuse-Verlag GmbH.
22. Tarek, M. E., Segers, K., & Van Nechel, C. (2009): What belgian neurologists and neuropsychiatrists tell their patients with Alzheimer's disease and why. Alzheimer Dis Assoc Disord 23 (1): 33–37.
23. Vollmar, H. C., Mand, P., Butzlaff, M. (Hrsg.) (2008): DEGAM-Leitlinie Nr. 12. omikron: 160.

5 Stadienspezifische Interventionen

Die Alzheimer's Disease International schlägt in ihrem World Alzheimer Report [1] einen 7-Stufenplan für die Versorgung von Menschen mit Demenz vor.

Vor der Diagnose	Diagnose	Nach der Diagnose	Sich wandelnde Bedürfnisse	Zunehmender Pflegebedarf	Ständige Versorgung nötig	Am Ende des Lebens
Öffentliches Bewusstsein für Demenz, Informationen über Anzeichen und Anlaufstellen für Ratsuchende stehen zur Verfügung.	Person mit Demenz bekommt Vorliegen der Erkrankung bestätigt.	Beratung und Informationen stehen bereit, damit der Mensch mit Demenz und seine Angehörigen planen, persönliche Angelegenheiten regeln und das beste aus der Situation machen können; dies gelingt, wenn sie alles tun, was noch möglich ist, anstatt verloren gehenden Fähigkeiten nachzutrauern.	Der Mensch mit Demenz und seine Angehörigen äußern ihre Bedürfnisse, die Einschätzung des aktuellen Versorgungsbedarfs wird regelmäßig überprüft, um das Betreuungs- und Pflegearrangement laufend anpassen zu können, und zwar über die ganze Dauer der Erkrankung.	Wenn die Alltagsfertigkeiten der Person mit Demenz abnehmen, der Bedarf an Betreu-ung und Pflege steigt, unterstützt das Gemein-wesen die Familien, ob in Form von Freiwilligendiensten, Hauspflege oder stationärer Pflege.	Herausforderndes oder unberechenbares Verhalten und anderen Symptome der Erkrankungen können eine Betreuung rund um die Uhr erfordern, zusätzliche Erkrankungen können unter Umständen einen Krankenhausaufenthalt nötig machen; beides geschieht nach den besonderen Bedürfnissen von Menschen mit Demenz.	Wenn Schmerzen auftreten, Essen und Trinken nicht mehr möglich sind, kann so genannte Palliativpflege dem Menschen mit Demenz ein würdevolles Sterben ermöglichen.
1	2	3	4	5	6	7

Abbildung 2: 7-Stufenplan [1]

Stufe eins und zwei wurden in vorangegangen Kapiteln eingehend beschrieben, in diesem Kapitel wird ein Überblick über nicht-medikamentöse Interventionen gegeben [vgl. Review 70], wobei nicht auf alle Ansätze im Detail eingegangen werden kann und kein Anspruch auf Vollständigkeit erhoben wird.

Angesichts fehlender kausaler Behandlungsmethoden bei den meisten Demenzformen kommt nicht-medikamentösen Therapieansätzen und Pflegekonzepten eine große Bedeutung zu. Den verschiedenen Ansätzen liegen die primären Ziele der Lebensqualitätsverbesserung

Betroffener und ihrer Angehörigen, der Erhalt alltagsrelevanter Fähigkeiten und die Förderung einer möglichst selbstständigen Lebensführung zugrunde.

Bevor die verschiedenen Interventionsmöglichkeiten aufgezeigt werden, bleibt im Zusammenhang mit nicht-medikamentösen Therapieformen festzustellen, dass die bestehenden Angebote oftmals nicht angenommen bzw. sehr spät genutzt werden. Das hat verschiedene Gründe: Aus der Perspektive der Betroffenen werden die Angebote wenig genutzt, weil sie sich nicht krank fühlen und deshalb keinen Handlungsbedarf sehen. Oder sie haben Angst, sich zu offenbaren. Die Generation der heute 70 oder 80 Jahre alten Menschen vertraut im Gesundheitswesen v. a. den Hausärzten – Psychologen oder auch Nervenärzte sind etwas für Verrückte. Sozialarbeiter werden akzeptiert, solange es um finanzielle Angelegenheiten oder die Organisation der Hauskrankenpflege geht, aber nicht, wenn sie eine Gesprächsgruppe für Betroffene empfehlen.

Es geht hierbei nicht darum, dass der Hausarzt diese Interventionen durchführt, es ist aber wichtig, dass der Hausarzt in seiner Case-Management-Funktion die elementaren Prinzipien der verschiedenen Ansätze kennt und deren Bedeutsamkeit für die Behandlung von Demenzpatienten realisiert. Erst dann kann er seine Patienten und deren Angehörige überzeugend beraten und sie motivieren, sich rechtzeitig Hilfe zu suchen.

Zunächst ist es wichtig, beim Einsatz der verschiedenen Interventionen das jeweilige Demenzstadium und damit das Ausmaß der kognitiven Beeinträchtigungen zu berücksichtigen. In Tabelle 1 sind die Interventionen, Therapieverfahren und Pflegekonzepte zusammengefasst und den jeweiligen Stadien zugeordnet:

Schweregrad			
Frühstadium	**Leicht**	**Mittelgradig**	**schwer**
Psychoedukation	Psychoedukation		
Gesprächstherapie	Gesprächstherapie		
Systemische Therapie	Systemische Therapie		
Verhaltenstherapie	Verhaltenstherapie	Verhaltenstherapie	
Kognitives Training	Kognitives Training	Kognitives Training	
Körperliche Aktivität	Körperliche Aktivität	Körperliche Aktivität	Körperliche Aktivität
	ADL-Training	ADL-Training	ADL-Training
	SET	SET	SET
	Erinnerungstherapie	Erinnerungstherapie	Erinnerungstherapie
	Validation	Validation	Validation
	Tiergestützte Therapie	Tiergestützte Therapie	Tiergestützte Therapie
		Snoezelen	Snoezelen
Entspannungsverfahren	Entspannungsverfahren	Entspannungsverfahren	
Kunsttherapie	Kunsttherapie	Kunsttherapie	Kunsttherapie
Technische Hilfen	Technische Hilfen	Technische Hilfen	Technische Hilfen
Angehörigenberatung	Angehörigenberatung	Angehörigenberatung	Angehörigenberatung
	H.I.L.D.E	H.I.L.D.E	H.I.L.D.E
		DCM	DCM

SET – Selbsterhaltungstherapie; DCM – Dementia Care Mapping; H.I.L.D.E – Heidelberger Instrument zur Erfassung der Lebensqualität demenzkranker Menschen

Tabelle 1: Stadienabhängige Interventionen

Für alle Verfahren gilt, dass sie individuell angewandt werden, die Betroffenen weder kognitiv noch emotional überfordern oder belasten, Erfolgserlebnisse ermöglichen und somit eine Erhöhung der Lebensqualität bewirken sollen.

Viele der einzelnen Verfahren, Ansätze und Konzepte lassen sich inhaltlich nicht strikt voneinander abgrenzen und gehen von ähnlichen Grundannahmen aus. So haben sie ähnliche Bestandteile wie Empathie, positive Wertschätzung und Vertrauen als Grundlage für eine erfolgreiche Interaktion. Damit zeigen sie sich mehr oder weniger stark von der klientenzentrierten Gesprächspsychotherapie von Carl Rogers [59] beeinflusst. Viele dieser Ansätze nutzen die Biografiearbeit als Basis für die Erfassung von Bedürfnissen, Ressourcen und als Quellen für Selbstvertrauen und Sicherheit. Wichtig bei der Biografiearbeit ist, dass die Informationen kreativ bei den individuellen Interventionen eingesetzt werden, eine reine Informationssammlung reicht nicht aus. Die verschiedenen Ansätze können bzw. sollen in Kombination erfolgen, um ergänzende Effekte zu erzielen.

Die in Kapitel 2 beschriebenen methodischen Probleme bei der Evidenzbewertung psychosozialer Interventionen führen dazu, dass in der S3-Demenzleitlinie [9] kaum Empfehlungsgrade für nicht-medikamentöse Interventionen ausgewiesen werden. Die Autoren weisen aber dennoch auf die hohe Relevanz und das breite Spektrum nicht-medikamentöser Interventionen hin. Dazu gehören Ansätze, deren Effektivität durch Studien belegt sind, die den Kriterien der evidenzbasierten Medizin entsprechen und Ansätze, die sich in der Praxis bewährt haben oder durch Einzelstudien bzw. auch größer angelegten qualitativen Studien evaluiert wurden.

5.1 Psychotherapie und Psychoedukation in frühen Stadien

Im Kapitel 4 wurde bereits ausführlich auf die Notwendigkeit einer umfassenden Aufklärung und prozessualen Beratung von Menschen mit Demenz direkt nach der Diagnosestellung und der Zeit danach eingegangen. Die Psychoedukation beinhaltet u. a. Themen wie Aufklärung über Formen, Verläufe und Therapien von Demenzerkrankungen, Pflege und Versorgung. Psychoedukative Maßnahmen müssen dem kognitiven Status der Betroffenen angepasst werden, dennoch haben auch Menschen, die die Inhalte wieder vergessen, ein Recht auf diese Form der Unterstützung. Z. T. kann dieses Problem durch schriftliche Informationen (z. B. ein ausführlicher Arztbrief einer Gedächtnisambulanz) oder entsprechend angepasstes Informationsmaterial (Broschüren und Ratgeber) kompensiert werden. Wichtig ist, dass die empfohlenen Ratgeber dem entsprechenden Stadium gerecht werden und nicht defizitorientiert sind.

In frühen bis leichten Stadien sind zur Unterstützung einer adaptiven Krankheitsverarbeitung sowohl die Konzeptionen der Verhaltenstherapie, der Gesprächspsychotherapie und der systemischen Therapie sinnvoll. Als Hauptziele einer Psychotherapie können Emotionsregulation (v. a. Sicherheit vermitteln, Bearbeiten der Verluste), Förderung von Selbstständigkeit und Eigenverantwortung und der Erhalt von Selbstwert und Identität formuliert werden. Dazu muss eine vertrauensvolle und stabile Beziehung aufgebaut werden, die den Ausdruck von Gefühlen ermöglicht. Auf diesem Wege soll die psychische Belastung minimiert und das Annehmen der Erkrankung und ihrer Folgen gefördert werden. Ehrhardt und Plattner [11] haben bereits 1999 eine Verhaltenstherapie bei Morbus Alzheimer konzipiert, an die neuere Ansätze anknüpfen. Forstmeier und Maerker [14] verfolgten mit ihrem Therapiekonzept einen verhaltenstherapeutischen Ansatz, der mit Psychoedukation, Förderung der emotionalen Bewältigung, kognitiver Restrukturierung, Förderung kognitiver Funktionen und Modifikation von Verhaltensproblemen die aktive Krankheitsbewältigung unterstützt. In dieser Konzeption wurde Verleugnen von Defiziten oder der Krankheit als funktionale Bewältigungsstrategie verstanden, frühe therapeutische Interventionen umfassten das Reflektieren der Gefühle und eine kognitive Restrukturierung und sollten den Prozess der Diagnoseakzeptanz fördern.

Dass nicht-medikamentöse Interventionsstudien an Bedeutung erlangen, zeigt eine Studie (KORDIAL-Studie: Kognitiv-verhaltens-therapeutische ressourcenorientierte Therapie früher Demenz im Alltag, [44]), die durch das Bundesministerium für Gesundheit (Leuchtturmprojekt Demenz) gefördert wurde. Es wurde ein neuropsychologisch und verhaltenstherapeutisch ausgerichtetes Rehabilitationsprogramm für Patienten im Frühstadium entwickelt. Die Intervention bestand aus zwölf ambulanten ca. einstündigen Einzeltherapien, bei jeder zweiten Therapieeinheit wurde die Bezugsperson miteinbezogen. Die Therapie wurde anhand eines Manuals durchgeführt und umfasste sechs thematische Blöcke: 1) Festlegung von individuellen Problemschwerpunkten und Therapiezielen; 2) Nutzung externer Gedächtnishilfen; 3) Einführung von Verhaltensroutinen im Alltag; 4) Zusammenstellung von Materialien zu bedeutsamen persönlichen Erinnerungen; 5) Aktivitätsaufbau und Strukturierung des Alltags; 6) Rückblick, Therapiebewertung und Zukunftsplanung. Eine signifikante Verbesserung der Alltagskompetenz und des Mentalstatus ließen sich in dieser Studie nicht belegen, jedoch kam es in der Patientengruppe zu einer Verbesserung der Lebensqualität (Patientenurteil) und zu einer signifikanten Verbesserung der Selbstwirksamkeit der Patienten. Letzteres wird von den Autoren als Beleg für eine verbesserte emotionale Krankheitsbewältigung und erhöhte Eigenständigkeit der Patienten eingeschätzt [44].

Die bislang vorgestellten therapeutischen Interventionen beziehen pflegende Angehörige zwar mit ein, der Fokus liegt aber auf den Betroffenen. Dabei spielen die „problematischen Verhaltensweisen" des sozialen Umfeldes, die bewusst oder unbewusst die Autonomie und den Selbstwert der Betroffenen angreifen, eine bedeutende Rolle. Der Betroffene reagiert auf diese Erfahrungen mit negativen Emotionen, wie Wut, Verzweiflung oder Depressionen. Aus diesem Grund ist ein Perspektivwechsel zu einem systemischen Ansatz, der möglichst viele dynamische Interaktionen zwischen allen Beteiligten (Angehörige, Ärzte, Pflegepersonal etc.) erfasst und bewertet, wichtig.

Scheurich et al. [66] kamen mit ihrer systemisch ausgerichteten Gruppentherapie mit Patienten mit beginnender Alzheimer-Demenz und ihren Angehörigen zu positiven Ergebnissen. Die Gruppeninterventionen fanden in einem zweiwöchentlichen Rhythmus für den Zeitraum eines Jahres statt. Im Mittelpunkt der Intervention standen der Schutz und die Entlastung der Pflegedyaden-Beziehung und das Entgegenwirken der zunehmenden Isolation. Nach Scheurich et al. [66, S. 26] wurden „Bausteine der Verhaltenstherapie nach Ehrhardt & Plattner [11] mit psychomotorischen Übungen und Rollenspielen [54; 55] aus dem SIMA-Projekt für gesunde Ältere kombiniert". Die Teilnehmer lernten in Rollenspielen die Perspektive des anderen kennen und konnten dadurch den Umgang mit Gedächtnisproblemen im Alltag optimieren und Konfliktsituationen entschärfen. Ferner wurden die Teilnehmer angehalten, positive Aktivitäten, z. B. Gymnastik bzw. sportliche Freizeitaktivitäten, aufzunehmen oder weiterzuführen. Nach den Autoren [66, S. 26] hat sich nach einem Jahr „die Angst als Betroffener entdeckt zu werden" und „die Angst, mit dem Problem allein zu sein" reduziert. Antriebslosigkeit und Rückzugsverhalten konnten reduziert und dadurch die Depressionsrate niedrig gehalten werden. Nach Angaben der Angehörigen haben sich Aggressivität, Schlafstörungen und Reizbarkeit positiv verändert.

Anhand dieser Beispiele wird deutlich, dass psychotherapeutische Interventionen einen positiven Effekt auf die Krankheitsverarbeitung, Alltagskompetenz und somit Lebensqualität Betroffener und ihrer Angehörigen haben können. Welche Art der Therapie (Gesprächspsychotherapie, Verhaltenstherapie, Systemische Therapie, Gruppen- oder Einzeltherapie) in Frage kommt, sollte von den individuellen Fähigkeiten und Bedürfnissen bestimmt sein, hängt aber im Wesentlichen von den regionalen Angeboten ab. Zurzeit arbeiten nur wenige Psychotherapeuten mit älteren Menschen und noch weniger mit Menschen mit Demenz. Dafür etablieren sich zunehmend Gesprächsgruppen – auch als Selbsthilfegruppen – für Menschen mit beginnender Demenz.

5.2 Selbsthilfegruppen

Dass die andern sagen, wir verändern uns und wir merken es nich. Und da ham wir eben, wie gesacht, … ob Mann, ob Frau, da ham wir alle … die gleichen Schwierigkeiten. Und das tut natürlich gut, dass man hier sprechen kann … und dass wir doch irgendwo merken, dass wir alle die gleichen Probleme haben, ne. (Frau G., 54 Jahre, MMSE: 27, CDR: 0,5 [69, S. 278])

Der Selbsthilfeansatz bei Menschen mit Demenz steckt in Deutschland noch in den Kinderschuhen. Kaplaneck [34] schätzt die derzeit bestehenden Gruppen in Deutschland auf ca. 15 (u. a. in Kiel, Berlin, München, Hannover). Dabei dürfte es sich überwiegend um „unterstützte Selbsthilfegruppen" [vgl. 34] handeln. Nicht alle haben eine psychoedukativen oder psychotherapeutischen Schwerpunkt, manche Gruppen dienen der gemeinsamen Freizeitgestaltung. Die generelle Möglichkeit, soziale Kontakte zu knüpfen und über allgemeine Gespräche über sein Leben die Selbstidentität zu stärken, erschien in den Gruppen von Mason et al. [48] wichtiger als die emotionale Aufarbeitung. Darüber hinaus zeigten die Autoren einen weiteren interessanten Aspekt: Trotz des Vergessens von Gesprächsinhalten und Ereignissen konnten die Gruppenteilnehmer ihre Eindrücke und die Auswirkungen der Gruppensitzungen beschreiben („by the time you get out you don't know what was said, but you're calmer"; S. 103).

Kaplaneck [34] beschreibt in ihrem Artikel die anfänglichen Schwierigkeiten, Betroffene für die Gruppe zu finden. Nach einiger Zeit gab es dann sogar eine Warteliste. In dieser Gruppe wurden die Themen von den Mitgliedern bestimmt; es ging u. a. um Rollentausch in der Partnerschaft oder die Frage, wer von der Diagnose erfahren soll.

Berichten über verschiedene „unterstützte Selbsthilfegruppen" lassen sich entnehmen [vgl. 6; 48], dass sich die Betroffenen austauschen und voneinander lernen können. Darüber hinaus können sie eine gemeinsame Identität generieren, die wiederum Selbstvertrauen und Selbstidentität stärken kann.

Es empfiehlt sich, bei regionalen Alzheimergesellschaften oder anderen Demenzorganisationen nach solchen Angeboten zu fragen.

In den letzten zwei Jahren lässt sich in Deutschland noch eine weitere Bewegung verzeichnen, Menschen mit Demenz melden sich zu Wort [8; 80; 60]. Es sind immer noch wenige Betroffene und v. a. nicht gerade repräsentativ bezüglich des Alters; es sind meistens Menschen mit präseniler Demenz. Trotzdem wird diese Bewegung in den nächsten Jahren erheblich zur Entstigmatisierung der Demenz und zu neuen Forderungen nach Mitbestimmung führen. In den USA und in Großbritannien bzw. Schottland (Scottisch Dementia Working Group) haben sich Gruppen formiert, die über reine Selbsthilfegruppen weit hinausgehen (vgl. DASN – Dementia Advocacy and Support Network). Neben einer breiten Öffentlichkeitsarbeit sind diese Gruppen zunehmend in verschiedenen Gremien (z. B. Vorstand von Alzheimer-Gesellschaften) politisch aktiv und fordern ihre Rechte ein.

5.3 Modifizierte Psychotherapie bei fortgeschrittener Demenz

Während die bisher vorgestellten Ansätze für beginnende bzw. leichte Demenzstadien in Frage kommen, können bestimmte Prinzipien innerhalb der Verhaltenstherapie, wie die operante Konditionierung (Verhalten über „Lernen durch Belohnung“ nachhaltig verändern, positive Verstärkung), auch bei fortgeschrittenen Demenzstadien angewendet werden. Der Fokus verschiebt sich zunehmend auf die Verhaltensmodifikation problematischen Verhaltens mit Hilfe des sozialen Umfeldes. Gewünschtes Verhalten kann durch Verstärkung gelernt werden, wie beim Toilettentraining bei Inkontinenz. Verhaltensauffälligkeiten wie Schlafstörungen, Unruhe oder Aggressionen werden durch Gestaltung der Umgebung, entsprechende Umgangsformen oder Schaffung positiver Erlebnisse (z. B. durch Musik) modifiziert (vgl. Kapitel 6 – Spezifische Probleme bei fortgeschrittenen Stadien).

Zusammenfassend lässt sich sagen, dass Psychotherapie im klassischen Sinn im leichten Stadium, eine modifizierte Verhaltenstherapie auch im fortgeschrittenen Stadium für die Krankheitsbewältigung sinnvoll und hilfreich sein kann. Hinweise für die Effektivität lassen sich mittlerweile anhand evidenzbasierter Evaluationsstudien [44] aufzeigen.

In der Praxis zeigen ältere Patienten bislang eine eher skeptische Grundhaltung gegenüber der Psychotherapie. Die nächste Generation wird mit großer Wahrscheinlichkeit weniger vorurteilsbeladen solche Angebote in Anspruch nehmen. Dennoch gibt es viele Patienten – und es wird sie auch in Zukunft geben –, die mit dieser Form der Unterstützung nichts anfangen können bzw. sie von vornherein ablehnen. Diese Menschen sind aber u. U. für kognitive Trainingsmaßnahmen zu gewinnen.

5.4 Kognitives Training

Der kognitive Ansatz zielt auf die Aktivierung bzw. Reaktivierung kognitiver Funktionen. Ein Hirnleistungstraining wie das Gedächtnistraining im Frühstadium einer Demenz ist nach Erhardt und Plattner [11] wenig effektiv. Vielmehr erscheint es sinnvoll, Kompensationsstrategien, z. B. in Form von externen Hilfen (Notizbücher etc.), zu erarbeiten. In diesem Sinne ist auch die „Realitätsorientierung (ROT)" [35], wie sie vor allem in (teil-)stationären Einrichtungen eingesetzt wird, kritisch zu betrachten. Es hilft generell wenig, gegen einen demenziellen Prozess „anzutrainieren", und es frustriert Patienten, Angehörige, Pflegepersonen sowie Therapeuten [vgl. 31; 21].

Nach Haupt [25] empfehlen sich kognitiv aktivierende Interventionen nur für leichtgradige Demenzen bzw. bei Menschen mit leichten kognitiven Störungen. Positive Effekte zeigen sich nur, wenn es sich um Aufgaben mit Alltagsbezug handelt. Gleiches postulieren Werheid & Thöne-Otto [76] für effektives Gedächtnistraining bei leichter bis mittelgradiger Alzheimer-Demenz, das sich auf vorhandene kognitive Ressourcen stützt. In Kapitel 9 „Prävention der Demenz" wird sowohl konzeptionell als auch praktisch die wichtige Rolle der geistigen Betätigung über die Lebensspanne hinweg aufgegriffen. Als Sonderform des kognitiven Trainings im fortgeschrittenen Demenzstadium ist die Erinnerungstherapie zu nennen, die in Kapitel 5.8.2 genauer beschrieben wird.

5.5 Entspannungsverfahren

Entspannungsverfahren werden z. T. in den o. g. psychotherapeutischen Ansätzen eingesetzt, sie können aber auch isoliert erlernt werden. Das Ziel aller Entspannungsübungen ist das Erlernen einer Entspannungsreaktion, die sich auf verschiedene körperliche Bereiche (Veränderung des Muskeltonus, Senkung des Blutdrucks, Verlangsamung der Herzfrequenz, Deaktivierung des Sympathikus) auswirkt und auf psychologischer Ebene zu Wohlbefinden, Zufriedenheit und Steigerung der Konzentrationsfähigkeit führen kann. Es gibt zahlreiche Entspannungsverfahren – nachfolgend wird eine Zusammenfassung der für Menschen mit Demenz praktikablen Verfahren gegeben, ohne Anspruch auf Vollständigkeit.

Die Progressive Muskelrelaxation nach Jacobsen – PMR [33] – ist ein einfaches und leicht erlernbares Verfahren. Dem Verfahren liegt die Annahme zugrunde, dass psychischer Stress Muskelverspannungen hervorruft. Durch Auflösung muskulärer Spannungszustände können körperliche Symptome wie Unruhe, Erregung und somit die seelische Anspannung reduziert werden. Das Übungsprinzip dieses Verfahrens ist einfach und beruht darauf, Muskeln zunächst anzuspannen, die Anspannung kurz zu halten und dann zu entspannen. Das Verfahren umfasst verschiedene Muskelgruppen (Arm-, Bein-, Nacken-, Bauch- und Gesichtsmuskeln), die nacheinander an- und entspannt werden. Je höher der Kontrast zwischen Anspannung und Entspannung ist, desto größer ist der nachfolgende Entspannungszustand, z. B. beim Hochziehen und Lockerlassen der Schultern. Bei dieser Übung ist gut nachvollziehbar, wie sehr wir unter Stress die Muskeln anspannen, die Folgen sind körperliche Missempfindungen wie Kopfschmerzen oder Nackenschmerzen. Die Übungen können im Liegen oder Sitzen durchgeführt werden.

Zunehmend finden östliche Meditationssysteme Eingang in die westliche Medizin. Es werden vielerorts Kurse für Yoga, Qigong oder andere Meditationsformen angeboten. Yoga oder Qigong sind ganzheitliche Ansätze mit vielen physiologischen, psychologischen, sozialen und spirituellen Facetten.

Die Wahl der Entspannungsverfahren hängt von der persönlichen Präferenz und Lebensanschauung ab. Für alle Verfahren ist es sinnvoll, sie unter professioneller Anleitung zu erlernen bzw. unter Anleitung durchzuführen. Entspannungstechniken wie Autogenes Training und Progressive Muskelentspannung (PMR) sind von den gesetzlichen Krankenkassen als präventive Maßnahmen anerkannt. Auch Kurse wie Tai-Chi, Qigong oder Yoga können förderungswürdig sein. Entscheidend für die Förderung ist die Qualifikation des Kursleiters. Es lohnt sich also eine Nachfrage bei den regionalen Krankenkassen oder jeweiligen Dachverbänden (z. B. Deutsche Gesellschaft für Entspannungsverfahren). Es gibt aber einige Menschen, die mit diesen Formen der Entspannung nichts anfangen können. Eine weitere Möglichkeit ist dann, Stress durch körperliche Aktivität und Sport zu reduzieren.

5.6 Körperliches Training und Sport

Zahlreiche Studien [71] weisen darauf hin, dass regelmäßige körperliche Bewegung das Risiko für die Entwicklung einer Demenz reduziert und darüber hinaus auch bei bestehender Demenz einen positiven Effekt auf die körperliche und kognitive Leistungsfähigkeit hat (siehe Kapitel 9 – Prävention). Baker et al. [2] konnten bei Patienten mit Mild Cognitive Impairment (MCI – gilt als potenzielle Vorstufe einer Demenz vgl. Kapitel 10.4.4 – Leichte kognitive Störung) mit einem sechsmonatigen Aerobic-Programm zeigen, dass sich neben der allgemeinen Fitness und Reduktion des Körperfetts, Effekte auf Kognition, Glukosemetabolismus und Cortisolspiegel der weiblichen Probanden zeigten.

Heyn et al. [27] konnten in ihrer Studie eine signifikante Verbesserung der allgemeinen Fitness und der kognitiven Funktionen (v. a. räumliches Gedächtnis und exekutive Funktionen) nach einem kurzzeitigen Interventionsprogramm nachweisen. Eggermont & Scherder [10] weisen in ihrem Review auf den positiven Effekt körperlichen Trainings auf die Kognition, Alltagskompetenz, die Stimmung und Schlafstörungen hin, wobei sich die Alltagskompetenz nur bei Langzeitprogrammen verbesserte. Der beste Effekt wurde bei einem Training von mindestens 30 Minuten, inkl. mehrmaliger Spaziergänge in der Woche, erzielt. Die Angehörigen profitierten ebenfalls von den sportlichen Aktivitäten. Ähnlich positive Ergebnisse zeigen sich auch bei den kombinierten Therapieprogrammen SIMA [54] und SimA-P [55]. Sportliche Aktivität sei für die physische und psychische Vitalität von großer Bedeutung. Oswald und seine Mitarbeiter kombinierten Gedächtnistraining, Kompetenztraining und psycho-motorisches Training und erhielten für die Kombination von Gedächtnistraining mit körperlicher Aktivierung die stärksten Therapieeffekte. Auch die S3-Leitlinie Demenz [9] empfiehlt die körperliche Aktivierung zum Erhalt der Alltagsfunktionen, Beweglichkeit und Balance.

5.7 Alltagsbezogenes Kompetenztraining – Ergotherapie

Ergotherapie ist eine Intervention mit dem vorrangigen Ziel, alltagspraktische Tätigkeiten wie z. B. Körperpflege oder Zubereitung von Essen zu fördern und zu erhalten. Hierbei handelt es sich um eine ärztlich verordnete Leistung, deren Kosten die Krankenkasse übernimmt. Ergotherapeutische Maßnahmen sind in allen Stadien sinnvoll, die Therapie muss aber kompetenzorientiert sein.

In frühen Stadien steht das Training von Alltagsfertigkeiten und ggf. das Erlernen von Kompensationsstrategien im Vordergrund. Bei fortgeschrittenen Stadien geht es um basale Alltagsfunktionen wie Kontinenz (Toilettentraining), Förderung der Körperwahrnehmung oder allgemeine kognitive Aktivierung unter Einbezug der Biografie. Ergotherapeutische, personenzentrierte Maßnahmen bei Menschen mit leichter und mittelschwerer Demenz unter Einbeziehung der Bezugspersonen können zum Erhalt der Alltagskompetenz beitragen [9]. Die Effekte sind im häuslichen Umfeld am größten. Ganzheitlich-kompetenzorientiert können sie das Wohlbefinden fördern. Eine anschauliche Darstellung für ein derartiges Therapiekonzept findet sich bei Schaade [64].

5.8 Therapie und Pflegekonzepte für das fortgeschrittene Stadium

5.8.1 Selbsterhaltungstherapie

Die Begriffe Selbst und Persönlichkeit lassen sich nicht trennen, das erwachsene Selbst kann als „zentrale Steuerungsinstanz menschlicher Handlungen" gesehen werden, das zugleich im Wesentlichen das Produkt vorangegangener Entwicklung ist [19]. Selbstregulative Prozesse ermöglichen dem Individuum eine erfolgreiche Anpassung an sich wandelnde Lebensumstände oder kritische Lebensereignisse und sichern die Stabilität eines möglichst positiven Selbstbildes. Dieser Mechanismus schließt soziale und kognitive Faktoren mit ein, letztere sind z. B. Bedürfnisse und Ziele, die als nicht sichtbare Mediatoren intentionalen Handelns begriffen werden können. Maslow [47] unterteilt fünf angeborene Bedürfnisse: physiologische Bedürfnisse, Sicherheitsbedürfnis, Bedürfnis nach Zugehörigkeit und Liebe, Bedürfnis nach

Achtung und das Bedürfnis nach Selbstverwirklichung. Zur Befriedigung dieser Bedürfnisse brauchen Menschen mit Demenz im Verlauf ihrer Erkrankung immer mehr Unterstützung.

Das Konzept der Selbst-Erhaltungstherapie nach Romero [61], was natürlich auch bei leichten Stadien einer Demenz angewandt werden kann, beinhaltet u. a., dass durch Gewinnung und Konservierung von biografischem und selbstbezogenem Wissen die Selbstidentität, die ein wesentlicher Faktor für das psychische Wohlbefinden ist, unterstützt werden kann. Es geht aber nicht nur um das Sammeln von selbstbezogenem Wissen; sich an sein Leben erinnern heißt: Den Sinn des eigenen Lebens zu rekonstruieren, ein Gefühl von Sicherheit und Kompetenz hervorzurufen und sich zumindest zeitweise von den aktuellen Schwierigkeiten und Defizite im Rahmen der Demenzerkrankung zu distanzieren. Je früher mit der Sammlung biografischer Daten begonnen wird, desto besser lässt sich das Selbst auch im fortgeschrittenen Stadium aufrechterhalten [vgl. 4]. Nach Gutzmann und Zank [22] verbindet dieser Ansatz die Elemente „kognitiver Aktivierung auf verhaltenstherapeutischer Basis mit dem verstehenden Zugang aus der Validation".

Romero [61] geht in ihrer Konzeption davon aus, dass die Demenz das Selbst von Alzheimerpatienten auf verschiedene Weise negativ beeinflusst. Das Erleben personaler Kontinuität geht verloren, Rückzug und damit Erlebnisarmut bedrohen das Identitätsgefühl, und die zunehmenden Gedächtnisstörungen beeinträchtigen das Selbstwissen und stören das Identitätsgefühl. Dabei umfasst die SET Betreuungsprinzipien, psychotherapeutische Interventionen für Menschen mit Demenz und ihren Angehörigen und Übungsprogramme zum Erhalt des Selbstwissens. Sie knüpft – genauso wie andere Ansätze – an den vorhandenen Ressourcen an und ist biografisch und systemisch ausgerichtet.

Praktisch wird das Konzept u. a. im Alzheimer-Therapiezentrum in Bad Aibling (weitere Adressen siehe Anhang 13) umgesetzt. Betroffene und Angehörige werden dort mit einem dreiwöchigen Aufenthalt von einem multiprofessionellen Team (Ärzte, Psychologen, Ergo- und Kunsttherapie, Sozialarbeit) intensiv betreut und beraten. Unter anderem wird aus persönlich bedeutsamen Materialien (Fotos, Videos, Briefe etc.) eine „Erinnerungsmappe" hergestellt, den Angehörigen problemzentrierte Umgangsstrategien vermittelt und schließlich ein detaillierter Bericht über die Ressourcen und selbst(wert)erhaltenden Aktivitäten verfasst, der wiederum als Basis für weitere Interventionen in der häuslichen Umgebung dienen kann.

5.8.2 Erinnerungstherapie

Ein weiteres Konzept, dass sich sowohl im stationären, teilstationären als auch häuslichen Bereich von Professionellen und Laien durchführen lässt, ist die Erinnerungstherapie. Erinnerungstherapie beruft sich nicht auf psychologische Konstrukte wie das Selbst, ist in der Praxis aber der SET sehr ähnlich. Während diese jedoch vor allem in Einzelinterventionen erfolgt, liegt der Schwerpunkt der Erinnerungstherapie bei gruppentherapeutischen Interventionen.

Autoren des Konzepts Erinnerungspflege formulieren [72]: „Das übergeordnete Ziel der Erinnerungspflege ist, über die Brücke der Vergangenheit zu anderen in Beziehung zu treten, Selbstbewusstsein, Freude und Gemeinsamkeit ins Leben zu bringen – und sei es auch nur für ein paar kurze Stunden."

Die Erinnerungstherapie nutzt die Ressourcen des Altgedächtnisses durch die Wiederbelebung bedeutsamer biografischer Ereignisse, die mit positiven Gefühlen verbunden sind. Dabei wird mit zunehmender Schwere der Demenz von der verbalen auf die nonverbale Ebene gewechselt. Instrumente sind Fotos, Musik, Gegenstände oder körperliche Aktivität (Tanzen). Eine Konfrontation mit Defiziten wird vermieden. In der Gruppenarbeit wird beispielsweise keine Äußerung korrigiert, es sei denn, andere Teilnehmer fühlen sich dadurch verletzt. Zur Erfassung biografischer Daten ist der Einbezug von Angehörigen wünschenswert. Diese Form der Therapie kann von engagierten Angehörigen selbst durchgeführt werden.

Woods et al. [78] konnten durch eine Metaanalyse von vier Studien zeigen, dass sich in einem Follow-up nach Beendigung der Intervention eine positive Wirkung auf Kognition und Stimmung zeigte. Darüber hinaus ließ sich in einer Studie auch eine Entlastung pflegender Angehöriger nachweisen [78].

Erinnerungstherapie lässt sich dabei gut mit anderen Therapieansätzen kombinieren. Mägerl et al. [46] kombinierten in der stationären Rehabilitation nach Hüftfraktur bei vorbestehender leicht- und mittelgradiger Demenz intensive Physiotherapie mit einer regelmäßigen Erinnerungsgruppe, die sog. „Kaffeerunde". Viermal pro Woche wurde hier in einer Kleingruppe (max. 6 Personen) Kaffee getrunken und Kuchen gegessen. Dabei wurden wechselnde Themen mit Altgedächtnisbezug besprochen, wie z. B. biografische Themen (Beruf, Haushalt) oder Themen mit jahreszeitlichem Bezug (Weihnachten, Winter, Frühling). Die Überlegung der Autoren war, dass ein reines repetitives Üben, etwa der Benutzung eines Hilfsmittels, nicht ausreichen würde, sondern kombiniert werden muss mit einem Angebot, das kompetenzorientiert ist, daher Erfolgserlebnisse bietet und gleichzeitig psychosozialen Bedürfnissen nach Kontakt entgegen kommt. Auch wenn in dem gewählten Design der spezielle Effekt der Erinnerungsgruppe nicht beziffert werden kann, war die Treatmentgruppe (intensivierte Physiotherapie, Erinnerungsgruppe) der Kontrollgruppe (nur konventionelle Physiotherapie) signifikant überlegen. Beide Gruppen verbesserten sich hinsichtlich ihrer Mobilität, die Treatmentgruppe jedoch signifikant mehr. Anders als bei der Kontrollgruppe nahmen bei der Treatmentgruppe im Verlauf psychopathologische Symptome wie Wahn, Aggressivität oder Angst signifikant ab. Es ist zu vermuten, dass gerade der selbstwertstabilisierende, kompetenzorientierte Charakter der Erinnerungsgruppe daran wesentlichen Anteil hatte.

5.8.3 Validation

Das Validations-Konzept von Feil [13] stellt eine weitverbreitete Interventionsmaßnahme in Altenpflegeeinrichtungen dar. Es hat sich in der praktischen Arbeit bewährt und wurde von Richard weiterentwickelt (Integrative Validation, [57]), ohne das nicht haltbare psychogenetische Erklärungsmodell von Feil zu übernehmen. In Richards Konzeption wird Demenz als hirnorganische Krankheit verstanden und nicht wie in Feils Konzeption als Resultat verdrängter Konflikte und Verluste der Vergangenheit oder unerledigter Lebensaufgaben. Im Mittelpunkt der Validation steht die Vermittlung von Kommunikationstechniken, die es ermöglichen, die subjektive Realität des Demenzkranken zu akzeptieren, ohne sie zu korrigieren. Dabei geht es um unbedingte Wertschätzung der Gefühle Betroffener und auf eine Aktivierung vorhandener Ressourcen.

Validation ist als Grundhaltung von pflegenden Bezugspersonen zu verstehen. Das Ziel ist, für die Betroffenen eine Atmosphäre von Sicherheit, Geborgenheit und Sinnhaftigkeit zu schaffen [vgl. 58]. Betreuungspersonen müssen die vorhandenen Emotionen ergründen, ihnen Raum geben und verbal oder nonverbal widerspiegeln. Damit verlieren die (negativen) Emotionen an Intensität. Validation heißt in diesem Kontext v. a. die Realität des Menschen mit Demenz inkl. der Normen und Regeln zu akzeptieren und die daraus resultierenden Handlungszwänge anzuerkennen.

Auch wenn es sich oft nicht sofort erschließt, Menschen mit Demenz im fortgeschrittenen Stadium handeln zielorientiert. Allerdings befinden sich die Ziele oftmals nicht mehr in der Gegenwart. Mit anderen Worten: Für Außenstehende sind sie unrealistisch. Die Ziele sind aber für die Betroffenen ganz real und haben oft eine große, wenn nicht elementare Bedeutung. So müssen beispielsweise Frauen unbedingt nach Hause, um sich um ihre kleinen Kinder oder um die pflegebedürftigen Eltern zu kümmern. Oder die Männer müssen unbedingt pünktlich an ihrem Arbeitsplatz erscheinen, sonst verlieren sie ihren Job. Menschen mit Demenz im Pflegeheim oder Krankenhaus leben in dieser Vergangenheit und lassen sich deshalb so schwer von ihrem Vorhaben abbringen. Selbst wenn es gelingt, die Menschen für kurze Zeit abzulenken, vergessen sie das auch schnell wieder und wollen deshalb wieder nach Hause. Das ist einer der Hauptgründe für Unruhezustände, Weglauftendenzen (Hinlauftendenzen) und intensiven Gefühlen von Verzweiflung, Angst, Wut und Ärger. Und diese Gefühle sind echt. Der Patient ist im fortgeschrittenen Stadium nicht mehr in der Lage, Gefühle vorzutäuschen.

Für die Versorgung und Pflege dieser Menschen gilt, dass ihre Realität und ihr Erleben ernst genommen und wertgeschätzt werden. Das ist Validation. Ohne Biografiearbeit ist Validation sehr schwierig. In der Biografie liegt oft der Schlüssel zum Verständnis des gegenwärtigen Verhaltens. Menschen mit fortschreitender Demenz gehen in ihrer Biografie zurück – im Prinzip entdecken sie ihre alten Rollen wieder neu. Das bringt in ihrem Verständnis die alten Bedürfnisse, Motive und Verantwortungsbereiche wieder. Die Menschen verlieren also zunehmend das Selbst der Gegenwart und nehmen das Selbst der Vergangenheit an. Erst in ganz fortgeschrittenen Stadien, wenn selbst vitale Funktionen dem Gehirn nicht mehr gehorchen, kann von einem Verlust der Selbstidentität gesprochen werden.

Es gibt noch eine ganze Reihe anderer demenzbedingter, problematischer Verhaltensweisen bzw. Realitätsverkennungen, die für Betroffene und Pflegende eine große Belastung darstellen und denen mit Validation begegnet werden kann. Zunächst muss dem Validierenden klar sein, welche Defizite zu dem beobachtbaren Verhalten führen. Der nächste Schritt besteht darin, die Bedürfnisse und somit die Motivation oder, wie Richard [58] es ausdrückt, den Antrieb (z. B. Fürsorge oder Pflichtbewusstsein) zu erkennen und die Situation aus Sicht des Betroffenen zu beurteilen. Erst dann ist er in der Lage, die damit verbundenen Gefühle authentisch wertzuschätzen und entsprechend darauf zu reagieren. Nach Van der Kooij [73] kann der optimale Umgang mit Betroffenen nicht dadurch gefördert werden, dass man sich auf Probleme fixiert. Schwerpunkt sollten positive Erfahrungen sein. Es kann sowohl reagierend (ein problematisches Verhalten bzw. eine Krise validieren) als auch prophylaktisch gearbeitet werden. Validation hilft bei der Deeskalation von Konfliktsituationen oder stark emotionalisierten Situationen.

Fallbeispiel: Validation im Rahmen einer biopsychosozialen Sichtweise

Situation:	Frau K. beschuldigt Mitarbeiter eines ambulanten Pflegediensts, Geld gestohlen zu haben.
Biologische Ebene:	Kognitive Defizite im Bereich Konzentration, Gedächtnis, evtl. auch visuelle Wahrnehmung.
Funktionelle Ebene:	Frau K. verlegt ständig ihre Sachen, vergisst auch, dass es vor einer Stunde schon mal passiert ist.
Psychologische Ebene:	Bedürfnisse: Primäres Bedürfnis: Klärung des ungewöhnlichen Verschwindens, Sekundäres Bedürfnis: Geld ist Lebensgrundlage und bedeutet Autonomie.
Subjektives Erleben:	Kann sich nicht erklären, wo das Geld abgeblieben ist, ist verzweifelt und wütend. Jemand muss es gestohlen haben, logischerweise ist es ein Mensch, der Zugang zur Wohnung hat.
Soziale Ebene:	Nicht-validierendes Verhalten: Pflegekraft ist empört und diskutiert mit Frau K. Wirft ihr vor, dass dauernd etwas verschwindet. Die Situation eskaliert, Frau K. wirft die Pflegekraft aus ihrer Wohnung.

Validierendes Verhalten:

„Mir passierte es auch manchmal, dass ich meine Geldbörse nicht finde und gerate dann in Panik. Wollen wir nicht gucken, ob sie irgendwo heruntergefallen ist?"

„Haben sie nicht gestern die Fußpflege damit bezahlt? … Ich wundere mich manchmal auch, wo mein Geld abgeblieben ist."

Das Beispiel soll zeigen, wie wichtig es ist, die Gefühle von Menschen mit Demenz ernst zu nehmen und sie widerzuspiegeln. In vielen Fällen lassen sich solche Situationen entschärfen, wenn sich Außenstehende der Mechanismen solcher Verhaltensweisen und vor allem der Interaktionen bewusst sind. Diese Umgangsstrategien können sowohl von Angehörigen als auch von professionellen Helfern gelernt werden. Es setzt allerdings eine differenzierte Wahrnehmung und die Bereitschaft voraus, sich in die Lage des Menschen mit Demenz einzufühlen.

5.8.4 Snoezelen

Zu den Behandlungskonzepten, die auf eine Aktivierung oder Beruhigung in fortgeschrittenen Stadien ausgerichtet sind, zählen Snoezelen oder basale Stimulation. Snoezelen ist ein Verfahren, dass in den 1980er Jahren als Beschäftigungsangebot für schwer behinderte Menschen entwickelt wurde und zunehmend Eingang in die Betreuung von Menschen mit Demenz hat. Snoezelenräume lassen sich sehr vielfältig gestalten und sollen möglichst viele Sinne anregen. Dazu gehören Lichteffekte (z. B. einen Sternenhimmel projizieren, verschiedene farbige Beleuchtung), Installationen (Wasserspiele, Windspiele, Glocken), Abspielgeräte für Musik oder andere Geräusche (Meeresrauschen, Vogelgezwitscher), Aromen, Tastgegenstände und unterschiedliche Materialien zum Sitzen oder Liegen (z. B. Schaukelstuhl, weiche Kissen, flauschige Decken).

Nach einer Studie der Universität Utrecht [74] hat Snoezelen einen positiven Effekt auf die Stimmung und auf problematisches Verhalten. Pflegeheimbewohner waren nach 18 Monaten Snoezelen weniger aggressiv, positiv gestimmt und kommunikationsfreudiger. Auch die Arbeitszufriedenheit der Pflegekräfte hatte sich verbessert, da die Interaktionen positiver waren. Die Intervention umfasste ein individuelles 24-Stunden-Snoezelen-Programm, das auf biografische Daten und Präferenzen bezüglich der Stimuli aufbaute. Angehörige wurden miteinbezogen und trainiert, ebenso wurde die institutionelle Organisation darauf abgestimmt.

Genauso wie bei anderen Konzepten, soll eine Umgebung geschaffen werden, in der möglichst viele Sinneskanäle angesprochen werden und eine Atmosphäre erzeugt wird, in der sich der Betroffene wohlfühlt und keine Angst hat. Eine Reizüberflutung ist ebenso zu vermeiden wie der Einsatz von angsterzeugenden Stimuli wie abgedunkelten Räume, die z. B. in der Kriegsgeneration Assoziationen von Flugangriffen und Bunkern hervorrufen können.

Multisensorische Verfahren haben Effekte auf Freude und Aktivität bei Menschen mit moderater bis schwerer Demenz und werden von der S3-Leitlinie Demenz [9] empfohlen.

5.8.5 Kunst- und Musiktherapie

Kunst- und Musiktherapie zielen auf die Kreativität und Emotionalität der Menschen mit Demenz ab. Selbst wenn die verbale Kommunikationsfähigkeit weitestgehend verloren gegangen ist, können sich diese Menschen mit Hilfe von eigenem Gestalten (z. B. Malen) oder Bewegen ausdrücken und so mit anderen kommunizieren. Gerade um den Zustand der Isolierung und Sprachlosigkeit bei fortgeschrittener Demenz entgegenzuwirken, bietet sich die Musiktherapie an.

In der Musiktherapie lassen sich aktive Musiktherapie (also Beteiligung mittels Instrumenten oder Stimme) und rezeptive Musiktherapie (Abspielen von Musik, vorzugsweise mit biografischem Bezug) unterscheiden. Musik ist nicht nur ein Zugangsweg, sondern ermöglicht den Menschen mit Demenz, Gemeinschaft zu erleben und ihr Umfeld aktiv zu beeinflussen (z. B. den Rhythmus eines Liedes mit Trommeln oder Klangbausteinen bestimmen).

Situation	**Musik**
Soziale Situation	Ermöglicht Gemeinsamkeit
Zeit	Gestaltete Zeit
Gedächtnis	Wiederholbare Form
Handlungsfähigkeit	Flexible Aktivitäten
Sinneseindrücke	Fokussiert und koordiniert
Bewegung	Bewegung

Tabelle 2: Musik als Therapieinstrument um unterschiedliche Faktoren zu beeinflussen [51]

Die o. g. Tabelle beschreibt im Prinzip menschliche Bedürfnisse nach einem sinnerfüllten Leben, sozialer Teilhabe und Autonomie. Deshalb haben diese Verfahren das Potenzial problematische Verhaltensweisen wie Agitation oder Aggression zu reduzieren und eine Aktivierung der Teilnehmer zu bewirken, auch wenn sich diese Effekte im Rahmen von evidenzbasierten Studien selten oder nicht messen lassen [9].

Ja. Anfangs hat er sich gewehrt, sehr gewehrt. „Was soll ich in diesem Kindergarten? Da gehöre ich doch gar nicht hin." (Angehörige von Herrn M. [69, S. 252])

Ja. Hier nebenan is das ja, da machen wir denn Specksteinkurse und so'n handwerklich. ... Doch, ja. Es is schon gut. Das ist auch kreativ (Herr M., 58 Jahre, MMSE: 20; CDR 2 [69, S. 252]).

Diese Interviewausschnitte [69] zeigen, dass solche Angebote zu Beginn durchaus mit Skepsis aufgenommen werden bzw. dass sich aktiver Widerstand beobachten lässt, sich nach einer Eingewöhnung aber positive Effekte zeigen. Es liegt in der Natur der Demenzerkrankungen, dass Betroffene Schwierigkeiten mit neuen Situationen haben. Sie haben Angst, sich zu blamieren oder einfach nicht zurechtzukommen. Der Erfolg kreativer Verfahren hängt ebenfalls von bestehenden Vorlieben ab. Menschen, die schon in der Schule nichts mit Malen anfangen konnten, werden das im Alter meist genauso ablehnen. Hinzu kommt bei den meist älteren und multimorbiden Demenzpatienten, dass verschiedene körperliche Einschränkungen (Sensibilitätsstörungen; Feinmotorikstörungen) und Behinderungen (Sehstörungen) die Ausübung kreativer Tätigkeiten wie Malen oder Selbst-Musizieren stark einschränken. Es hat sich jedoch gezeigt, dass selbst die rezeptive Musiktherapie eine therapeutische Wirkung erzielen kann, in Abhängigkeit vom individuellen Musikgeschmack; Menschen, die gerne Klassik hören, werden sich wahrscheinlich weniger über Schlager freuen. Eine weitere Rolle spielt die Gruppenzusammensetzung: Die Therapie wird tendenziell besser angenommen, wenn die Gruppen stadienabhängig zusammengesetzt werden.

5.8.6 Tiergestütze Therapie

Die gesundheitsfördernden Effekte der Mensch-Tier-Beziehung betreffen sowohl intervenierende als auch prophylaktische Aspekte. Die Wirkungsmechanismen sind noch nicht hinreichend geklärt, zumal die Forschung auf diesem Gebiet nicht sehr umfangreich und eher praxis- als theorieorientiert ist [26]. Noch dünner ist die Datenlage im Bereich Tiere und Menschen mit Demenz. Wie schon bei der Evaluation anderer psychosozialer Interventionen genügen die vorliegenden Studien nicht den Kriterien evidenzbasierter Studien. Dennoch gibt es deutliche Hinweise auf positive Effekte von Tieren auf das Wohlbefinden und die Lebensqualität von Menschen mit Demenz.

Delta Society [7] unterscheidet zwei Bereiche beim Einsatz von Tieren:

- Animal-assisted Activities (AAA): Hierbei geht es um das ungezwungene Zusammentreffen von Mensch und Tier ohne konkrete Zielsetzung. Der Kontakt läuft über die bloße Anwesenheit eines Tieres oder gemeinsame Aktivitäten. Das wäre beispielsweise ein Tierbesuchsdienst von speziell trainierten Ehrenamtlichen mit geeigneten Tieren oder professionellen Tiertherapeuten. Tierbesuchsdienste, die regelmäßig die Institutionen besuchen haben einen nachweisbaren positiven Einfluss auf die Menschen [26].

- Animal-assisted Therapy (AAT): Hier werden vorher konkret erarbeitete Ziele formuliert und der Therapieprozess und das Erreichen der Ziele genau dokumentiert. AAT ist also ein Bestandteil der Arbeit von Professionellen. Das Tier ist integraler Bestandteil eines therapeutischen Konzepts, durch Zuhilfenahme des Tieres sollen wünschenswerte Verhaltensweisen gefördert und unerwünschte unterbunden werden [vgl. 52].

Tiere können professionelle Therapeuten nie ersetzen, sie sind Teil eines therapeutischen Konzepts. Voraussetzung für den Einsatz sind ein geeignetes (ausgebildetes) Tier und ein geschulter Laie oder ausgebildeter Therapeut und die Bereitschaft der Klienten, mit dem Tier Kontakt aufzunehmen. Eine gesundheitsfördernde Wirkung können Tiere nur entwickeln, wenn der Adressat im Laufe seiner Lebensgeschichte positive Erfahrungen mit Tieren gemacht hat. „Wer als Kind mit einem Tier aufwuchs, profitiert auch als Erwachsener, vor allem als älterer Mensch von der heilsamen Wirkung der Tiere (…), wer als Kind niemals Kontakt zu einem Tier fand, dem bleibt es in der Regel das ganze Leben lang fremd." [18, S. 63]. „Tiere bieten die Möglichkeit, über die Ansprache aller menschlichen Sinne Kontaktprozesse zu initiieren, die sich wiederum positiv auf den gesundheitlichen, kognitiven, sozialen und emotionalen Status demenziell erkrankter Menschen auswirken. Dadurch eröffnet sich die Chance für Pflegende, mit Hilfe von Tieren intensiver mit den Betroffenen in Interaktion treten zu können." (Arbeitshypothese von Hegedusch & Hegedusch, [26, S. 58])
Gerade der Umzug ins Heim geht mit tiefen Gefühlen der Entwurzelung und des Fremdseins einher. Menschliche Bedürfnisse wie Sinnfindung, Selbstbestimmung, Anerkennung, Geborgenheit, Liebe und Sicherheit bleiben auch bei fortgeschrittener Demenz bestehen, die Befriedigung dieser Bedürfnisse wird aber immer schwieriger. Das liegt an den Demenzsymptomen und an den institutionellen Zwängen.

Menschen kommunizieren einerseits mit den Tieren und andererseits über und durch das Tier. Die Sprache verändert sich durch die Demenzerkrankung, die Bedeutung von Begriffen geht verloren, und sie wird inhaltsärmer. Die nonverbale Kommunikation hingegen wird immer wichtiger, was wiederum ein entscheidender Vorteil im Kontakt mit Tieren ist. Die Kommunikation erfolgt über die Beziehungsebene, „Tiere verlangen von ihrem Gegenüber eine echte und stimmige Bezogenheit, verhalten sich aber auch selbst kongruent" [vgl. 53]. Dies ermöglicht essenzielle Anteilnahme und ist die Basis für das Gefühl der Verbundenheit [26].

Das Fell besitzt eine besondere Wirkung auf den Menschen. Es ist angenehm, ein Tier zu berühren. Schon der Anblick eines Tieres löst (meist) positive Emotionen aus. Taktiler Kontakt ist ein wichtiger Anreiz, da er emotionale Wärme und Zuwendung vermittelt [26].

Die Mensch-Tier-Beziehung zeigt positive Effekte auf der physiologischen, psychologischen und sozialen Ebenen [56].

- Tiere können oft schon durch ihre Anwesenheit Stress und Angst reduzieren und den Blutdruck senken [36]. In diesem Sinne kann der Anblick von Fischen in einem Aquarium ähnlich entspannend sein wie eine Hypnose. Entspannte Interaktionen können zu einer Entspannung der Muskulatur führen. Das gemeinsame Spielen und Lachen mit Tieren als freudiges Ereignis bewirkt biochemische Veränderungen, die stimmungsaufhellend wirken. Zudem erfolgt beim Umgang mit Tieren eine motorische Aktivierung, die sich wiederum positiv auf verschiedene Gesundheitsaspekte (besserer Nachtschlaf, geringere Unruhe) auswirken kann.
- Auf kognitiver Ebene kann der Austausch von Wissen über Tiere das Gedächtnis anregen und die verbale Kommunikation fördern. Erfahrungswissen über den Umgang und die Pflege von Tieren kann auch bei fortgeschrittener Demenz aktiviert werden. Der Anblick des Tieres kann den Wunsch nach Fürsorge hervorrufen und Menschen mit Demenz aus ihrer Passivität herausholen. Sich im Rahmen ihrer Möglichkeiten um ein Tier zu kümmern, ist kognitive Aktivierung und Sinnfindung gleichermaßen.
- Tiere hören zu, weil es sie nicht stört, wenn immer wieder dieselben Dinge erzählt werden. Ein Tier reflektiert und urteilt nicht, es kann unvoreingenommen sein, die Kommunikation ist kongruent [26]. Für das Tier sind nur die Signale und Angebote der Zuneigung, die vom Menschen gemacht werden, wichtig. Die in dieser Interaktion erfahrene Nähe und Zuwendung vermittelt den Betroffenen ein Gefühl von Bedeutsamkeit und stärkt das Selbstbewusstsein. Das wird als Aschenputteleffekt bezeichnet [vgl. 75].
- Tiere äußern ihr Wohlbefinden durch Schwanzwedeln, Entgegenlaufen, Anschmiegen, Anstupsen, Ablecken oder Schnurren. Sie suchen den Körperkontakt. Das ist für Menschen mit Demenz eine Möglichkeit, Zärtlichkeiten auszutauschen. Das Bedürfnis nach Sinnlichkeit und Zärtlichkeit kann aus verschiedensten Gründen im Alter bzw. in Institutionen oftmals nicht befriedigt werden.
- Die Anwesenheit eines Hundes in einem Heim fördert die Lebensqualität der Bewohner. In eine Studie [32] konnte nachgewiesen werden, dass die Bewohner im Vergleich zu einer Kontrollgruppe öfter lächelten und lachten, mehr Kontakte zu Pflegenden und Mitbewohnern aufnahmen und dass ihr Lebenswille stärker wurde. Männer profitierten von dieser Maßnahme am stärksten. Der zentrale Effekt der sozialen Wirkung äußert sich in der Aufhebung von Einsamkeit und Isolation [56]. Tiere können als Eisbrecher fungieren.

Auch das Pflegepersonal bewertete die Intervention nach anfänglicher Skepsis als positiv für die Bewohner und ihre eigene Arbeit.

Die psychologische Wirkung von Tieren umfasst ein breites Spektrum. Tiere wirken beruhigend und stressreduzierend, sie können Trost, Heiterkeit und Ablenkung bringen und können ein Gefühl von Nähe und Geborgenheit erzeugen. Diese Effekte übertragen sich auch auf das Pflege- und Betreuungspersonal.

Tiergestützte Interventionen weisen eine hohe Praktikabilität auf. Die Anwendungsmöglichkeiten innerhalb von Institutionen sind variabel. Der Nutzen tiergestützter Interventionen übersteigt das Risiko möglicher Gefahren. An erster Stelle werden Hygieneaspekte und mögliche Stürze alter Menschen durch die Tiere genannt [26]. Der Einsatz ist aber mit umfassendem spezifischen Wissen und Kenntnissen im Umgang mit Menschen mit Demenz und Tieren verbunden. Denn auch die Tiere müssen vor Überforderung geschützt werden.

Für einen praxisbezogenen Überblick über den Einsatz von Tieren in der Altenpflege empfiehlt sich die Lektüre des Sammelbandes „Tiere öffnen Welten" des Kuratoriums Deutsche Altershilfe [43].

In den nächsten beiden Kapiteln (5.8.7 und 5.8.8) werden zwei umfassende Pflegekonzeptionen vorgestellt, deren primäre Aufgabe das Erfassen von Verhaltensweisen, Wohlbefinden, Lebensqualität und Interaktionen ist und die als Basis eine bedürfnisgerechte und menschenwürdige Pflege sicherstellen können.

5.8.7 Dementia Care Mapping

Dementia Care Mapping (DCM) ist ein Beobachtungsverfahren für Menschen mit Demenz und wird zur Qualitätssicherung und Organisationsentwicklung überwiegend im stationären Bereich (Pflegeheim, Akutgeriatrie) eingesetzt. DCM wurde Ende der 1980er Jahren in England entwickelt. Das Verfahren basiert auf dem biopsychosozialen Rahmenmodell von Tom Kitwood [39] und wurde von ihm und Kathleen Bredin [37, 38] entwickelt. Es handelt sich um ein strukturiertes und standardisiertes Erhebungsverfahren, das das Verhalten von Menschen mit Demenz, ihr Wohlbefinden und ihre Affektäußerungen und die Interaktionen zwischen dem Personal und Bewohnern/Patienten erfasst.

Ausgebildete Dementia-Care-Mapper beobachten kontinuierlich bis zu acht Personen, mindestens sechs Stunden am Tag. Die Mapper notieren sich, welches Verhalten der Bewohner zeigt und welches Wohlbefinden/Unwohlsein dabei beobachtet werden kann. Er hat dazu 24 Situations- bzw. Handlungskategorien zur Verfügung, die von Essen und Trinken, mit anderen interagieren, Stress, bis hin zu Halluzinationen reichen. Gleichzeitig wird das Wohlbefinden in den entsprechenden Situationen/Handlungen mittels einer sechsstufigen Skalierung (von +5 = außerordentliches Wohlbefinden bis –5 extreme Zustände, z. B. von Apathie, Wut etc.) eingeschätzt.

Ein dritter Kodierungsrahmen erfasst Einflüsse der Umwelt, die sich negativ auf das Selbstverständnis und den Selbstwert von Menschen mit Demenz auswirken. Diese Einflüsse sind dem von Kitwood [39] geprägten Konzept der „Malignant Social Psychology" entnommen. Es handelt sich um Verhaltensmuster, z. B. Täuschung, Disempowerment, Infantilisierung, Stigmatisierung, Objektivierung u. v. m., die den Menschen mit Demenz auf seine Krankheit reduzieren und die Konstruktion eines wertvollen Selbst erschweren oder unmöglich machen. Betroffene können im Sinne der erlernten Hilflosigkeit depressiv auf die Verhaltensmuster reagieren, was wiederum eine Verstärkung funktioneller Beeinträchtigungen mit sich bringt, die sich nicht auf die hirnorganisch bedingten Defizite zurückführen lassen. Sabat [62] spricht in diesem Zusammenhang von „Excess disability".

Als vierter Kodierungsrahmen werden positive Ereignisse im Umfeld des Demenzpatienten aufgelistet.

Die Daten werden ausgewertet, visualisiert und in sogenannten Feed-back-Sitzungen mit dem Pflegeteam durchgearbeitet. Dabei geht es grundsätzlich um ein Widerspiegeln der problematischen Umgangsstrategien mit einzelnen Bewohnern und der Objektivierung von herausforderndem Verhalten. Die Pflegekräfte sollen in die Lage versetzt werden, durch eine differenzierte Wahrnehmung einerseits und selbstreflexives Bewerten des eigenen Verhaltens andererseits individuelle Handlungsstrategien zu entwickeln, die Bewohnern und Pflegepersonal psychische Entlastung schaffen.

Das Verfahren wurde entwickelt, um die Pflegequalität in stationären Einrichtungen abzubilden und durch diese Erfassung und Evaluation Veränderungsprozesse in den jeweiligen Institutionen anzuregen, die sich an den individuellen Bedürfnissen der Bewohner orientieren. DCM ist im Prinzip eine Supervision für Pflegeteams und spricht für den Anspruch von Institutionen eine personenzentrierte Pflege zu gewährleisten und kann somit auch als Qualitätsmerkmal verstanden werden.

5.8.8 Heidelberger Instrument zur Erfassung der Lebensqualität demenzkranker Menschen (H.I.L.D.E)

H.I.L.D.E [3] ist „ein Verfahren, dass strukturierte und standardisierte Kriterien zur Beurteilung des subjektiven Befindens bzw. der empfundenen Lebensqualität von Menschen mit Demenz bereithält, um so eine zuverlässige, an verbindlichen Kriterien orientierte und letztendlich auch Dritten vermittelbare Einschätzung vorzunehmen" (S. 19). Das ist die Basis für eine bedarfs- und bedürfnisgerechte und menschenwürdige Pflege und Betreuung von Menschen mit Demenz.

Das H.I.L.D.E-Instrument [3] orientiert sich an Ressourcen und hat darüber hinaus eine besondere Relevanz für die aktive Gestaltung bzw. positive Beeinflussung der Lebens- und Erlebensumstände. Das Lebensqualität-Assessment macht aber nur Sinn, wenn es auch die „Ableitung konkreter Fördermöglichkeiten" ([3] S. 92) erlaubt. Das Instrument sensibilisiert Pflegende für Unterschiede und fördert den Zugang zur Individualität des Erlebens und Verhaltens. Im Vordergrund stehen Kompetenzen. Anhand des Instruments werden sich Pflegende im Idealfall des Einflusses eigenen Handelns auf die Emotionen der Pflegebedürftigen bewusst. Es kann also auch bei der Reflexion des pflegerischen Handelns unterstützen. Die verstärkte Orientierung an der aktuellen psychischen Situation des demenzkranken Menschen – durch mehrmalige Anwendung des Instruments – sollte dann die verbesserte Lebensqualität widerspiegeln. Der Zugang über das emotionale Erleben ermöglicht den Pflegenden eine zwischenmenschliche

Begegnung, die auch mit Dankbarkeit einhergeht und als befriedigend erlebt werden kann. All das führt zu einem breiteren Handlungsspielraum, der den Pflegenden durch eine erhöhte Arbeitszufriedenheit und durch eine erhöhte Lebensqualität zugute kommen soll.

Den theoretischen Hintergrund von H.I.L.D.E. [3] stellt das Komponentenmodell der Lebensqualität dar, in dem drei übergeordnete Dimensionen wesentlich sind: 1) Verhaltenskompetenzen der Person (z. B. Demenzgrad, ADL-Fähigkeiten); 2) Objektive (z. B. Orientierungspunkte) und subjektive Umweltmerkmale (Orte, die vermieden werden oder mit negativen Gefühlen verbunden sind); 3) Emotionale Ebene als „Resultat" von Lebensqualität als zentrale Dimension. Das Instrument wurde über einen Zeitraum von sechs Jahren entwickelt. In der letzten Projektphase wurde der selbstständige Praxiseinsatz evaluiert. Nach den Autoren ist der Transfer in die Pflegepraxis erfolgreich gewesen.

Die Einschätzung erfolgt am besten durch eine Bezugspflegekraft. Zum optimalen Einsatz ist die Einschätzung durch examinierte Pflegepersonen wünschenswert. Werden die subjektiven Entscheidungen der Bezugspflegekraft mit Einschätzungen anderer Teammitglieder abgestimmt ist die bestmögliche Annäherung an die Lebenssituation und Befindlichkeit des Bewohners gegeben. Ein Großteil der Arbeit mit dem Instrument ist die Einschätzung, inwieweit die jeweiligen Kriterien für die aktuelle Lebenssituation eines Bewohners zutreffen.

Es gibt verschiedene Erfassungsbereiche, die anhand eines Erfassungshefts abgearbeitet werden und im Anschluss in einen Referenzbogen (kompetenzgruppenspezifisch) eingetragen werden:

Im ersten Schritt geht es um eine Bestandaufnahme nachfolgender Bereiche [3, Zsfssg. d. Ant.]:

a) Medizinische Versorgung und Schmerzerleben.

b) Grundvoraussetzung für bestmögliche Lebensqualität ist die Zusammenarbeit hausärztlicher mit geriatrischer und gerontopsychiatrischer Expertise. Ein wichtiger Punkt ist die Schmerzerfassung bei multimorbiden Patienten.

c) Räumliche Umwelt

Hierbei geht es einerseits um die Gestaltung und Anpassung der physikalischen Lebensumwelt, also die Erfasssung, in welchem Ausmaß Orientierungshilfen oder Sicherheitsstandards bestehen. Andererseits wird die räumliche Umwelt dahingehend beurteilt, ob sie Geborgenheit, Gemütlichkeit und Vertrautheit ausstrahlt, die Möglichkeit zur geistigen und sozialen Aktivität bereithält oder das Erleben von Autonomie und Privatheit zulässt.

Es wird aber auch die subjektive Bedeutung verschiedener Umweltausschnitte erfasst. Unter Berücksichtigung des maximal möglichen Bewegungsradius wird eingeschätzt, welche Orte für den Betroffenen mit positiven Emotionen verbunden sind.

d) Aktivitäten

Beschäftigung und Aktivität wird als Grundbedürfnis verstanden, um Gefühle von Freude und Teilhabe zu erfahren. Eine sinnvolle Beschäftigung trägt wesentlich zur Lebensqualität bei. Es werden zwei Beschäftigungsarten unterschieden: Hausseitige und angeleitete Aktivitäten (Gruppenaktivitäten wie Hockergymnastik oder Singen), Selbstständig von Bewohner ausgeübte Aktivitäten (Lesen, Bilder anschauen).

e) Soziales Bezugssystem

Soziales Eingebundensein ist ein weiteres zentrales Element für Lebensqualität. Es werden emotional bedeutsame Personen – können auch verstorbene Personen sein – erfasst. Es wird sowohl die Anzahl der positiven als auch der negativen Kontaktpersonen erfasst (z. B. Verwandte, die den Betroffenen unruhig machen).

f) Emotionales Befinden und Lebenszufriedenheit

Die Erfassung der subjektiven Lebensqualität erfordert mehrere Zugänge: Zunächst wird systematisch nach emotional positiv und negativ besetzten Alltagssituationen geforscht (negativ z. B. bei Einsamkeit, bei Überforderung, bei Transfersituationen; positiv z. .B bei Aktivitäten, Besuch, Ausruhen, nach Körperpflege).

Ein zweiter Schritt, der letztendlich die Qualität der Versorgung ausmacht, ist das Umsetzen von vielfältigen und sinnvollen Strategien für die Pflegenden, um den Bewohnern aus einer emotional schwierigen Lage herauszuhelfen. In diesem Erfassungsblock werden sechs mögliche Verhaltensweisen beschrieben: 1) Ablenken durch Aktivitäten; 2) Ablenken durch Gespräch; 3) mit Gespräch auf Situation/Ursachen eingehen; 4) körperliche Berührung; 5) in Ruhe lassen; 6) den Wünschen/Bedürfnissen nachgeben.

Im dritten Schritt geht es darum, die Dauer und Intensität von Missempfindungen zu reduzieren. Das geschieht über die Beobachtung des unmittelbaren Erlebens in verschiedenen Situationen (z. B. Bewohner in Ruhe, in Aktivität und in Pflegesituation), aber auch über die Einschätzung der Lebenszufriedenheit im Allgemeinen. Selbstauskunft sollte, wenn möglich, immer eingeholt werden. Bei den Beobachtungen und Einschätzungen geht es sowohl um den Gesamteindruck als auch um kurzfristige Wechsel der Gefühlslage, Letzteres erfordert dann eine Beschreibung der Ursachen.

Die beobachteten Menschen mit Demenz werden in vier unterschiedliche Kompetenzgruppen eingeteilt, die Schweregrade entsprechen im Großen und Ganzen den Stadien 1–3 der Clinical-Dementia-Ratingscale (CDR – siehe Anhang). Es wird zwischen leicht demenzkranken Bewohnern, mittelgradig demenzkranken Bewohnern und schwer demenzkranken Bewohnern mit somatischen Einschränkungen oder schwer demenzkranken Bewohnern mit psychopathologischen Verhaltensauffälligkeiten unterschieden.

Mit H.I.L.D.E [3] lässt sich ein Profil erstellen; dabei kann für jeden Lebensbereich eine eigene Lebensqualität beschrieben werden. Kompetenzabhängige Vergleichsprofile dienen als Basis für die Beurteilung der Lebensqualität. Das heißt, dass neben einer individuellen Beurteilung auch eine sozial-normative Beurteilung möglich ist. Somit wird sichergestellt, dass beispielsweise das Aktivitätsniveau eines Menschen mit leichter Demenz nicht mit dem eines schwer Betroffenen verglichen wird. Das Profil macht Lebensumstände sichtbar, die als bewohnerspezifische Bedürfnisse und Neigungen interpretiert werden können und dann, wenn möglich, gezielt gefördert werden.

Die Interpretation festgestellter Abweichungen vom Standardprofil als Bedarf einer individuellen Förderung muss immer in guter Kenntnis des Demenzkranken erfolgen und bedarf der pflegerischen Expertise. Individuelle Bedürfnisse lassen sich eben nicht immer einordnen. Wenn sich aus der Biografie eines Bewohners ergibt, dass er schon immer ein Einzelgänger war und soziale Kontakte mied, ist die Anzahl der positiven Kontaktpersonen nicht richtungsweisend für seine individuelle Lebensqualität. Deshalb wäre es hier eher kontraproduktiv, die Anzahl sozialer Kontakte zu erhöhen.

Zusammenfassend ist das Instrument H.I.L.D.E. ein sehr differenziertes und ausreichend objektives und reliables Verfahren zur Erfassung und Förderung der Lebensqualität demenzkranker Menschen im stationären Bereich.

5.9 Technische Hilfen

5.9.1 Allgemeine Prinzipien

Technische Hilfen für Demenz lassen sich unter dem Begriff der Milieutherapie subsumieren und umfassen eine ganze Reihe an dinglich-räumlichen Maßnahmen, die darauf abzielen, eine selbstständige Lebensführung und somit Lebensqualität zu erhalten und zu fördern. Darüber hinaus können diese Maßnahmen bei fortgeschrittenen Stadien problematische Verhaltensweisen verhindern bzw. abbauen. Dazu gehört eine optimale Lebensraumgestaltung (z. B. Orientierungshilfen in der Wohnung, architektonische Maßnahmen etc.), die sich flexibel auf die Bedürfnisse von Menschen mit Demenz einstellt.

Die Milieutherapie bezieht sich aber nicht nur auf die dinglich-räumliche Umwelt, sondern auch auf die soziale Umwelt, diese Ansätze wurden bereits in den vorangegangen Absätzen beschrieben und sind unabdingbar für das Wohlbefinden von Menschen mit Demenz. Mit anderen Worten: Die Technik darf nie menschliche Beziehungen ersetzen. Der Einsatz von Technik bringt unter Berücksichtigung ethischer und rechtlicher Fragen viele Vorteile für Betroffene und Angehörige. Technische Hilfsmittel können Freiräume erweitern und zu einer Entlastung in der häuslichen Pflege beitragen. Ferner können Gefahrensituationen gemindert werden [67]. Auner [67, S. 35] weist darauf hin, dass „der Einsatz der Technik, die Beratung sowie die Umsetzung von objektiven und qualifizierten Personen durchgeführt werden". Dazu gehört v. a. Wissen über das Krankheitsbild Demenz, dass unter anderem die eingeschränkte Fähigkeit, sich auf Veränderungen im häuslichen und sozialen Umfeld einzustellen oder die Handhabung neuer Gegenstände zu lernen, beinhalten. Dabei müssen Chancen und Grenzen technischer Möglichkeiten aufgezeigt werden. Deshalb ist eine umfassende Beratung bei der Suche nach geeigneten Lösungsmöglichkeiten notwendig. Informationen über technische Hilfen und eine Wohnraumanpassung können bei Wohnberatungsstellen für Senioren, gerontopsychiatrischen Diensten in den Gemeinden oder bei regionalen Alzheimerorganisationen eingeholt werden.

Zunächst lassen sich allgemeine Anforderungen an eine optimale Umgebung formulieren [45]:

- Übersichtlichkeit
- Funktionsfähigkeit und Kompetenzerhalt unterstützen
- Maximale Bewegungsfreiheit
- Sicherheit und Geborgenheit vermitteln
- Stimulation
- Kontinuität zum bisherigen Leben gewährleisten
- Physikalische Umweltfaktoren
- Orientierung unterstützen
- Soziale Interaktion fördern
- Erfahrungen mit Tieren ermöglichen
- Rückzugsmöglichkeiten bieten

Nachfolgend werden an konkreten Fallbeispielen insbesondere die Punkte Sicherheit, Orientierung und Geborgenheit behandelt und praktische Lösungsmöglichkeiten dargestellt. Auch hier wird kein Anspruch auf Vollständigkeit erhoben, vielmehr soll aufgezeigt werden, dass oft schon kleine Veränderungen große Probleme lösen können [vgl. 67].

5.9.2 Sicherheit

Fallgeschichte:

Frau W. ist verwitwet und lebt alleine, sie hat keine Angehörigen in der gleichen Stadt, für größere Einkäufe wurde eine Hilfe organisiert. Seit einigen Monaten kommt immer wieder Brandgeruch aus der Wohnung; einmal wurde bereits die Feuerwehr gerufen.

Frau W. ist leidenschaftliche Köchin, sie hat immer sehr auf ihre Ernährung geachtet, selbst zubereitete Speisen sind ein wesentlicher Teil ihrer Lebensqualität aber auch Selbstidentität. Die Bewohner im Mietshaus hingegen leben in zunehmender Angst, dass beim nächsten Mal mehr passiert und fordern von der Tochter Abhilfe.

Das Fallbeispiel veranschaulicht, dass bei Selbst- und Fremdgefährdung immer eine Abwägung des Bedürfnisses Sicherheit mit dem Bedürfnis nach selbstständiger Lebensführung, Lebensstilkontinuität und Lebensqualität notwendig ist. Den Herd abzuschalten und „Essen auf Rädern" zu bestellen, wäre eine einseitige Lösung, weil sie zu Ungunsten der Bedürfnisse der Betroffenen ausfallen würde. Im Falle von Frau W. wurde eine Herdsicherung eingebaut, die den Herd automatisch ausschaltet, per Zeitschaltuhr nach 30 Minuten oder bei übermäßiger Hitzeentwicklung (falls ein leerer Topf auf der Platte steht).

Weitere Maßnahmen

- Weglauftendenz:
  Türen, die nach außen führen, können getarnt werden (z. B. indem sie genauso wie die Wand gestrichen werden; die Türklinken können abmontiert und durch automatische Öffner an der Wand ersetzt werden – im Gegenzug dann aber auch Vorsicht bei den Fenstern. Sie dürfen sich im unteren Bereich nicht ganz öffnen lassen).
- Sturzgefahr:
  Beleuchtung – sensorengesteuerte Lichtsignale bzw. Beleuchtung – wenn der Betroffene nachts aufsteht, sollte automatisch ein Licht (aber langsam heller werdend) angehen bzw. einen Leuchtstreifen bis zur Toilette vorhanden sein.
  Hausnotrufgeräte (nur bei frühen Demenzstadien) oder Fall-Detektoren.
- Stolperfallen entschärfen (Teppiche ankleben; Schwellen entfernen)
  Hilfsmittel wie Rollatoren oder Gehstöcke sind grundsätzlich sinnvoll, mit zunehmendem geistigen Abbau kann der Umgang damit aber nicht mehr gelernt werden – als Alternative viele Handgriffe und Handläufe anbringen.
  Häufig werden Hüftprotektoren („Sturzhosen") propagiert, die durch ihre spezielle Polsterung bei einem Sturz die Aufprallenergie auf eine größere Fläche verteilen, was insbesondere die gefürchteten Hüftfrakturen verhindern soll. Neuere, methodisch hochwertige Studien konnten leider keinen sicheren Effekt nachweisen, und gerade bei Menschen mit Demenz ist ihr Einsatz problematisch [46]: Gerade motorisch unruhige Patienten versuchen sich häufig die Hose auszuziehen, verlieren das Gleichgewicht und stürzen. Generell erfordert das An- und Ausziehen Kraft, die ältere Menschen nicht unbedingt haben. Wer seinen Toilettengang bislang selbstständig durchführen konnte, wird nun möglicherweise abhängig von Hilfspersonen oder gar inkontinent.

- Schäden durch Wasser(hähne):
  Einbau von Temperaturbegrenzern bei Mischbatterien, die Wasser nicht höher als 25 Grad heizen. Evtl. automatischer Wasserflussregler – so ähnlich wie bei den Tankstellentoiletten – die nur auf Bewegung reagieren.
- Sonstige Gefahrenherde:
  Rauchmelder anbringen
  Personenortungsgeräte

5.9.3 Orientierung

Demenzerkrankungen gehen nicht nur mit Störungen des Gedächtnisses, der Urteilsfähigkeit und Handlungsplanung einher, sondern haben auch Auswirkungen auf die visuell-räumliche Wahrnehmung. Deshalb ist die Wohnraumanpassung an die Wahrnehmungseinschränkungen unabdingbar für den Erhalt basaler Alltagsaktivitäten.

Orientierung

- Vereinfachung des Wohnumfeldes – also nicht zu viele Möbel, keine Mustertapeten oder gemusterte Tischdecken. Nicht zu viele Schubladen, Schränke usw. offen lassen.
- Helle Ausleuchtung der Räume (auch wegen altersbedingter Sehstörungen).
- Menschen mit fortgeschrittener Demenz erkennen kontrastreich abgesetzte Gegenstände besser, also z. B. farbige WC-Brillen.
- Starke Kontraste wie z. B. dunkle Läufer auf hellem Boden können als Löcher interpretiert werden; Betroffene trauen sich dann nicht, darüber zu laufen.
- Keine spiegelnden Böden (wird evtl. als Wasser interpretiert).
- Keine Sackgassen (z. B. Gänge), Betroffene bekommen evtl. Angst. Gleiches gilt für Fahrstühle. Keine überflüssigen Möbel in Fluren.
- Beschriftung als Orientierungshilfe (WC-Männchen); Farbgebung als Orientierungshilfe – Badzimmer eher in Blau; Wohnbereiche in Erdfarben.
- Sicht in die Zimmer freigeben bzw. sollte die Öffnungsrichtung den Blick in die jeweiligen Funktionsbereiche freigeben.

5.9.4 Geborgenheit

Neben Sicherheit und Orientierung spielt die Geborgenheit eine herausragende Rolle für das Wohlbefinden. Räumlichkeiten wie Krankenhauszimmer oder Pflegeheime können sicher sein, Patienten oder Bewohner fühlen sich aber u. U. nicht geborgen. Gerade in Pflegeheimen ist es wichtig, eine Atmosphäre zu schaffen, die dem Betroffenen so weit wie möglich das Gefühl vermittelt, „zu Hause zu sein".

Hierzu können folgende Maßnahmen getroffen werden:

- Vertraute Möbel und Geräte bieten „Heimeligkeit" und Sicherheit beim Umgang (alter Plattenspieler).
- Wohn- und Schlafräume sollten als solche erkennbar sein und nicht funktionellen und oftmals sterilen Krankenhauszimmern gleichen. (Wenn schon ein Krankenbett benötigt wird, dann nicht noch die Inkontinenzunterlagen sichtbar im Schlafzimmer stapeln oder weiße Bettwäsche benutzen.)
- Dunkle Ecken vermeiden und Besenkammern abschließen – Betroffene finden nicht mehr raus.
- Vorsicht mit Spiegeln in den Wohn- und Gangbereichen – Menschen mit Demenz erkennen ihr Spiegelbild möglicherweise nicht mehr und haben Angst vor dem Fremden/Einbrecher.

Wie bereits angemerkt, handelt es sich hierbei nur um eine Auswahl möglicher technischer Interventionen. Es ist mittlerweile sehr viel möglich, um die Betroffenen möglichst lange in ihrer gewohnten Umgebung zu belassen. Die Pflege und Betreuung von Menschen mit Demenz wird überwiegend von der Familie geleistet.

Sie müssen über die vielfältigen Möglichkeiten der Hilfe und Entlastung informiert werden; nur so kann sich ein Leben mit Demenz für alle Seiten einfacher gestalten lassen. Die Wohnraumanpassung birgt für den Angehörigen aber nicht nur Vorteile. Er muss sich womöglich von liebgewonnenen Gegenständen trennen oder auf Gewohnheiten und Komfort verzichten.

Pflegende Angehörige sind auf vielfältige Weise psychisch belastet und brauchen ebenso vielfältige Unterstützung.

5.10 Angehörigenberatung

Also, ich glaube mit der Krankheit lernt man zu leben. Bei mir hat's sehr … sehr lange gedauert, bis ich die Krankheit überhaupt angenommen habe. Weil ich mich immer gewehrt habe und habe gesagt, das kann nich sein. Nein, nein, es kann nich sein. Nich bei uns. Ja gut. Irgendwann machte es klick. Aber diese Zeit hat unheimlich lang gedauert. Weil ich mich immens gewehrt habe und ... ja, es nich wahrhaben wollte. (Ehefrau von Herrn M. – mit 58 Jahren Frontotemporale Demenz (MMSE: 20; CDR: 2 [69, S. 274])

5.10.1 Situation pflegender Angehöriger

Ähnlich wie die Betroffenen, möchten viele Angehörige die Diagnose am Anfang nicht wahrhaben. Manche Angehörige verleugnen die Krankheit selbst dann noch, wenn der Betroffene sie bereits voll angenommen hat. Das wird beispielsweise in der Autobiografie von McGowin [49] beschrieben und zeigt sich auch immer wieder in der Praxis, insbesondere wenn die Menschen im Rahmen eines Aufenthalts in der Geriatrie die Demenz als Nebendiagnose erhalten. Verleugnung ist eine Strategie, um den Stress und die Hilflosigkeit nicht übermächtig werden zu lassen. Für eine effektive Bewältigung der mannigfachen Probleme ist die Diagnoseakzeptanz der erste Schritt bzw. noch wichtiger sind die Akzeptanz der Defizite und deren Konsequenzen für das weitere Leben. Das gilt nicht nur für die Betroffenen.

Es lässt sich immer wieder eine große Scheu vor Inanspruchnahme von Hilfe beobachten. Viele nehmen Entlastungsangebote (wie Beratungen, Tagespflege, Kurzzeitpflege; siehe Kapitel 12 – Sozialleistungen) nicht oder viel zu spät in Anspruch. Eine bundesweite Studie zeigt, dass von den Befragten nur 2 % das Angebot einer Tagespflege, weniger als 20 % telefonische Beratung und nur ca. 10 % an Angehörigengruppen bzw. Selbsthilfegruppen teilgenommen haben [65]. Das hat viele Gründe: Es liegt einerseits an den viel zu späten Diagnosen und der fehlenden Aufklärung und Beratung nach der Diagnosestellung. Häufig besteht die Demenz schon seit Jahren, Konflikte verschärften sich oftmals aus Unwissenheit über entsprechende Umgangsstrategien. Viele Angehörige sind also weder über die Möglichkeiten des Umgangs noch über die Hilfsangebote informiert. Andererseits können Angehörige von Menschen mit fortgeschrittener Demenz immer weniger das Haus verlassen. Deshalb werden die bestehenden Angebote nicht genutzt. Stattdessen wünschen sich ein Teil der Befragten zugehende Betreuungsangebote, die kostengünstig abgerufen werden können. Auch wenn die betreffenden Organisationen bzw. Selbsthilfegruppen sogenannte parallele Betreuungsgruppen für die erkrankten Angehörigen haben, ist für viele Betroffene das Verlassen der Wohnung bereits eine enorme Stresssituation, die sich auf die Angehörigen überträgt.

Ein Ehemann berichtet in unserer Gedächtnisambulanz über seine Frau mit mittelschwerer Alzheimer-Demenz.

„Wenn wir zum Arzt müssen, ist das jedes Mal ein Drama. Meine Frau wird ganz aufgeregt, sucht dann schon Stunden vorher ihre Handtasche oder ihr Portemonnaie und fragt ständig, warum wir weg müssen. Das macht mich fix und fertig.“

Viele Angehörige schämen sich, weil sie einen Demenzfall in der Familie haben und/oder weil sie sich eingestehen müssen, es nicht mehr alleine zu schaffen. Genau wie die Betroffenen müssen sich auch die Angehörigen an die Veränderungen gewöhnen und akzeptieren, dass sie Hilfe brauchen. Viele hoffen auf stabile Phasen und den medizinischen Fortschritt. Jede Nachricht über angebliche Durchbrüche zur Behandlung der Alzheimer-Demenz werden aufmerksam verfolgt. Ferner sind viele Menschen davon überzeugt, dass nur eine medizinische Behandlung – in Form von Medikamenten oder anderen medizinisch-apparativen Behandlungen – wirksam sind. Manche versuchen, ihre Angehörigen in klinischen Studien unterzubringen.

Hier ist noch viel Überzeugungsarbeit zu leisten. Angehörige können die Verläufe von Demenzerkrankungen positiv beeinflussen, sie müssen nur wissen, wie.

Die Pflegeaufgaben, die mit der Betreuung von Menschen mit Demenz einhergehen, sind vielfältig und werden mit fortschreitendem geistigen Abbau immer komplexer und zeitintensiver. Zu den Pflegeaufgaben gehören:

- Unterstützung im ökonomischen Bereich (Behördengänge, Finanzen etc.).
- Unterstützung im Haushaltsbereich (einkaufen, kochen und putzen).
- Unterstützung bei medizinischen Maßnahmen (Begleitung zum Arzt, Überwachung der Medikamenteneinnahme).
- Unterstützung bei der Körperpflege und bei Nahrungs- und Flüssigkeitsaufnahme.
- Beaufsichtigung und emotionale Unterstützung („Rund um die Uhr"-Pflege).

Diese zunächst nüchterne Aufzählung heißt für die pflegenden Angehörigen jedoch, relativ hilflos zuschauen zu müssen, wie ein geliebter Mensch geistig immer mehr abbaut, immer weniger zu leisten vermag. Manchmal besteht die Gefahr, dass sich die Angehörigen dabei übernehmen. Aber insgesamt geht großes Engagement mit einem zumindest teilweise bestehenden Kontrollgefühl einher. Zudem muss betont werden, dass trotz aller Belastung, die eine Pflege von Demenzpatienten im fortgeschrittenen Stadium mit sich bringt, viele Angehörige positive Erfahrungen in der Pflege machen. Helfen zu können, bedeutet auch eine sinnvolle Aufgabe zu haben; das sollte natürlich nicht bis zur Selbstaufgabe führen. Was auch nicht vergessen werden darf, ist die Liebe und Zuneigung, die viele Menschen in einer Pflegedyade verbindet und als Ressource aufgefasst werden kann. Einer Studie zufolge stehen an erster Stelle der Betreuungsmotive die emotionale Bindung, auch in Zusammenhang mit einer persönlich-moralischen Verpflichtung, und das gute Gefühl, dass durch die Pflege entsteht [41]. Nachfolgend eine Aufstellung pflegebedingter psychischer und sozioökonomischer Belastungen:

Aspekte pflegebedingter Belastung nach Kruse [42] sind:

- Physische und psychische Überforderung
- Hohe zeitliche Beanspruchung
- Finanzielle Belastung
- Spezifische Krankheitssymptome (z. B. Inkontinenz, Verwirrtheit)
- Persönlichkeitsveränderungen und problematische Verhaltensweisen
- Gefühle der Entfremdung
- Emotionale Distanz zum Pflegebedürftigen
- Aufgabe des Berufs
- Abnehmendes Spektrum verwirklichter Interessen
- Abnehmende inner- und außerfamiliäre Kontakte
- Krisen und Spannungen in der Ehe
- Geringe Unterstützung durch die Familie
- Fehlende Zukunftsperspektiven, erlebte Unveränderbarkeit der Situation

Nicht alle oben aufgezählten Belastungen wirken gleichermaßen auf pflegende Angehörige ein. Die physische Belastung spielt sicherlich bei multimorbiden, älteren Pflegenden eine größere Rolle als bei jüngeren. Hier empfiehlt sich der Einsatz einer ambulanten Pflegestation zur Unterstützung bei der kraftraubenden Körperpflege. Allerdings nehmen einer deutschen Studie zufolge ca. 60 % der Pflegenden diese Dienste nicht in Anspruch [65]. Oftmals stellt die Umkehr des Tag-Nacht-Rhythmus eine enorme Belastung auch für jüngere Menschen dar, die womöglich noch berufstätig sind.

Ebenfalls problematisch ist die Pflege durch Angehörige, wenn sie finanziell motiviert ist (siehe Kapitel 3.4.3 – Erfassung sozialer Faktoren) und sich die Betroffenen nicht besonders nahestehen.

Die Pflegebelastung kann in den verschiedenen Stadien unterschiedliche Aspekte beinhalten. Manchmal gibt es viele Krisen und Spannungen zu Beginn der Erkrankung, die sich später legen. Jedoch zeigt eine Studie, dass mit Verstärkung psychopathologischer Symptome wie Apathie, Angst, Depression, Schlafstörungen, Gereiztheit und Aggressivität die Belastung und Depressivität von Pflegepersonen deutlich ansteigen [65]; das gilt insbesondere für weibliche Pflegende. Auch kann nicht jeder Mensch so ohne Weiteres mit Inkontinenz umgehen, bzw. die Körperpflege des Partners oder der Eltern übernehmen. Je zeitintensiver die Pflege wird, desto geringer werden u. U. die Außenkontakte und es kommt zur persönlichen Einschränkung (Aufgabe von Beruf, Freizeitaktivitäten, soziale Kontakte), die zu einer Verringerung der Lebensqualität führt. Der zeitliche Aufwand der Pflege steigt mit dem Fortschreiten der Demenz an. Eine Studie hat ermittelt, dass der Aufwand von 28 Stunden pro Woche bei Menschen ohne Demenz mit körperlichen Einschränkungen bei den leichten Stadien auf 36 Stunden ansteigt und erreicht im Mittel bei den mittelschweren bis schweren Stadien 47 Stunden [65].

Eine gute und v. a. kontinuierliche Beratung kann im Rahmen einer Problem- und Ressourcenanalyse (vgl. Kapitel 3.4) diese Faktoren erfassen und entsprechende Hilfen empfehlen.

5.10.2 Ziele der Angehörigenberatung und -unterstützung

Jaja, und eben … September sind wir dann hier zur XXX gekommen. Und das war überhaupt das Beste, was uns passieren konnte. Man fühlt sich so aufgehoben, man kann mit allen Fragen kommen, man kricht Tipps und Hinweise und … immer wieder Zuspruch. Und … es is sagenhaft. Also, dieser Verein is unglaublich. (Ehefrau von Herrn M., 58 Jahre, mittelschwere frontotemporale Demenz [69, S. 267]).

Die Praxis zeigt viele positive Beispiele, wie die rechtzeitige Inanspruchnahme von Hilfe, psychosozialer und psychotherapeutischer Unterstützung und Beratung das Leben mit Demenz einfacher machen kann. Studien zeigen, dass sich durch Angehörigentraining (z. B. Erlernen von Validationsprinzipien oder Kommunikationsstrategien) problematische Verhaltensweisen und Depressivität der Erkrankten reduzieren lassen und sogar die Aufnahme in ein Pflegeheim verzögert wird [50]. Haupt setzt in seinem Verfahren der „mediator-zentrierten Interaktionstherapie" [23] bei der Verhaltensmodifikation der Bezugspersonen an. Eine Veränderung des Umgangsstils führt zur Reduzierung von Verhaltensstörungen. Er konnte zeigen, dass gezielte paartherapeutische und psychoedukative Interventionen eine Konsolidierung des Funktionsstatus für ein halbes Jahr bewirkten [24]. Eine Interventionsstudie mit dem Kommunikations-Schulungsprogramm von Engel [12] „EduKation – Entlastung durch Förderung der Kommunikation" führte zu einer signifikanten Abnahme depressiver Symptome und des Belastungsempfindens bei Angehörigen. Dieser Effekt konnte noch nach einem Jahr nachgewiesen werden. Das Auftreten von Kommunikationsproblemen verstärkt Verhaltensauffälligkeiten, die wiederum das Belastungserleben verstärken [63].

Die S3-Leitlinie Demenz [9] spricht sich ebenfalls für das Angehörigentraining aus. Nachfolgend eine Aufzählung der Ziele einer Angehörigenberatung und -unterstützung:

- Frühzeitige Implementierung der Beratung, um präventiv die Belastung zu minimieren bzw. einer Überlastung vorzubeugen – Hilfe zur Selbsthilfe.
- Das Beratungsangebot ist am individuellen Bedarf auszurichten, hierzu ist wiederum eine individuelle Problem- und Ressourcenanalyse notwendig, die psychologische, soziale und biologische Faktoren mit einbezieht.

- Prozessuale Beratung und Anpassung der Hilfsangebote zur Vermeidung von Krisensituationen, Behandlungsfehler und Folgekosten.
- Hilfe bei der Koordination verschiedener Dienste und Abstimmung mit den eigenen Möglichkeiten.
- Emotionale Entlastung durch strukturierte Angebote für Angehörige.

Neben den Informationen über individuell ausgerichtete Umgangsstrategien und Entlastungsangebote und der Hilfe bei der Koordination verschiedener Hilfsangebote kommen Verfahren zur emotionalen Entlastung und somit zum Schutz der Gesundheit von pflegenden Angehörigen eine zentrale Bedeutung zu.

Selwood [68] konnten in einer Übersichtsarbeit zeigen, dass durch Verhaltensmanagementansätze und Bewältigungsstrategien die Stimmung der Angehörigen überdauernd positiv beeinflusst werden kann. Dabei zeigten Gruppeninterventionen weniger Wirkung als Einzeltherapie, lediglich eine allgemeine Aufklärung über Demenzerkrankungen zeigte in dieser Auswahl an Studien keinen Effekt. Eine andere Meta-Analyse [5] konnte zeigen, dass der langfristige Kontakt zu einer Angehörigengruppe den psychologischen Stress minimieren kann, vor allem wenn auch der Erkrankte eingebunden wird.

Wünschenswert für die Praxis ist, dass pflegende Angehörige präventiv, also vor dem Auftreten von behandlungsbedürftigen psychischen oder physischen Erkrankungen, solche Angebote in Anspruch nehmen. Behandelnde Ärzte sollten nicht müde werden, auf diese Angebote und Möglichkeiten und vor allem deren Effektivität hinzuweisen. Leider ist es oft so, dass erst deutlich Anzeichen von Überforderung zu Interventionen – meist medikamentöser Art – führen. Verschiedene Anzeichen von chronischem Stress bei pflegenden Angehörigen sind:

- Lebensüberdruss – das Gefühl, die Pflege nicht mehr bewältigen zu können
- Angst und große Sorge vor der Zukunft
- Gefühl von Hoffnungs- und Energielosigkeit
- Ärger und Reizbarkeit, ohne ersichtlichen Grund
- Schlafstörungen und chronische Erschöpfung

Das sind im Prinzip alles Symptome einer depressiven Störung. Ab einer bestimmten Ausprägung liegt eine behandlungsbedürftige Depression vor (vgl. Kapitel 10.4.1 – Depression). Zusätzlich kann es zu gesundheitlichen Problemen kommen, z. B. hoher Blutdruck oder exacerbierte Schmerzsyndrome. Psychischer Stress erhöht die Schmerzempfindlichkeit. Und wer Schmerzen hat, kann die für die Pflege von Demenzpatienten erforderliche Geduld erst recht nicht mehr aufbringen. Pflegende Angehörige müssen sich diesen Mechanismen bewusst werden. Sie unterschätzen häufig, wie viel z. B. ein „Urlaub“ durch die Nutzung einer Kurzzeitpflege den psychischen Stress reduzieren kann und die neue Energie in der Betreuung dem

Menschen mit Demenz wieder zugutekommt. Gleiches gilt für die Angebote einer Tagespflege. Zank et al. [79] konnten in einer Längsschnittstudie zeigen, dass die Inanspruchnahme einer gerontopsychiatrischen Tagespflege die subjektive Belastung der Angehörigen, die durch Symptome wie Aggressivität, Widerstand, Verwirrtheit und durch persönliche Einschränkungen verursacht wird, effektiv verringern kann. Und selbst wenn pflegende Angehörige das wissen, hindert sie oftmals das schlechte Gewissen. Den geliebten Menschen vermeintlich „abzuschieben", ihn alleine zu lassen, das ist nicht einfach zu ertragen. Wenn Betroffene Hilfsangebote ablehnen, sollte trotzdem immer wieder auf die positiven Effekte hingewiesen werden.

Chronischer Stress und Überforderung sind häufig Auslöser für Gewalt gegenüber Pflegenden.

5.10.3 Gewalt in der Pflege

Gewalt begegnet uns in allen gesellschaftlichen Schichten. Die Gewalt gegenüber alten und oftmals hilflosen, pflegedürftigen Menschen ist ein multifaktorielles Phänomen, und es lässt sich oftmals nicht exakt zwischen „Täter" und „Opfer" unterscheiden [28].

Ein Blick auf das „Gewaltdreieck" [15, 30] verdeutlicht, dass Gewalthandlungen vielfältige Hintergründe haben können und die Prävention bzw. Verhinderung entsprechend umfangreicher Interventionen bzw. Strategien bedarf.

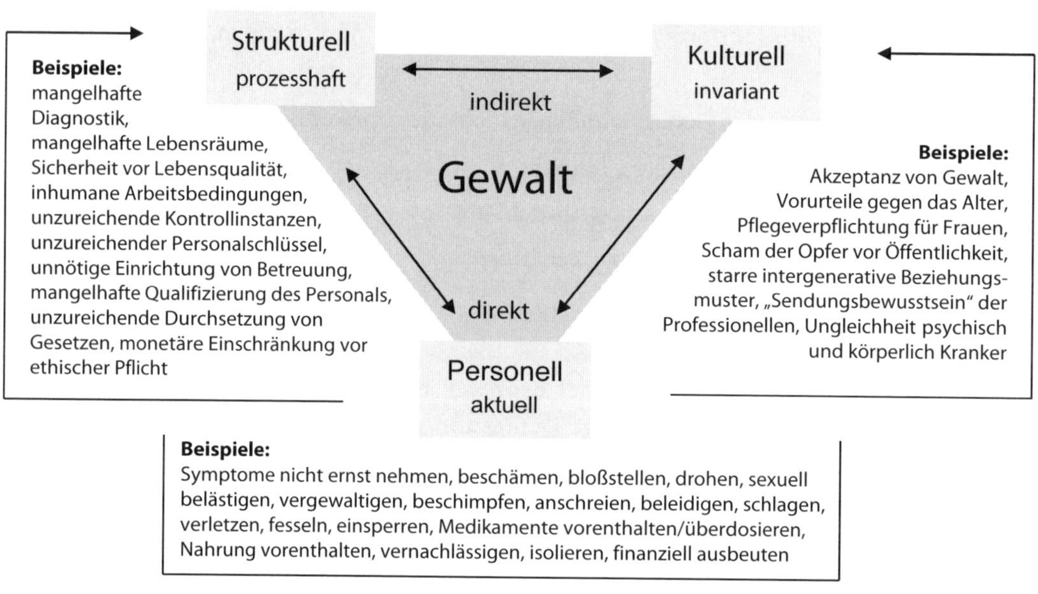

Abbildung 3: Gewaltdreieck nach Galtung [15], Hirsch [28]

Konzeptionen von Gewalt beziehen sich häufig nur auf Gewalthandlungen zwischen Personen, ohne strukturelle oder kulturelle Faktoren miteinzubeziehen. Wird unter Gewalt jedoch jegliches Handeln verstanden, das menschliche Bedürfnisse einschränkt bzw. deren Befriedigung verhindert [15], lassen sich im Pflegealltag viele Interaktionen als potenzielle Gewalttätigkeiten einschätzen.

Die Häufigkeit von Gewalthandlungen gegenüber alten Menschen lässt sich nicht exakt ermitteln, es ist von einer hohen Dunkelziffer auszugehen. Nach der Bonner HsM-Studie [29] sind 10,8 % der über 60-Jährigen Opfer familiärer Gewalt geworden. An erster Stelle standen körperliche und psychische Misshandlung, Vernachlässigung und finanzielle Schädigung.

In stationären Einrichtungen zeigen Studien [77; 40], dass freiheitsentziehende Maßnahmen (als Grund meist Sturzgefahr bei ausgeprägter Unruhe) und die Verordnung von Psychopharmaka (meist Neuroleptika und Benzodiazepine) häufige Gewalthandlungen darstellen. Die Verordnungshäufigkeit steht dabei in direktem Zusammenhang mit dem Personalschlüssel [17].

Wie eingangs betont, lassen sich gerade im Kontext der Demenz Täter und Opfer schwer voneinander trennen. Pflegebedürftige Menschen mit und ohne Demenz sind oftmals aggressiv, weil sie daran gehindert werden, ihre menschlichen Grundbedürfnisse zu befriedigen. In der Interaktion mit Pflegenden kann es dann zu verschiedenen Misshandlungen bei den Aktivitäten des täglichen Lebens [20] kommen.

1. Kommunizieren	Bevormunden oder verniedlichen, verkindlichen, Bewohner unaufgefordert duzen oder respektlos mit „Oma" anreden Zum Sprechen zwingen Laut mit Schimpfworten reden Einstellen der Hörgeräte oder Putzen der Brille verweigern Rügen, vor anderen kritisieren Sich abfällig äußern, sie nicht beachten Sich in ihrer Gegenwart über sie unterhalten Desinteresse zeigen Nicht mehr mit ihnen sprechen Blickkontakt vermeiden Unangemessen berühren Zuwendung entziehen Ihnen verbieten, zu klagen Konflikte nicht ansprechen
2. Sich bewegen	Zu grob oder unachtsam unterstützen Den Bewegungsraum einschränken Fixieren (Beruhigungsmittel, Gurte etc.) Ausgänge blockieren Liegenlassen oder zwanghaft lagern Mobilisation erzwingen Gehhilfen oder Rollstuhl verweigern Zu schnell oder zu langsam gehen Ruckartige Bewegungen Bewegungsmelder gegen Willen anbringen

3. Vitale Funktionen aufrechterhalten	Bei Nacktheit lüften oder Durchzug zulassen Zimmertemperatur bestimmen nach eigenem Befinden Bettwäsche rationieren (dickere Decken verweigern) Zu warme oder dünne Kleidung zumuten Wärmflasche verweigern Facharzt, Logopäden oder Ergotherapeuten ablehnen
4. Sich pflegen	Zur Körperpflege, Vollbad, Dusche oder zur Haarwäsche zwingen Festen Badetag fordern Eigene Hygienevorstellungen durchsetzen Übertrieben abfrottieren Haare oder Fingernägel gegen den Willen schneiden Ohne Einwilligung rasieren Zwangsweise parfümieren Nachts waschen Im Intimbereich waschen, obwohl er es selbst kann
5. Essen und Trinken	Ess- und Trinkhilfen vorenthalten Essgewohnheiten missachten Die Nahrung einflößen oder stopfen Zu schnell „füttern" Hungern und dursten lassen Auf starren Essenszeiten bestehen Speiseplan ohne Rücksprache festlegen Das Essen unerreichbar hinstellen Auf dem Nachtstuhl essen lassen oder das Essen reichen Den Mund zu wenig oder zu viel pflegen Routinemäßig passierte Kost geben Die Zahnprothese vorenthalten oder nicht erneuern lassen Zur PEG zwingen
6. Ausscheiden	Sitzen oder „drin liegen" lassen Den Dauerkatheder gegen seinen Willen anlegen Abführmittel anstelle von Diät anwenden Auf dem Toilettenstuhl waschen Zu selten zur Toilette führen Auffordern, es laufen zu lassen, er sei doch mit „Windeln" versorgt Bei jedem Vorlagenwechsel intim waschen und abfrottieren Die Vorlagen zu festen Zeiten wechseln
7. Sich kleiden	Kleider einschließen Jogginganzüge, Strumpfhosen, Morgenmäntel tagsüber gegen den Willen anziehen Ohne Einwilligung mit Rollstuhlkleidern versorgen Nachts mit einem „Strampelsack" fixieren Miederwäsche verweigern

8. Ruhen und Schlafen	Mittagsschlaf verweigern oder zum Mittagsschlaf zwingen Zwei Stunden Mittagsruhe durchsetzen Bewohner mit ständig neuen Programmen aktivieren Die Bewohner abends nicht „beschäftigen" sondern direkt nach dem Abendessen ins Bett bringen Ausschließlich Heimbettwäsche zulassen Gegen den Willen Schlafmittel geben Zu früh wecken und nachts waschen
9. Sich beschäftigen, das Lebensfeld gestalten und Wohnen	Keine Orientierungshilfen anbringen Bewohner mit Kindergartenspielen verkindlichen An der Tür nicht anklopfen oder zu schnell eintreten, ohne das Bitte abzuwarten Nicht zur Beschäftigung anregen Zum Basteln, Malen, Modellieren usw. zwingen Einen starren Tagesablauf durchziehen
10. Sich als Mann oder Frau fühlen und verhalten	Beziehungen zwischen Bewohnern verhindern Männer und Frauen auf verschiedene Stationen trennen Einheitsfrisuren durchsetzen Schamgefühl bei der Intimpflege verletzen Keinen Sichtschutz beim Baden oder Waschen anwenden Sich über sexuelle Äußerungen lustig machen
11. Für eine sichere Umgebung sorgen	Mit Gurten, Bettgittern und Beruhigungsmitteln fixieren Sicherheitsmaßnahmen entziehen Brille, Hörgeräte oder Gehhilfen unerreichbar wegstellen Die Klingel wegnehmen Handlauf auf dem Flur und Haltegriffe in Bad oder Toilette nicht anbringen lassen
12. Soziale Bereiche des Lebens sichern	Sich selbst überlassen Ständig beaufsichtigen Taschengeld verweigern Auf feste Besuchzeiten bestehen Außenkontakte einschränken Das Umfeld reizarm gestalten Mit Radio oder Fernsehen dauerberieseln Zu Gesprächen oder Kontakten zwingen Einkäufe verweigern
13. Mit existenziellen Erfahrungen des Lebens umgehen	Sich nicht an individueller Biografie orientieren Alte Fotos oder Bilder nicht aufhängen Religiöse Bedürfnisse missachten Keine Hoffnung vermitteln Sorgen und Ängste nicht ernst nehmen Gespräche über Sinn und Sterben abblocken oder negativ bewerten Dem Erleben von Natur, Musik, Kunst als Möglichkeit der Sinnerfahrung keine Chance geben

Tabelle 3: Beispiele der Gewalt in der alltäglichen Versorgung und Pflege [20; S. 58-61 – verkürzte Version]

Viele der o. g. Handlungen von den Pflegenden, gleichwohl ob Angehöriger oder professionelle Pflegekraft, geschehen häufig in bester Absicht. Es soll Unfällen, Druckgeschwüren oder Verletzungen vorgebeugt, der Ernährungszustand optimiert oder einer Verwahrlosung entgegengewirkt werden. Der Mensch mit fortschreitender Demenz kann diese Absichten aber nicht mehr richtig einschätzen. Für ihn geht es um Verlust der Autonomie und Menschenwürde, Bevormundung oder um Eingriffe in die Intimsphäre. Aus dieser Perspektive wird dem Betroffenen Gewalt angetan, und das führt zu Verteidigung, was sich wiederum in verbaler und/ oder physischer Gewalt äußert. Die demenzbedingte Fehleinschätzung und damit verbundene Aggression seitens der Pflegebedürftigen lässt sich nicht vermeiden. Aber ihnen kann entgegengewirkt werden – mit Hilfe entsprechender Umgangsstrategien (Validation) und Flexibilität hinsichtlich bestimmter Wertvorstellungen (z. B. äußeres Erscheinungsbild, Ordnungssinn, Tischmanieren) sowie struktureller Veränderungen (Körperpflege nur zwischen 7 und 8 Uhr, Zwangsmittagsschlaf). Mit anderen Worten: Die Umwelt muss sich auf die Bedürfnisse von Menschen mit Demenz einstellen und nicht umgekehrt; sie sind das schwächste Glied der Gewaltspirale.

Pflegende Angehörige werden oftmals aus Angst gewalttätig. Sie haben Angst, dass der demenzkranke Ehemann verhungert und drücken ihm den Löffel gewaltsam in den Mund. Sie haben Angst, dass die demenzkranke Mutter die Wohnung verlässt und sperren sie ein. Täglich zermürbende Diskussionen über die Tabletteneinnahme können dazu führen, dass die Tabletten eben nicht gegeben werden. Diese Formen der Gewalt sind oftmals direkte Folge der demenzbedingten Veränderungen. Und sie sind Symptome, die mit entsprechender Aufklärung und Beratung über das Krankheitsbild und das Krankheitserleben, aber v. a. auch durch Inanspruchnahme von Hilfe (Pflegedienst, Tagespflege), verhindert oder minimiert werden können. Es darf auch nicht vergessen werden, dass pflegende Angehörige praktisch einen 24-Stunden-Einsatz haben, wenn der Pflegebedürftige im fortgeschrittenen Demenzstadium ist. Dauerbelastung und fehlende emotionale Distanz sind sicherlich ein nachvollziehbarer Grund für Gewalttätigkeiten im häuslichen Bereich.

Im Rahmen eines Gewalt-Assessments [30] ist es wichtig, dass beim Auftreten von Gewalt nicht in erster Linie nach den Schuldigen gesucht wird, sondern Gewalthandlungen als solche wahrgenommen werden. Im Falle von körperlichen Misshandlungen ist dazu eine eingehende körperliche Untersuchung notwendig (Verletzungen? Dekubiti? Mangelernährung? Medikamentenüberprüfung?). In manchen Fällen ist eine stationäre medizinische Behandlung oder Rehabilitation (vgl. Kapitel 12.1 – Leistungen der Krankenversicherung – Einweisung in die Geriatrie) indiziert. Als Nächstes sollte unter Einbezug der „Täter" nach pathogenen Beziehungsmustern und situativen Faktoren gefahndet werden [30]. Gibt es eine Möglichkeit konfliktreiche Beziehungen, die oftmals durch zu starke Abhängigkeiten oder Mangel an Distanz entstehen, zu entschärfen. Auf praktischer Ebene stellt sich z. B. die Frage, ob die Tochter und alleinerziehende Mutter mit drei Kindern, die nie einen engen Kontakt zu der zu pflegenden Mutter hatte, sowohl zeitlich als auch psychisch komplett überfordert ist und von daher Gewalt bei der morgendlichen Körperpflege oder Nahrungsreichung anwendet. Bei Gewalthandlungen wie finanzieller Ausbeutung, körperlicher Misshandlung oder Vernachlässigung spielen situative Faktoren wie Geldnot der Pflegenden, psychische Erkrankungen (z. B. Alkoholismus) oder auch ein geringes Bildungsniveau eine Rolle. In diesem Kontext muss auch geklärt werden, inwieweit die Beteiligten an notwendigen Veränderungen mitwirken wollen und können; darauf stützt sich dann die Intervention [30]. Wenn sich ein Patient mit fortgeschrittener Demenz, Bettlägerigkeit und Sakraldekubitus permanent gegen eine angemessene Lagerung wehrt und sich entlagert, ist davon auszugehen, dass er die notwendigen Maßnahmen nicht begreift und dagegen arbeitet. Für ihn stellen diese Maßnahmen dann Gewalt dar, er kann nicht an notwendigen Veränderungen mitwirken. Genauso wenig können Pflegekräfte validierend auf ihre Patienten eingehen oder konsequentes Toilettentraining durchführen, wenn der Personalschlüssel nicht angemessen ist.

Dennoch bleibt zum Schutz der Patienten manchmal ein gerichtliches Vorgehen in Form von behördlichen Anzeigen, eine Strafanzeige, die Einleitung einer gesetzlichen Betreuung oder der Anruf des Vormundschaftsgerichts nicht aus.

Diese Ausführungen können das Problem „Gewalt gegen Menschen mit Demenz“ nur ansatzweise beschreiben. Auch wenn es sich hierbei um ein Problem mit vielen Facetten handelt, das sich sicherlich nicht vollkommen aus der Welt schaffen lässt, reicht es nicht aus, Missstände festzustellen. Es muss etwas dagegen getan werden. Hierzu sind auch Ärzte aufgerufen. Sie können ihren Vertrauensvorschuss dazu einsetzen, dass pflegende Angehörige rechtzeitig Hilfe und Beratung suchen. Damit ist schon viel getan. Es ist auch hilfreich, über Krisenberatungsstellen oder Notruftelefone in der Region Bescheid zu wissen (Adressen siehe Anhang).

5.10.4 Inhalt der Angehörigenberatung

- Informationen über das Krankheitsbild (v. a. auch Krankheitserleben), Verlauf, Therapie
- Informationen über einen stadiengerechten Umgang und Strategien für Problemsituationen (siehe Validation)
- Informationen über rechtliche Aspekte (Vorsorgevollmacht, Patientenverfügung, gesetzliche Betreuung, aber auch über Leistungsansprüche, insbesondere die der Pflegeversicherung)
- Informationen über regionale bzw. kommunale Hilfsangebote und Versorgungsstrukturen

Die Psychoedukation darf nicht nur aus Begriffen wie Alzheimer-Demenz, vaskuläre Demenz, Gedächtnisstörungen und Möglichkeiten der medikamentösen Therapie bestehen. Ein Ziel der Psychoedukation ist der Aufbau eines gegenseitigen Verständnisses für die vielfältigen Veränderungen, die eine Demenz für beide Seiten mit sich bringt. Deshalb kommt der Vermittlung von Wissen über das Krankheitserleben in den verschiedenen Stadien (siehe Kapitel 2, 3 und 6 in diesem Buch) eine besondere Bedeutung zu, da v. a. Vorstellungen und Einstellungen gegenüber der Demenzerkrankungen gefördert werden sollen, die es ermöglichen, die individuellen Bedürfnisse und v. a. Ängste aller Beteiligten zu erfassen und positiv zu beeinflussen. Dabei wird die personenzentrierte Aufklärung und Beratung als prozessualer und kontinuierlicher Akt verstanden (vgl. Kapitel 4 – Aufklärung).

Das soziale Umfeld, einschließlich der einbezogenen professionellen Helfer, kann durch Verhaltensweisen (z. B. Konfrontation mit Defiziten, Ignorieren) und durch Denkmuster (z. B. „Demenzkranke nehmen ihre Krankheit nicht wahr", „die bekommen nichts mehr mit") die Grundbedürfnisse von Menschen nach Achtung, Respekt, Autonomie, Würde und sinnerfülltem Leben untergraben und, oftmals unbewusst, den Leidensdruck der Betroffenen und somit auch die problematischen Verhaltensweisen und Konfliktsituationen erhöhen. Deshalb sind Informationen über Umgangsstrategien und Kommunikation und die wiederholte Reflexion der Interaktionen so wichtig.

Es gibt zahlreiche Beratungsangebote von verschiedenen Trägern, Vereinen, Selbsthilfegruppen oder Institutionen. Neben der regional weit verbreiteten Deutschen Alzheimer Gesellschaft, die bundesweit die Interessen der Betroffenen und Angehörigen vertritt, umfassende Öffentlichkeitsarbeit macht und innovative Versorgungskonzepte unterstützt, lohnt es sich wohnortnah in den Bezirks- oder Gemeindeämtern nachzufragen. Auf kommunaler Ebene ist man zunehmend bemüht, Hilfsnetzwerke aufzubauen und möglichst viele Beteiligte (Hausärzte, Fachärzte, Pflegestationen, Pflegeheime, Physiotherapeuten, Ehrenamtliche) zu erfassen und deren Angebote zu koordinieren. Anhand von umfangreichen Broschüren kann sich dann beispielsweise der Hausarzt informieren, welche Möglichkeiten zu kompetenten Hilfestellungen in seinem Bezirk vorhanden sind. Zumindest sollte aber jeder Hausarzt Flyer von der Deutschen Alzheimer Gesellschaft, von Pflegestützpunkten oder einer anderen ansässigen Organisation parat haben.

Literatur

1. Alzheimer's Disease International (2009): Welt Alzheimer Bericht Kurzform. http://www.alz.co.uk/research/files/WorldAlzheimerReport-Deutsch.pdf.
2. Baker, L. D., Frank, L. L., Foster-Schubert, K., Green, P. .S, Wilkinson, C. W., Mc Tiernan, A., Plymate, S. R., Fishel, M. A., Watson, G. S., Cholerton, B. A., Duncan, G. E., Mehta, P. D., Craft, S. (2010): Effects of aerobic exercise on MCI: a controlled trial. Arch Neurol, 67 (1): 71–79.
3. Becker, S., Kaspar, R., & Kruse, A. (2011): H.I.L.D.E. Heidelberger Instrument zur Erfassung der Lebensqualität demenzkranker Menschen (H.I.L.D.E). Bern: Verlag Hans Huber.
4. Berghoff, I. (1999): Förderpflege mit Dementen. Das Selbst-Erhaltungstherapie-Konzept (SET). Wiesbaden: Ullstein Medical.

5. Brodaty, H,. Green, A., Koschera, A. (2003): Meta-analysis of psychosocial interventions for caregivers of people with dementia. J Am Geriatr Soc 51 (5): 657–664.
6. Clare, L., Rowlands, J. M., & Quin, R. (2008): Collective strength. The impact of developing a shared social identity in early-stage dementia. Dementia. The international journal of social research and practice. Vol 7 (1): 9–30.
7. Delta Society (2006): In www.deltasociety.org/AnimalsAAAAbout.htm (Stand 05.01.2006).
8. Demenz Support Stuttgart (Hrsg.) (2010): „Ich spreche für mich selbst". Menschen mit Demenz melden sich zu Wort. Frankfurt/Main: Mabuse-Verlag GMbH .
9. DGPPN/DGN (2010): Diagnose- und Behandlungsleitlinie Demenz. (Interdisziplinäre S3-Praxisleitlinie) 1. Auflage. Berlin Heidelberg: Springer-Verlag.
10. Eggermont, L., & Scherder, E. J. A. (2006): Physical activity and behaviour in dementia. A review of the literature and implications for psychosocial interventions in primary care. Dementia: The international journal of social research and practice, Vol. 5 (3): 411–428.
11. Ehrhardt, T., & Plattner, A. (1999): Verhaltenstherapie bei Morbus Alzheimer. Göttingen: Hogrefe.
12. Engel, S. (2007): Belastungserleben bei Angehörigen Demenzkranker aufgrund von Kommunikationsstörungen. Berlin: LIT-Verlag.
13. Feil, N. (1992): Validation – ein neuer Weg zum Verständnis alter Menschen. 4. Auflage. Wien: Altern und Kultur.
14. Forstmeier, S., & Maercker, A. (2007): Psychotherapie im Alter. Psychotherapeutenjournal 4/07: 340–352.
15. Galtung, J. (1993): Kulturelle Gewalt. In: Landeszentrale für politische Bildung BW (Hrsg.): Aggression und Gewalt. Stuttgart, Kohlhammer, 52–73.
16. Gatterer, G., & Croy, A. (2005): Leben mit Demenz. Praxisbezogener Ratgeber für Pflege und Betreuung. Wien: Springer-Verlag.
17. Glaeske, G., Graalmann, J., Häussler, B., Keller, S., Stillfried, D. v. (1997): Ursachen für den überproportionalen Anstieg der Gesundheitskosten im Alter. Gutachten für den deutschen Bundestag – Enquete-Kommission Demographischer Wandel.
18. Greiffenhagen, S. (1991): Tiere als Therapie. Neue Wege in der Erziehung und Heilung. München: Droemer Knaur.
19. Greve, W. (2005): Die Entwicklung von Selbst und Persönlichkeit im Erwachsenenalter. In: S.-H. Filipp & U. M. Staudinger (Hrsg.): Entwicklungspsychologie des mittleren und höheren Erwachsenenalters. Göttingen: Hogrefe, Kapitel 9, S. 343–376.
20. Grond, E. (1997): Altenpflege ohne Gewalt. Hannover: Vincentz.
21. Gutzmann, H. (1997): Therapeutische Ansätze bei Demenzen. In: C. Wächtler (Hrsg.): Demenzen. Stuttgart: Thieme-Verlag, S. 40-59.
22. Gutzmann, H., & Zank, S. (2005): Demenzielle Erkrankungen. Medizinische und psychosoziale Interventionen. Stuttgart: W Kohlhammer GmbH.
23. Haupt, M. (1993): Therapeutische Strategien gegen Angst und Aggression bei Demenz. Verhaltensmod Verhaltensmed 14: 325–339.
24. Haupt, M., Siebel, U., Palm, B., Kretschmar, J. H., & Jänner, M. (2000b): Behandlungseffekte einer paartherapeutischen psychoedukativen Gruppenarbeit mit Demenzkranken und ihren pflegenden Angehörigen. Zeitschrift: Fortschritte der Neurologie und Psychiatrie 2000b, 68: 503–515.
25. Haupt, M. (2004): Psychotherapeutische und psychosoziale Maßnahmen. Psychoneuro 30 (9): 475–480.

26. Hegedusch, E., & Hegedusch, L. (2007): Tiergestützte Therapie bei Demenz. Hannover: Schlütersche Verlagsgesellschaft mbH.
27. Heyn, P., Abreu, B. C., & Ottenbacher, K. J. (2004): The effects of exercise training on elderly persons with cognitive impairment and dementia: a meta-analysis. Arch Phys Med Rehabil, 85 (10): 1694–1704.
28. Hirsch, R. D. (keine Angabe): Gewalt gegen alte Menschen: Ein Überblick zur Situation in Deutschland – Möglichkeiten zur Prävention und Intervention durch private Initiativen – HsM-Bonn. Manuskript aus dem Internet.
29. Hirsch, R. D., & Brendebach, Ch. (1999): Gewalt gegen alte Menschen in der Familie. Untersuchungsergebnisse der „Bonner HsM-Studie". Zeitschrift für Gerontologie und Geriatrie, 32: 449–455.
30. Hirsch, R. .D (2001): Misshandlungen und Gewalt an alten Menschen. Notfallmedizin, 27: 324–328.
31. Hirsch, R. D. (2001): Psychotherapie. In: Förstl, H. (Hrsg.): Demenzen in Theorie und Praxis. Berlin Heidelberg: Springer-Verlag, S. 339–354.
32. Hogarth-Scott, S., Salomon, I., & Lavelle, R. (1983): A dog in residence: Bull of Delta Soc: People-animals enviroment, 1 (1): 4–6.
33. Jacobsen, E. (2006): Entspannung als Therapie. Progressive Relaxation in Theorie und Praxis. 6. Auflage. Stuttgart: Klett-Cotta.
34. Kaplaneck, M. (2011): Leben nach der Diagnose. Selbsthilfegruppen für Menschen mit Demenz. Dr. med. Mabuse, 191: 44–46.
35. Kaschel, R., Zaiser-Kaschel, H., & Mayer, K. (1992): Realitäts-Orientierungs-Training: Literaturüberblick und Implikationen für die neuropsychologische Gedächtnisrehabilitation. Z Gerontopsychol Psychiat, 5: 223–235.
36. Katcher, A. H., Beck, A. M. (1983): New Perspectives on our Lives with Companion Animals. University of Pennsylvania, Philadelphia.
37. Kitwood, T., & Bredin, K. (1992a): Towards a Theory of Dementia Care. Personhood and Wellbeing. In: Ageing and Society, Vol 12: 269–287.
38. Kitwood, T., & Bredin, K. (1992b): A new approach to the evaluation of dementia care. In: Journal of Advances in Health and Nursing Care, Vol 1 (5): 41–60.
39. Kitwood, T. (1997): The experience of dementia. Aging and Mental Health, *1:* 13–22.
40. Klie, Th., & Pfundstein, Th. (2002): Freiheitsentziehende Maßnahmen in Müncher Pflegeheimen. Studie im Auftrag des Münchner Stadtrats, München.
41. Kofahl, C., Sönke, A., & Mnich, E. (2007) „In guten wie in schlechten Zeiten ..." Unterschiede und Gemeinsamkeiten von pflegenden Ehepartnern und anderen pflegenden Angehörigen in der deutschen Teilstudie des Projekts EUROFAMCARE. Zeitschrift für Gerontopsychologie und -psychiatrie, 20 (4):211–225.
42. Kruse, A. (1994): Die psychische und soziale Situation pflegender Frauen. Beiträge aus empirischen Untersuchungen. Zeitschrift für Gerontologie, 27 (1): 422–51.
43. Kuratorium Deutsche Altershilfe (Hrsg.) (2007): Tiere öffnen Welten. Ideen, Projekte, Leitlinien für den fachgerechten Einsatz von Hunden, Katzen und Kaninchen in der Altenhilfe.
44. Kurz, A., Thöne-Otto, A., Cramer, B., Egert, S., Frölich, L., Gertz, H.-J., Knorr, C., Kehl, V., Wagenpfeil, S., & Werheid, K. (2010): Kognitiv-verhaltenstherapeutische ressourcenorientierte Therapie früher Demenz im Alltag – KORDIAL. Posterrepräsentation auf der Abschlussveranstaltung des Bundesministeriums für Gesundheit, Leuchturmprojekt Demenz, 21.10.2010, Berlin.

45. Lawton, M. P., Weisman, G. D., Sloane, P. D., & Calkins, M. (1997): Assessing environment for older people wih chronic illness. In: J. Teresi, M. P. Lawton, D. Holmes & M. Ory (Hrsg.): Measurement in elderly chronic care populations. New York: Springer-Verlag, 193–209.
46. Mägerl, A., Lämmler, G., & Steinhagen-Thiessen, E. (2010): Menschen mit Demenz nach Hüftfraktur mobilisieren. Kommunikation, Hilfsmitteleinsatz, aktivierende Pflege und therapeutische Maßnahmen. Frankturt/Main: Mabuse-Verlag GmbH.
47. Maslow, A. A. (1981): Motivation und Persönlichkeit. Reinbek: Rowohlt.
48. Mason, E., Clare, L., & Pistrang, N. (2005): Processes and experiences of mutual support in professionally-led support groups for people with early-stage dementia. Dementia. The international journal of social research and practice, Vol. 4 (1): 87–112.
49. McGowin, D. F. (1993): Living in the Labyrinth: A Personal Journey Through the Maze of Alzheimer's Disease. New York: A Delta Book.
50. Mittelman, M. S., Haley, W. E., Clay, O. J., Roth, D. L. (2006): Improving caregiver well-being delays nursing home placement of patients with Alzheimer disease. Neurology, 67 (9): 1592–1599.
51. Neugebauer, L. (2004): Musiktherapie. Zugangsweg und Begegnung mit dem Dementen. In: Musik und Kunsttherapie bei Demenz. Zukunftsforum Demenz. I. Füsgen (Hrsg.). Band 12, S. 29–32.
52. Niepel, G. (1998): Mein Hund hält mich gesund: der Hund als Therapeut für Körper und Seele. Weltbild. Augsburg.
53. Olbrich, E. (2003): Kommunikation zwischen Mensch und Tier. In: Olbrich, E., & Otterstedt, C.: Menschen brauchen Tiere. Stuttgart: Franckh-Kosmos, S. 84–90.
54. Oswald, W. D., Hagen, B., Rupprecht, R., & Gunzelmann, T. (2002): Bedingungen der Erhaltung und Förderung von Selbstständigkeit im höheren Lebensalter. (SIMA) Teil XVII: Zusammenfassende Darstellung der langfristigen Trainingseffekte. Zeitschrift für Gerontopsychologie und -psychiatrie, 15: 13–31.
55. Oswald, W. D., Ackermann, A., & Gunzelmann, T. (2006): Effekte eines Multimodalen Aktivierungsprogramms (SimA-P) für Bewohner von Einrichtungen der stationären Altenhilfe. Zeitschrift für Gerontopsychologie und -psychiatrie, 19 (2): 89–101.
56. Otterstedt, C. (2003): Der heilende Prozess in der Interaktion zwischen Mensch und Tier. In: Olbrich, E., & Otterstedt, C.: Menschen brauchen Tiere. Stuttgart: Franckh-Kosmos, S. 58–68.
57. Richard, N. (2004): Kommunikation und Körpersprache mit Menschen mit Demenz. Die Integrative Validation. In: Unterricht Pflege. Interaktion in der Pflege von Menschen mit Demenz, 9 (5): 13–17.
58. Richard, N. (2011): Integrative Validation (IVA). Website: www.integrative-validation.de.
59. Rogers, C. R. (2008): Entwicklung der Persönlichkeit. 17. Auflage. Original: „On Becoming a Person. A Therapist's View of Psychotherapy" (1961). Stuttgart: Verlagsgemeinschaft Ernst Klett-Verlag.
60. Rohra, H. (2011): Aus dem Schatten treten. Warum ich mich für unsere Rechte als Demenzbetroffene einsetze. Frankfurt/Main: Mabuse-Verlag GmbH.
61. Romero, B. (2004): Selbst-Erhaltungstherapie: Konzept, klinische Praxis und bisherige Ergebnisse. ZfGP 1: 119–134.
62. Sabat, S. R. (2001): The Experience of Alzheimer's Disease: Life through a tangled web. Oxford: Blackwell Publishers Ltd.
63. Savundranayagam, M. J., Hummert, M. L., & Montgomery, R. J. V. (2005): Investigating the Effects of Communication problems on caregiver burden. Journal of Gerontology: Social Sciences, 60 B: 48–55.

64. Schaade, G. (2008): Ergotherapie bei Demenzerkrankungen (4. Aufl.) Heidelberg: Springer-Verlag.
65. Schäufele, M., Köhler, L., Lode, S., & Weyerer, S. (2007): Welche Faktoren sind mit subjektiver Belastung und Depressivität bei Pflegepersonen kognitiv beeinträchtigter älterer Menschen assoziiert? Zeitschrift für Gerontopsychologie und -psychiatrie, 20 (4): 197–210.
66. Scheurich, A., & Fellgiebel, A. (2008): Gruppentherapeutische Behandlung bei beginnender dementieller Erkrankung. Zeitschrift für Neuropsychologie. Themenheft Demenztherapie, 20 (1): 21–29.
67. Schriftenreihe der Deutschen Alzheimer Gesellschaft e. V. (2002): Technische Hilfen für Demenzkranke. Berlin: Meta Data.
68. Selwood, A., Johnston, K., Katona, C., Lyketsos, C., Livingston, G. (2007): Systematic review of the effect of psychological interventions on family caregivers of people with dementia. J Affect Disord. 19 (1): 41–44.
69. Stechl, E. (2006): Subjektive Wahrnehmung und Bewältigung der Demenz im Frühstadium. Eine qualitative Interviewstudie mit Betroffenen und ihren Angehörigen. Berlin: Verlag Dr. Köster.
70. Stechl, E., Mix, S., & Steinhagen-Thiessen, E. (2009): Psychotherapeutische und psychosoziale Interventionen zur Unterstützung der Krankheitsbewältigung für Menschen mit Demenz im Frühstadium. Ein Überblick. Zeitschrift für Gerontopsychologie & -psychiatrie 22 (4): 205–218.
71. Stein, E. M., Loos, S., Schneider, A., Esselmann, H., Hesse, A., Ennen, J., Schade-Brittinger, C., Abu-Omar, K., Hinrichs, T., Niedermeier, M., Moos, E., Weide, K., Trampisch, H.-J., Platen, P., Rütten, A., Wiltfang, J., & Müller, B. W. (2010): Regelmäßige körperliche Aktivität als nichtpharmakologischer Präventions- und Behandlungsansatz im Frühstadium der Alzheimer-Demenz. Neurologie & Rehabilitation 16 (5): 247–250.
72. Trilling, A., Bruce, E., Hodgson, S., & Schweitzer, P. (2001): Erinnerungen pflegen – Unterstützung und Entlastung für Pflegende und Menschen mit Demenz. Hannover: Vincentz Verlag.
73. Van der Kooij, C. (2007): Erlebnisorientierte Altenpflege mit Hilfe der Mäeutik. Bern, Göttingen, Toronto, Seattle: Verlag Hans Huber.
74. Van Weert, J. C. M., Van Dulmen, A. M., Spreeuwenberg, P. M. M., Ribbe, M. W., Bensing, J. M. (2005): Behavioral and Mood Effects of Snoezelen Integrated into 24-Hour Dementia Care. Journal of the American Geriatrics Society.Volume 53 (1): 24–33.
75. Vogt, M. (2004): Wie Tiere in den Alltag stationärer Einrichtungen integriert werden können. In KDA: Menschen mit Demenz erreichen – Hilfe zur Kommunikation. KDA, Köln, S. 63–66.
76. Werheid, K., & Thöne-Otto, A. I. T. (2006): Kognitives Training bei Alzheimer-Demenz. Aktuelle Entwicklungen, Chancen und Grenzen gerontologischer Gedächtnisrehabilitation. Nervenarzt, 77 (5): 549–557.
77. Wilhelm-Gößling, C. (1998): Neuroleptikaverordnungen bei dementen Alterspatienten. Nervenarzt, 69: 999–1006.
78. Woods, B., Spector, A., Jones, C., Orrell, M., & Davies, S. (2005): Reminiscence therapy for dementia. Cochrane Database Syst. Rev. (2): CD001120.
79. Zank, S., Schacke, C. & Leipold, B. (2007): Längsschnittstudie zur Belastung pflegender Angehöriger von demenziell Erkrankten (LEANDER). Zeitschrift für Gerontopsychologie und -psychiatrie, 20 (4): 239–255.
80. Zimmermann, C., & Wißmann, P. (2011): Auf den Weg mit Alzheimer. Wie sich mit einer Demenz leben lässt. Frankfurt/Main: Mabuse-Verlag GmbH.

6 Spezifische Probleme bei fortgeschrittenen Stadien

Studien [5; 6] haben gezeigt, dass adäquate Umgangsstrategien, v. a. im Sinne von kognitiv-verhaltensbezogenen Interventionen, sowohl die Lebensqualität der Betroffenen als auch die der Angehörigen fördern können, indem Konflikte und psychischer Stress reduziert werden. Das wirkt sich wiederum positiv auf die Krankheitsverläufe aus. Am effektivsten sind Interventionskonzepte, die als Mehrkomponentenintervention mit Informationsvermittlung, psychotherapeutischen Strategien (Problemlösetraining, Förderung von Copingstrategien) und sozialer Aktivierung einhergehen.

Der praktizierende Arzt wird nicht in der Lage sein, diese zeitraubende Beratungsfunktion vollständig zu übernehmen. Er muss jedoch die wichtigsten Prinzipien überzeugend vermitteln, um so die Weichen für eine rechtzeitige Inanspruchnahme von Hilfen (Angehörigenschulungen, Selbsthilfegruppen, Betreuungsdienste, Tagespflege) zu stellen.

6.1 Allgemeine Strategien zum Umgang mit Menschen mit fortgeschrittener Demenz

Allgemeine Strategien, Werthaltungen und Einstellungen helfen einerseits Angehörigen und betreuenden Personen, Menschen mit Demenz zu fördern, und zeigen andererseits Wege, mit schwierigen Situationen umzugehen und mit den eigenen Kräften zu haushalten. Sie schaffen die Basis, um den Alltag zu erleichtern.

Grundeinstellung

- Den Menschen mit Demenz so annehmen, wie er ist. Nicht gegen die Defizite und Inflexibilität ankämpfen, sondern versuchen, sie zu akzeptieren.
- Die Aufmerksamkeit den Kompetenzen zuwenden und nicht den Defiziten. Abkehr vom Perfektionismus.
- Wiederholte Fragen und Handlungen als Symptome der Demenz verstehen, denn der Betroffene macht das nicht mit Absicht. Wiederholtes Fragen kann Zeichen von Unsicherheit und Angst sein. Wiederholende Handlungen wie Schubladen aus- und einräumen, Staubwischen etc. als sinnvolle Beschäftigung interpretieren.
- Selbstständigkeit und Autonomie fördern.

Milieutherapeutische Maßnahmen

- Neue Situationen nach Möglichkeit vermeiden; an Altbewährtem festhalten.
- Viel Zeit für tägliche Verrichtungen, aber auch Vorhaben (z. B. Arztbesuch) einplanen.
- Eine klare Tagesstruktur geben, wiederkehrende Rituale als Fixpunkte zur zeitlichen Orientierung (z. B. Abendgebet).

Sinnvolle Beschäftigung

- Möglichkeiten zur sinnvollen Beschäftigung geben (je nach Fähigkeiten z. B. Kartoffelschälen, Gartenarbeit, Staubwischen, Wäsche zusammenlegen).
- Aktivieren verbliebener Tätigkeiten.
- Wiederbeleben alter Erinnerungen und vertrauter Aktivitäten (Biografiearbeit).
- Für einfache Bewegungsübungen oder Gymnastik sorgen.

Entlastungsmöglichkeiten für Pflegende

- Rechtzeitige Hilfe suchen, Kontakt zu Selbsthilfegruppen.
- Für den eigenen Ausgleich sorgen, sich Freizeit verschaffen und diese nach den eigenen Bedürfnissen gestalten.
- Stressabbau durch Sport oder Entspannungsverfahren.
- Aufrechterhalten von sozialen Kontakten.

„Herausforderndes Verhalten" wie Aggression, Unruhe oder Schlafstörungen stellen eine erhebliche Belastung für Pflegende dar. Um Entlastung zu schaffen, muss der Pflegende gut informiert sein. Die Kenntnisse über das Krankheitserleben in den verschiedenen Stadien und ein hohes Einfühlungsvermögen sind Voraussetzungen, um sinnvolle Lösungswege zu finden. Unterstützend ist ebenfalls ein gewisses Maß an Kreativität.

Wichtig ist auch festzustellen, ob das jeweilige Verhalten als Ausdruck von Wohlbefinden zu sehen ist oder Unwohlsein ausdrückt. Diese Differenzierung macht deutlich, dass Vermeiden oder Abschalten von herausforderndem Verhalten nicht immer der Lebensqualität des Betroffenen zuträglich ist [vgl. 1].

Nachfolgend werden die wichtigsten Problembereiche aufgezeigt und Interventionen vorgestellt [vgl 2].

6.2 Umgang mit Unruhe und Hinlauftendenz

Unruhe kann viele Ursachen haben, stellt für Betroffene einen erheblichen Leidensdruck dar und ist für das helfende Umfeld (pflegende Angehörige oder professionell Pflegende in Krankenhäusern oder Einrichtungen) ein sehr schwieriges Problem. Die Ursachen für Unruhe können in demenzbedingten Realitätsverkennungen und Fehleinschätzungen liegen oder auf demenzunabhängige Faktoren wie Schmerzen, Nebenwirkungen von Medikamenten, Hunger, Durst, Harndrang oder Schamgefühle zurückgeführt werden, die aufgrund von Kommunikationsproblemen (vgl. Kapitel 3.3 – Stadienabhängige Kommunikationsstrategien) nicht mehr adäquat geäußert werden können. Ein häufiges Phänomen ist das „Weglaufen", das mittlerweile aber konzeptionell als „Hinlauftendenz" beschrieben wird, da betroffene Patienten i. d. R. irgendwohin wollen oder müssen. Darüber hinaus lässt sich auch oft das sog. Sundowning-Phänomen beobachten. Menschen mit Demenz werden dann in den späten Nachmittagsstunden sehr unruhig. Hier liegt eine Störung des „inneren Rhythmus" zugrunde, der u. a. durch mangelnde Lichtaufnahme, fehlende Bewegung und fehlende Tagesstrukturierung negativ beeinflusst wird. Je schwerer die Demenz (MMSE: 5–9 Punkte), desto häufiger trifft diese Störung zu [4].

Ursachen, die in den demenzbedingten Veränderungen begründet sind

- Alltägliche Handlungen werden aufgrund der Gedächtnisstörung ständig wiederholt (An- und Ausziehen von Kleidung, Suchen von Gegenständen, Essen).
- Gedächtnisstörungen und Orientierungsstörungen erschweren die Anpassung an neue Situationen und einen Umgebungswechsel, die Menschen fühlen sich zutiefst verunsichert und wollen in ihre gewohnte Umgebung.
- Körpersignale (Schmerz, Harndrang) werden nicht richtig interpretiert.
- Der gewohnte Bewegungsdrang kann nicht ausagiert werden.
- Eine sinnvolle Beschäftigung fehlt – allerdings reicht die „Event-Beschäftigung" (Singgruppe, Spielegruppe) oftmals nicht aus, vielmehr muss Beschäftigung alltagsbezogen sein und den individuellen Bedürfnissen gerecht werden.
- Aufgaben und Pflichten aus früheren Lebensphasen drängen sich ins Bewusstsein und stellen für den Betroffenen einen Handlungszwang dar (z. B. Kinder von der Schule abholen, sich um die pflegebedürftige Mutter kümmern, zur Arbeit gehen).
- Traumatische Erlebnisse aus der Vergangenheit (z. B. Kriegserlebnisse) werden präsent und als real erlebt oder vermischen sich mit der Gegenwart. Das kann sich durch panische Angst mit Unruhe und Agitiertheit äußern.

Das Phänomen der Unruhe oder des Weglaufens ist für das soziale Umfeld oftmals nicht nachvollziehbar. Aber v. a. das Weglaufen geschieht bewusst – die Menschen mit Demenz wollen oder müssen in ihrem Erleben einen bestimmten Ort aufsuchen [4]. Diesem Verhalten liegen also eindeutige Ziele bzw. Gefühle oder Motive zugrunde, deren Aufdeckung bereits ein Teil der Lösung des problematischen Verhaltens sein kann. Die Motive reichen von Pflichtbewusstsein (Betreffender muss zur Arbeit), Fürsorge und Liebe (kleine Kinder, pflegebedürftige Eltern müssen versorgt werden), sinnlosem Warten auf jemanden oder etwas, bis hin zu angstbesetzten Situationen (Krankenhaus), denen man sich entziehen möchte.

Mögliche Interventionen

- Menschen mit Demenz nicht von vergleichsweise harmlosen Tätigkeiten, die lediglich Unordnung hervorbringen (wühlen in Schränken), abbringen.
- Bei Erregung beruhigen. Wenn es der Sache dient, sind Notlügen durchaus angebracht (z. B. die – bereits seit Jahrzehnten verstorbenen – Eltern wissen Bescheid, dass sich der Betroffene an einem bestimmten Ort aufhält; die Kinder wurden heute vom Ehemann abgeholt).
- Einen strukturierten Tagesablauf bieten, Mahlzeiten und Tätigkeiten nach festem Zeitschema gestalten, Orientierungshilfen geben, regelmäßige Toilettengänge.
- Bei notwendigem Umgebungswechsel möglichst viele vertraute Gegenstände mitnehmen (Schlafanzug, Bilder, etc.).
- Den Menschen tagsüber Gelegenheit zur körperlichen Betätigung und Bewegung geben, z. B. durch lange Spaziergänge. Nachhaltige Effekte in Bezug auf die Unruhezustände zeigen sich in vielen Fällen bei regelmäßigen Spaziergängen erst nach Wochen.
- Die Umgebung beruhigend und vertraut (biografiegerecht) gestalten, Geräusche oder grelles Licht vermeiden.
- Bei mobilen Patienten die Kontaktdaten in Form von Armband, eingenähten Hinweisen oder Anhänger bereitstellen. Darüber hinaus ist es wichtig, das Umfeld zu informieren und um Mithilfe zu bitten.
- Evtl. Bewegungsmelder oder Klangspiele einsetzen. So kann vermieden werden, dass Betroffene unbemerkt das Haus verlassen.
- Verbergen der Haustür hinter einem Vorhang oder tarnen (Poster eines Bücherregals). Vorsicht bei der „Methode des schwarzen Lochs“ (es werden Barrieren vor Ausgängen mit Hilfe von Kontrasten, wie z. B. einem schwarzen Teppich oder einem entsprechenden Fliesenmuster simuliert). Sind die Motive zum Hinlaufen groß genug, versucht der Betroffene evtl. darüber zu springen, Verletzungen sind dann vorprogrammiert.

- Einen Notfallplan zurechtlegen. Bild der vermissten Person mit Beschreibung der Kleidung. Orte von Bedeutsamkeit zusammenstellen (früherer Arbeitsplatz, Wohnung der Eltern, Stammkneipe), ungewaschenes Kleidungsstück für Hundestaffel bereithalten; wichtige Medikamente benennen (z. B. insulinpflichtig).
- Gehen Betroffene verloren, die Polizei informieren (es muss nicht erst 24 Stunden gewartet werden; die Polizei entscheidet im Einzelfall) [4].
- Einsatz einer Hundestaffel – Bundesverband Rettungshunde e. V. Diese Staffel kann von Institutionen aber auch von Angehörigen angerufen werden. Der Einsatz ist kostenlos.
- Kultur des Spazierengehens – Gehen ist Therapie – Ressourcen schaffen, damit Menschen mit Demenz auf ihren Spaziergängen begleitet werden können.

Mit diesen Maßnahmen kann sich die Unruhe in vielen Fällen eindämmen lassen, ganz beseitigen ist oftmals nicht möglich und somit besteht immer die Gefahr einer Selbst- und Fremdgefährdung. Große Angst besteht bei Angehörigen und professionellen Pflegekräften, dass die Betroffenen verschwinden und körperlich zu Schaden kommen (Unfälle, Verdursten, Erfrieren). Aber: Überfürsorgliches Verhalten wird den Bedürfnissen und Rechten des Menschen mit Demenz auf Selbstbestimmung und Freiheit genauso wenig gerecht, wie Vernachlässigung der Fürsorge und Sicherheitsmaßnahmen. Zunächst müssen die Gefahrenquellen identifiziert werden (siehe oben) und so weit wie möglich ausgeschaltet werden.

Dazu gehört eine Sturzprophylaxe durch Beseitigung von Stolperfallen (Schwellen, Teppiche etc.), das Erfassen von Medikamentennebenwirkungen, das Feststellen einer Sehschwäche, und dazu gehört die körperliche Kräftigung durch entsprechende physiotherapeutische und ergotherapeutische Übungen. Einen zusätzlichen Schutz bieten beleuchtete Wege (z. B. der Weg zur Toilette) und das Anbringen von Orientierungshilfen (z. B. ein Foto von der Toilette an der Tür). Hierzu können bauliche Maßnahmen helfen und technische Hilfsmittel eingesetzt werden (z. B. Türen, die nach draußen führen, tarnen, Ortungssysteme nutzen, vgl. Kapitel 5.9 – Technische Hilfen).

Ein möglicher Sturz immobiler, bettlägeriger Patienten bei nächtlicher Unruhe kann durch eine Bodenpflege, Niederflurbetten oder eine vor dem Bett liegenden Matratze abgemildert werden. In schweren Fällen wird eine sedierende Medikation notwendig sein: Die Indikation sollte aber genauso wie für freiheitsentziehende Maßnahmen strengstens überprüft und täglich dokumentiert werden.

Eng verbunden mit der Unruhe ist aggressives Verhalten.

6.3 Umgang mit Aggression

Menschen mit Demenz verhalten sich aus den verschiedensten Gründen verbal oder körperlich aggressiv. Das äußert sich durch Schreien, Schimpfen oder in selteneren Fällen durch Schlagen oder Werfen von Gegenständen. Die Betroffenen leben aufgrund der demenzbedingten Veränderungen oftmals in Alarmbereitschaft. Sie sind beunruhigt, wissen nicht, was als Nächstes kommt, und missverstehen die Absichten ihres Gegenübers. Es handelt sich oftmals um Abwehrhandlungen bzw. Verteidigung; das fällt insbesondere bei sonst eher sanftmütigen Menschen auf. Auch hier ist wieder die Basis für effektive Umgangsstrategien die Identifikation und wenn möglich Elimination der Ursachen. Zeigen Menschen über die gesamte Lebensspanne hinweg aggressive Tendenzen, werden diese im Rahmen einer Demenz verstärkt bzw. können sie noch unvermittelter ausbrechen.

Aggression kann aber auch positiv betrachtet werden, nämlich in dem Sinne, dass der Betroffene nicht vor dem geistigen Verfall kapituliert, sondern sich wehrt. Wobei es bei körperlicher Gewalt für den Angehörigen oder Pflegenden sicherlich keinen Grund mehr gibt, diesem Verhalten etwas Positives abzugewinnen.

Ursachen für aggressives Verhalten, die in den demenzbedingten, kognitiven Veränderungen begründet sind

- Betroffene verstehen nicht, warum das Umfeld auf ständiges Fragen ungeduldig reagiert. Auf laute oder genervte Antworten reagieren sie aggressiv.
- Sie verstehen nicht, warum sie sich in einer bestimmten Situation (Krankenhaus, Tagespflege) befinden und diese auch nicht verlassen dürfen.
- Sie verstehen nicht, warum sie bestimmte Handlungen (Auto fahren, kochen, zur Bank gehen) nicht mehr ausführen dürfen.
- Sie empfinden medizinische oder pflegerische Handlungen als Angriff und wehren sich.
- Ein Umgebungswechsel führt häufig zu einer tiefen Verunsicherung und aggressivem Abwehrverhalten.
- Es fehlt eine sinnvolle Beschäftigung; der Betroffene langweilt sich.
- Reizüberflutung (laute Geräusche, viele Menschen, auch viele Fragen, die überfordern).
- Sie haben Schmerzen, können dies aber nicht adäquat verbalisieren (vgl. Kapitel 7 – Erfassung und Behandlung von Schmerzen).

Für Außenstehende ist es oftmals schwer zu begreifen, dass Menschen mit fortgeschrittener Demenz immer noch das Selbstverständnis hinsichtlich ihrer Autonomie und ihrer Kompetenzen haben, auch wenn das objektiv nicht mehr gegeben ist. Aus diesem Selbstverständnis heraus fühlen sich die Betroffenen bevormundet, übergangen und z. T. auch regelrecht bedroht. Es gehört sicherlich zu den anspruchsvollsten Aufgaben Pflegender, einen Mittelweg zwischen Wahrung der Autonomie und Menschenwürde des Patienten und der notwendigen Hilfestellung zu finden.

Mögliche Interventionen

- Eine gute Möglichkeit einen wütenden Menschen zu beruhigen ist, seinen Ärger ernst zu nehmen und Verständnis zu zeigen.
- Versuchen, den Betroffenen abzulenken.
- Den Betroffenen mit Namen ansprechen, ggf. auch mit Titel.
- Vermeidung von Konfrontationen, Diskussionen (ggf. Schuld auf sich nehmen) und Streit.
- Vermeiden von Lachen oder Necken, Vorsicht bei direktem Blickkontakt.
- Mehr zuhören als sprechen, langsam in normaler Lautstärke sprechen.
- In manchen Fällen hilft Körperkontakt, nicht selten verstärkt er aber die Aggressionen (z. B. bei Abwehr der Körperpflege), deshalb ist es ratsam, sich selbst in Sicherheit zu bringen, auch auf Fluchtweg achten.
- Darauf achten, dass er den Raum verlassen kann – geschlossene Türen können Ärger verstärken.
- Keine Drohungen (z. B. „wenn du das nicht lässt, komme ich nicht wieder zurück") oder Bestrafungen (Einsperren, Zuwendung verweigern; siehe auch Kapitel 5.10.3 – Gewalt in der Pflege).
- Körperpflege evtl. geschlechtsspezifisch durchführen lassen.
- Für Ausgleich durch Bewegung und Sport sorgen, so kann Frustration abgebaut werden.

Genauso wie Unruhe nicht zu verhindern ist, wird sich aggressives Verhalten nicht vermeiden lassen und stellt in der Pflege und Versorgung eine große Belastung dar. Die Ursachen sind meist in den demenzbedingten Fehleinschätzungen und Situationsverkennungen mit entsprechend aggressivem Abwehrverhalten begründet und lassen sich je nach Situation auch nur begrenzt beeinflussen. Das Wissen um die Ursachen kann aber viele Konflikte vermeiden helfen und die psychische Belastung für beide Seiten erheblich mindern. Erschwert ist die Versorgung von Menschen, die in ihrer Biografie schon immer eine erhöhte Gewaltbereitschaft beim Lösen von Konflikten oder bei Frustration zeigen. Ist beispielsweise Gewalt gegenüber Frauen schon in der Biografie verankert, sind Interventionen eher mit männlichen Akteuren, die hinsichtlich ihrer körperlichen Kraft mithalten können, durchzusetzen. Einer Angehörigen wird man in diesem Fall auch schneller zu einer stationären Versorgung raten als anderen.

Die Ursachen für Aggressionen sind vielfältig, in vielen Fällen ist es die pure Angst, die im Rahmen von wirklichkeitsfremden Überzeugungen oder Sinnestäuschungen die Menschen aggressiv machen.

6.4 Umgang mit wirklichkeitsfremden Überzeugungen und Sinnestäuschungen

Zum Krankheitsbild der fortgeschrittenen Demenz gehören situative Fehleinschätzungen, Verkennungen und eine verzerrte Selbst- und Fremdwahrnehmung. Betroffene erkennen sich beispielsweise nicht mehr im Spiegel und haben Angst vor dem fremden Menschen. Sie verkennen bei schlechter Beleuchtung Dinge (ein wehender Vorhang oder der Schatten von Sträuchern werden als Einbrecher verkannt) und bekommen Angst. Gegenstände (Geld, Schlüssel, Schmuck), die eine persönliche Bedeutung haben, werden versteckt und nicht mehr gefunden. Als Erklärungsversuch werden nahestehende Menschen des Diebstahls beschuldigt.

Geräusche, die eventuell aus der Nachbarwohnung kommen, werden fehlinterpretiert. Die Betroffenen glauben dann, dass sich fremde Personen in der Wohnung befinden. Betroffene wissen nicht, warum sie in einem Krankenhaus sind, und fühlen sich eingesperrt oder haben Angst, vergiftet zu werden. Oder sie werfen den Ehepartnern vor, dass sie sie betrügen oder verlassen wollen. Dahinter steckt teilweise die große Angst, die Hauptbezugsperson zu verlieren. Oftmals reicht die Zeit, die für einen Einkauf benötigt wird aus, um bei dem Betroffenen ein Gefühl des „Verlassen-worden-Seins“ auszulösen.

Mögliche Interventionen

- Für die Versorgung und Pflege dieser Menschen gilt, dass ihre Realität und ihr Erleben ernst genommen und wertgeschätzt werden. Deshalb ist die Biografiearbeit in den fortgeschrittenen Stadien so wichtig.
- Realitätsverkennungen ernst nehmen, nicht diskutieren.
- Sich auf die Gefühlsebene der Betroffenen begeben, den Wahrheitsgehalt der Äußerungen nicht anzweifeln, sondern beruhigen.
- Anregen, über die jeweiligen Lebensphasen zu sprechen (was haben die Eltern gemacht).
- Pause einlegen, beruhigen und ablenken.
- Recht geben und bestätigen.
- Schuld auf sich nehmen, nicht diskutieren z. B. bei Diebstahlsbeschuldigung.
- Überblick bewahren, wo gewöhnlicherweise Dinge versteckt werden. Beim „gemeinsamen“ Suchen den Betroffenen den vermissten Gegenstand finden lassen.

- Hör- und Sehhilfen kontrollieren und einsetzen.
- Gegenstände, die Illusionen und Realitätsverkennungen hervorrufen, entfernen (siehe Kapitel 5.9 – Technische Hilfen).

Mit diesen Maßnahmen können viele Situationen entschärft werden; sie erfordern aber große Geduld und Einfühlungsvermögen. Das ist bei pflegenden Angehörigen oder Pflegepersonal sicherlich aus verschiedenen Gründen in unterschiedlicher Ausprägung vorhanden. Eine medikamentöse Therapie der sogenannten psycho-pathologischen Symptome sollte immer das Mittel letzter Wahl sein. Wichtig ist, dass dem sozialen Umfeld die Ursachen für diese Symptome und Verhaltensweisen vermittelt werden. Dabei spielt die individuelle Beratung, z. B. durch Alzheimer-Gesellschaften, eine herausragende Rolle. Pflegende Angehörige können durch die Angebote der Tagespflege oder Kurzzeitpflege entlastet werden und so neue Kraft schöpfen. Nach wie vor suchen sich viele erst Hilfe, wenn die Situation zu Hause eskaliert. Im professionellen Bereich wird für eine umfassende gerontopsychiatrische Zusatzausbildung plädiert, die dem Pflegepersonal das nötige Know-how für die Versorgung dieser Patienten vermittelt.

6.5 Umgang mit Enthemmung

Mit fortschreitender Demenz oder – bei bestimmten Demenzformen wie der frontotemporalen Demenz – auch in früheren Stadien kann es zu einer Enthemmung kommen. Das betrifft die Äußerungen von Affekt, Bedürfnissen und Impulsen. Neben unkontrolliertem Ess- und Trinkverhalten zeigen sich mangelnde Impulskontrolle, herabgesetztes Schamgefühl, verändertes Sexualverhalten oder delinquentes Verhalten. Manche Menschen schreien unvermittelt, um ihre Bedürfnisse durchzusetzen, andere urinieren in der Öffentlichkeit oder Tanzen und Singen lauthals in einem Restaurant. Unkontrollierte Wutausbrüche kommen ebenso vor wie übertriebene Heiterkeit bzw. kindliche Euphorie und Witzelsucht. Die meisten Außenstehenden fühlen sich durch so ein Verhalten peinlich berührt oder belästigt. Das stellt eine enorme psychische Belastung für pflegende Angehörige dar.

Nicht selten werden die Betroffenen vom öffentlichen Leben abgeschirmt.

Mögliche Interventionen

- Das Umfeld informieren – also Nachbarn oder Mitarbeiter im Restaurant, Supermarkt oder in der Bank über den Zustand des Betroffenen aufklären.
- Evtl. mit kurzen Mitteilungen arbeiten, wenn z. B. öffentliche Verkehrsmittel genutzt werden. Möglicher Text: „Danke für ihr Verständnis – mein/e Frau/Mann/Mutter/Vater

leidet unter einer Demenz und hat sich nicht mehr unter Kontrolle." Diese Mitteilungen an Menschen geben, die einen genervten Eindruck machen oder sich belästigt fühlen.

- Bei Diebstahl – Ladeninhaber informieren, Vereinbarungen treffen, dass die Ware zurückgebracht wird bzw. nachträglich bezahlt wird.
- Diskussionen mit den Patienten über das Fehlverhalten sind sinnlos, das Rechtsempfinden ist oftmals erheblich eingeschränkt.

Gerade Angehörige von Menschen mit frontotemporaler Demenz haben mit diesen Symptomen zu kämpfen. Deshalb empfiehlt sich hier besonders, dass die Betroffenen rechtzeitig Hilfe in Form von entlastenden Angeboten und Beratung durch Selbsthilfegruppe in Anspruch nehmen.

6.6 Umgang mit Desorientierung

Die Demenz schränkt zunehmend die Fähigkeit ein, sich in fremder sowie in gewohnter Umgebung zurechtzufinden. Einerseits soll der Handlungsspielraum nicht übermäßig eingeschränkt werden, andererseits ist das Selbstgefährdungspotenzial zu berücksichtigen. Hier greifen oftmals milieutherapeutische Interventionen, d. h. die Lebensumstände werden den Bedürfnissen der Menschen mit Demenz angepasst.

Das Zeitgefühl geht auch verloren; aus Minuten können Stunden werden. Es werden die Wochentage verwechselt. In späteren Stadien wissen Menschen mit Demenz nicht mehr, ob Tag oder Nacht ist. Betroffene versuchen dann, am Sonntag einkaufen zu gehen, oder rufen mitten in der Nacht ihre Angehörigen an.

Mögliche Interventionen

- Einfache und übersichtliche Gestaltung des Wohnbereichs.
- Deutlich lesbare Schilder oder bekannte Symbole an den Türen.
- Reduzieren von Reizen (unruhige Muster auf Teppichen usw.).
- Nutzung von Kontrastfarben für Schalter oder Gegenstände (weiße Toilette auf weißen Fliesen wird womöglich nicht gesehen).
- Nachts beleuchteter Weg z. B. zur Toilette; auch tagsüber für gute Beleuchtung sorgen.
- Kleidung mit eingenähten Schildern; Zettel mit Adresse in Taschen und Kleidungsstücke stecken.
- Umfeld informieren.
- Lagepläne entwerfen.

- Digitaluhr mit Datumsanzeige.
- Tagesstrukturierung vornehmen.

Das Ziel aller Interventionen ist, durch eine verbesserte Orientierung den Bedürfnissen nach Selbstständigkeit, Bewegung und Teilhabe am öffentlichen Leben Rechnung zu tragen. Dabei stellt die Einschätzung der Selbstgefährdung auf der einen Seite und der Bedürfnisbefriedigung auf der anderen Seite eine Gratwanderung dar. Gerade bei mobilen Patienten besteht die Gefahr, dass der Aktionsradius vorzeitig eingeschränkt wird.

6.7 Umgang mit Schlafstörungen

Das Schlafbedürfnis und Schlafverhalten ist schon bei gesunden Menschen sehr unterschiedlich und wird neben Faktoren wie Alter, chronischen Schmerzen oder Ausmaß an Bewegung von biografischen Gegebenheiten (Schichtarbeiter, Nachtarbeiter etc.) beeinflusst. Außerdem gibt es situative Faktoren, die Schlafprobleme auslösen, z. B. rigide zeitliche Abläufe in Institutionen. Ein- und Durchschlafstörungen können also viele Ursachen haben und sollten nicht vorschnell als direktes Symptom der Demenzerkrankung und somit als unveränderbar eingeschätzt werden. Das Schlafverhalten kann sich bei Demenzerkrankungen auch in einem übermäßigen Schlafbedürfnis äußern. Oftmals besteht aber eine Umkehr des Schlaf-Wach-Rhythmus, der für Angehörige sehr belastend sein kann.

Ursachen für Schlafstörungen (vgl. [3])

- Medikamentennebenwirkungen
- Durst oder Hunger
- Hyper- oder Hypotonie; Hyper- oder Hypoglykämie
- Bei schwerer Demenz evtl. Schmerzen durch falsches Lagern
- Unangenehmer Lichteinfall oder zu wenig Licht
- Muskelkrämpfe
- Atemwegserkrankungen und Schlafapnoe
- Schwer zuordenbare Wahrnehmungen (Bäume bewegen sich im Wind, werfen Schatten)
- Laute Geräusche oder ungewohnte Stille
- Harndrang

Schlafmangel hat fatale Folgen für die Betroffenen. Zu wenig Schlaf bedeutet Stress, und der führt zu einer Verschlechterung der kognitiven Funktionen. Eine nächtliche medikamentöse Ruhigstellung hat oftmals eine erhöhte Tagesschläfrigkeit zur Folge, dadurch können Menschen mit Demenz weniger am sozialen Leben teilhaben und werden weniger geistig aktiviert.

Mögliche Interventionen

- Ausreichende Bewegung (z. B. Gartenarbeit) fördert Schlaf.
- Beschäftigung am Tag fördern – zu viele Nickerchen vermeiden.
- Vermeiden von Koffeingenuss nach 17 Uhr.
- Vermeiden von großen Mahlzeiten, nicht zu fett oder blähend.
- Kein helles Licht, unmittelbar vor dem Zubettgehen (helle Badezimmer etc.), Zimmer ggf. verdunkeln (Vollmond, Laternen etc.).
- Individuelle Schlafzeiten berücksichtigen (z. B. ist 20.00 Uhr für viele Erwachsenen zu früh, um schlafen zu gehen).
- Individuelle und vertraute Bettwäsche.
- Tageskleidung nachts unzugänglich machen.
- Gleichbleibende Rituale (evtl. biografiebezogen das Glas Milch oder Bier) des Zubettgehens.
- Einsamkeit (manche haben nie alleine in einem Zimmer geschlafen, schon Schlafgeräusche von anderen können beruhigend sein).
- Kalte Extremitäten (evtl. Socken mit Noppen, damit die Betroffenen nicht ausrutschen, wenn sie nachts aufstehen).
- Sicherheitsvorkehrungen (Nachtlichter anbringen, Türen, die ins Freie führen verschließen, Stolperfallen beseitigen).
- Harndrang: Vor dem Zubettgehen erinnern, auf die Toilette zu gehen.
- Abends keine aufregenden Aktivitäten.
- Mittel letzter Wahl: Schlafförderndes Antidepressivum. Schlafmittel können auch noch morgens wirken und erhöhen die Sturzgefahr. Langsames Aufstehen und evtl. Sitzgymnastik machen.

Es kann allerdings nicht erwartet werden, dass sich das Schlafverhalten in nur wenigen Tagen verändern lässt. Viele Maßnahmen müssen über einen längeren Zeitraum kontinuierlich angewandt werden [3]. Jedoch kann sich das Schlafverhalten grundsätzlich ändern. Genauso kann sich das generelle Aktivitätsniveau verändern, das bei Betroffenen sehr unterschiedlich ist. Manche Betroffene sind unruhig und agitiert, bei anderen zeigt sich eine zunehmende Apathie.

6.8 Umgang mit Apathie

Antriebslosigkeit und Rückzug sind auch als adaptive Strategien zu bewerten. Die Betroffenen müssen mit ihren geistigen und körperlichen Reserven haushalten, das kann sich durch ein übermäßiges Schlafbedürfnis oder stundenlanges Nichtstun äußern. Inaktivität kann im Kontext einer Demenzerkrankung auch Lebensqualität bedeuten. Das sollte einerseits von den Angehörigen akzeptiert werden, andererseits sollten Angehörige immer wieder zu Aktivitäten anregen.

Mögliche Interventionen

- Oft reicht ein Anstoß für eine Tätigkeit, z. B. ein Einkaufsbummel oder Spaziergang. Dabei ist auf persönliche Vorlieben zu achten, evtl. kann eine Belohnung zur Aktivität motivieren (z. B. ein Lieblingsessen).
- Oftmals brauchen Menschen mit Demenz einen Beschäftigungsanreiz. Es können Gegenstände zur Beschäftigung bereitgelegt werden (Handtücher zum Zusammenlegen, Kartoffelschäler in die Hand drücken, ein Puzzle auf den Tisch legen, Gartengeräte bereitstellen usw.).

Die Antriebsstörung kann auch zur Folge haben, dass die Körperpflege vernachlässigt wird und weniger oder kein Wert auf das Äußere gelegt wird.

6.9 Umgang mit Körperpflege und Kleidung

Die Körperpflege ist ein sehr schambesetztes Thema und es ist viel Fingerspitzengefühl beim Umgang mit vernachlässigter Körperpflege gefragt. Es ist für die meisten Menschen sehr peinlich, wenn sie auf schmutzige Kleidung oder Gerüche angesprochen werden. Oftmals erreicht man mit Kritik genau das Gegenteil. Die Betroffenen weigern sich vehement, die Kleidung zu wechseln oder sich zu waschen. Zudem sind die Vorstellungen über Körperpflege und Hygiene individuell sehr unterschiedlich. Nicht jeder mag täglich duschen. Körperhygiene am Waschbecken oder an der Waschschüssel ist genauso möglich. Grundsätzlich sollte die Eigenpflege möglichst lange aufrechterhalten werden. Die Fähigkeit, sich zu waschen, ist im Verlauf einer Demenz meist sehr lange möglich. Auf die Kleidung muss im Verlauf einer Demenz zunehmend geachtet werden. Schrille Farbkombinationen mögen ungewöhnlich sein, sind aber unbedenklich. Anders verhält es sich mit Kleidung, die nicht den Witterungsverhältnissen entspricht oder eine erhöhte Sturzgefahr in sich birgt. Hier besteht Interventionsbedarf. Bei unordentlicher oder schmutziger Kleidung sind die Toleranzschwellen zu erhöhen, da Kritik oft zu Konflikten und Stress für beide Seiten führen kann.

Mögliche Interventionen

- Eigeninitiative fördern – automatisierte Handlungen sind auch bei schwerer Demenz noch vorhanden. Das sollte zugelassen werden, selbst wenn das Ergebnis nicht den Vorstellungen eines gesunden Menschen entspricht.
- Waschen unter Anleitung, einzelne Schritte erklären.
- Für Sicherheit sorgen (rutschfeste Unterlagen, Haltegriffe, Wassertemperatur).
- Technische Hilfsmittel nutzen (z. B. Badewannenlifter, Haltegriffe, aufklappbare Wandstühle in Duschen).
- Rituale beachten (Bad am Samstag).
- Baden soll auch entspannend sein und Freude machen (Schaumbad, Öle etc. nutzen).
- Auf Raumtemperatur achten und hohe Luftfeuchtigkeit vermeiden (Gefahr von Kreislaufproblemen).
- Wanne nicht zu voll machen, um Atemnot oder Angstgefühle zu vermeiden.
- Hautzustand beobachten und ggf. bei Irritationen Pflegeartikel einsetzen.
- Regelmäßige aber diskrete Inspektion von Mund und Zähnen.
- Veränderungen der Zunge (trocken oder bräunlich) gibt Hinweise auf Infektionen (Pilze) oder auch Austrocknung.
- Regelmäßige Zahnarztbesuche (bei schwerer Demenz oder Bettlägerigkeit nach Hausbesuchen fragen – oder bei umfangreichen und notwendigen Behandlungen Zahnklinik aufsuchen, Behandlung unter Narkose), Zahnersatz muss gut sitzen, Entzündungen oder Druckstellen können behandelt werden.
- Intimsphäre so weit wie möglich wahren – je nach individuellem Schamgefühl, auch Umgang mit der Intimsphäre innerhalb der Familie oder Ehepartner beachten.
- Körperpflege evtl. von einer neutralen Person durchführen lassen, Präferenz nach männlichen oder weiblichen Akteuren beobachten.
- Verschmutzte Kleider sofort wegpacken.
- Kleidung anpassen (Klettverschlüsse anstatt Knöpfe oder Gummizüge).
- Vorbereitete Kleidung für den nächsten Morgen gut sichtbar bereitlegen.

- Gemeinsam anziehen, Betroffener kann durch Nachahmen indirekte Hilfestellung bekommen.
- Auf körperliche Beschwerden beziehen, wenn geholfen werden muss.
- Konfrontationen vermeiden, Toleranz üben, wenn die Kleidung nicht zusammenpasst oder auch mal verschmutzt ist.
- Bei Bettlägerigkeit auf richtige Kleidung achten. Keine Faltenbildung oder schwere Stoffe.

Eng verknüpft mit der Körperpflege ist das Problem der Inkontinenz.

6.10 Umgang mit Inkontinenz

In den meisten Fällen bedeutet Inkontinenz für Betroffene, aber v. a. für die Angehörigen eine große Belastung. In schweren Stadien verlieren Betroffene zunehmend die Kontrolle über die Blasen- und Darmentleerung, d. h. das Gehirn büßt seine Kontrollfunktion über die notwendigen Muskeln ein. Bei fortgeschrittenen Stadien sind verschiedene andere Faktoren, die prinzipiell auch beeinflussbar sind, für die Inkontinenz verantwortlich. Auch hier sind wieder Interventionen möglich, die sich als milieu-therapeutische Maßnahmen zusammenfassen lassen. Zudem sollten andere Ursachen wie Harnwegsinfekte oder Prostataleiden ausgeschlossen werden.

Interventionen

- Auf Zeichen wie Nesteln an der Kleidung oder Unruhe achten, evtl. werden so die Bedürfnisse angezeigt.
- Toilette muss leicht zu finden sein – uriniert ansonsten am falschen Ort.
- Evtl. liegt eine Apraxie (Störung der Ausführung willkürlicher zielgerichteter Bewegungen bei intakter motorischer Funktion) vor – Betroffener kann Kleidung nicht öffnen (Kleidung anpassen, z. B. Klettverschlüsse).
- Sicherstellen, dass der Mensch mit Demenz die Toilette erkennt (bei fortgeschrittener Demenz wird u. a. eine weiße Toilette auf weißen Fliesen nicht erkannt).
- „Ergotherapeutisches" Toilettentraining (nach individuellem Ausscheidungsplan Toilettengänge initiieren, in Tagesstruktur einbinden).
- Wenn Toilettentraining nicht greift, Hilfsmittel einsetzen (Einlagen, Windeln, Netzhosen, Matratzenschoner).
- Es ist viel Geduld und Nachsicht erforderlich.

Harn- und Stuhlinkontinenz in fortgeschrittenen Stadien ist ein häufiger Grund für Heimeinweisungen. Angehörige sind oftmals aufgrund massiver Ekelgefühle oder wegen körperlicher Einschränkungen nicht in der Lage, die notwendigen Maßnahmen durchzuführen.

6.11 Umgang mit Ernährungsproblemen

Die Praxis zeigt, dass viele Menschen mit fortschreitender Demenz unter Gewichtsverlust und Mangelernährung leiden. Weitaus seltener hingegen ist übermäßiges Essen, dem kann in gewissem Maße durch Ernährungsumstellung (z. B. kalorienärmere Lebensmittel einkaufen) entgegengewirkt werden. Ein weiteres Problem bei älteren Menschen ist das nachlassende Durstgefühl. Hier kann es zu gefährlichen Komplikationen durch Exsikkose kommen. Die Ursachen für unzureichende Nahrungs- und Flüssigkeitsaufnahme sind vielfältig, deren Beseitigung bzw. Minimierung erfordert eine individuelle Vorgehensweise, die sowohl kognitive Faktoren (Essen und Trinken wird schlichtweg vergessen) als auch sensorische (Geschmacks- und Geruchssinn lässt nach), somatische (Schluckstörungen) und funktionelle Faktoren (kann nicht mehr mit Messer und Gabel umgehen, erkennt den Trinkbecher nicht) umfasst. Bei schwerer Demenz sind die Betroffenen auf zeitaufwendige Anleitung und zuletzt Verabreichung der Nahrung und Flüssigkeit angewiesen.

Mögliche Interventionen

- Biografische Anamnese über Essgewohnheit und Vorlieben ist sehr wichtig. Das kann später bei Nahrungsverweigerung helfen.
- Trinkplan erstellen, immer wieder ans Trinken erinnern, evtl. Rituale nutzen.
- Bestecke mit großem Griff erleichtern die Handhabung, evtl. Esstraining durch ergotherapeutische Interventionen.
- Temperatur der Speisen überprüfen, Gefahr von Verbrennungen.
- Geschirr sollte sich von Tischdecken abheben, keine gemusterten Tischdecken, dass stellt u. U. eine Reizüberflutung dar.
- Auf Tischmanieren verzichten – Fingerfood und mehrmals kleinere Portionen.
- Sicherstellen, dass nicht Zahnschmerzen, schlecht sitzende Zahnprothesen oder Magendarmerkrankungen für die Nahrungsverweigerung verantwortlich sind. Allerdings sind Zahnarztbesuche bei fortgeschrittener Demenz z. T. schwierig. Ggf. muss die Untersuchung und v. a. Behandlung in einer Zahnklinik bei Vollnarkose erfolgen.
- Nebenwirkungen von Medikamenten, die Übelkeit oder Appetitlosigkeit verursachen, beachten.

- Evtl. steckt psychotisches Erleben hinter der Nahrungsverweigerung (Vergiftungswahn) – nach fachärztlicher Abklärung (falls Exploration noch möglich) ggf. Gabe eines Neuroleptikums.
- Essen ist nicht appetitlich angerichtet; passiertes Essen.
- Bei Nahrungsaufnahme in späteren Stadien auf eine aufrechte Sitzposition achten, Vermeidung von Ablenkung, Beobachtung der Atmung, Diätmaßgaben sind zweitrangig.
- Andicken von Getränken bei Schluckstörung.
- Versuch eines gezielten Schlucktrainings durch einen Therapeuten (Logopäden), um die Fähigkeit zu essen wiederherzustellen.
- Kalorische Anreicherung der Nahrung durch Trinknahrung oder Nahrungsergänzungsmittel.

Die Mangelernährung ist v. a. im Bereich der Geriatrie und Altenpflege ein schlagzeilenträchtiges Thema. Jenseits von Missständen in der Alten- und Krankenpflege ist bei Menschen mit schwerer Demenz irgendwann der Punkt erreicht, an dem selbst bei geduldigem und zeitlich nicht limitierten Anreichen der Nahrung eine ausreichende Zufuhr von Nahrung und Flüssigkeit nicht mehr möglich ist. Entweder bestehen erhebliche Schluckstörungen oder die Betroffenen verweigern die Nahrung. Innerhalb der Ärzteschaft werden medizinische und ethische Aspekte der perkutanen endoskopischen Gastrostomie (PEG) bei verschiedenen Krankheitsbildern sehr kontrovers diskutiert. Da es hierbei meist um die letzte Lebensphase bei Demenz geht, wird dieses Thema in einem gesonderten Kapitel (8 – Demenz am Lebensende) umfassend behandelt.

Literatur

1. Bartholomeyczik, S., Halek, M., Sowinski, C., Besselmann, K., Dürrmann, P., Haupt, M., Müller-Hergl, C., Perrar, K. M., Riesner, C., Rüsing, D., Schwerdt, R., van der Kooij, C., Zegelin, A. (2007): Rahmenempfehlungen zum Umgang mit herausforderndem Verhalten bei Menschen mit Demenz in der stationären Altenhilfe. Bundesministerium für Gesundheit (Hrsg.). Pdf-download: www.bmg.bund.de.
2. Gatterer, G., & Croy, A. (2005): Leben mit Demenz. Praxisbezogener Ratgeber für Pflege und Betreuung. Wien: Springer-Verlag.
3. Gust, J. (2007): Schlaf und Demenz. NachtCafe und andere Tipps für ruhige Nächte mit Demenzkranken. Norderstedt: Verlag Books on Demand GmbH.
4. Gust, J. (2010): Phänomen Hinlauftendenz. Norderstedt: Verlag Books on Demand GmbH.
5. Haupt, M., Siebel, U., Palm, B., Kretschmar, J. H., & Jänner, M. (2000): Behandlungseffekte einer paartherapeutischen psychoedukativen Gruppenarbeit mit Demenzkranken und ihren pflegenden Angehörigen. Zeitschrift: Fortschritte der Neurologie und Psychiatrie 2000b, 68: 503–515.

6. Wilz, G., Große, K., & Kalytta, T. (2011): Evidenzbasierte psychotherapeutische Interventionen für pflegende Angehörige von Demenzkranken – Ergebnisse zur Wirksamkeit eines kognitiv-behavioralen Gruppenkonzepts. In: O. Dibelius & W. Maier (Hrsg.): Versorgungsforschung für demenziell erkrankte Menschen. 117–121.

7 Erfassung und Behandlung von Schmerzen

Ähnlich wie Demenzerkrankungen steigen auch Schmerzzustände, insbesondere chronische Schmerzen, mit zunehmendem Alter an. Akute Schmerzen sind Folge von Verletzungen, Unfällen, Operationen und Krankheiten. Es ist meist ein Zusammenhang zwischen einem akuten Ereignis (Sturz/Wunde) und dem Schmerz erkennbar; der zeitliche Verlauf ist vorhersehbar und diese Schmerzen sind insgesamt gut therapierbar. Der häufigste emotionale Zustand ist Angst. Akute Schmerzen sind in der Regel leicht zu beobachten. Außenstehende wie Ärzte, Pflegekräfte oder Angehörige erwarten eine Schmerzäußerung und die Schmerzlokalisation ist meist bekannt. Schwierig wird es allerdings bei unerkannten Stürzen, an die sich der Patient nicht erinnern kann.

Von einem chronischen Schmerzsyndrom ist auszugehen, wenn es sich um einen ständigen oder wiederkehrenden Schmerz (mindestens 6 Monate) handelt, der nach Heilung der Krankheit oder Verletzung weiterhin fortbesteht, insgesamt eher schlecht auf therapeutische Maßnahmen anspricht und oftmals ein eigenständiges Krankheitsbild darstellt. Es kommt zu vegetativen Störungen wie Schlaf- und Appetitlosigkeit und Müdigkeit. Der häufigste emotionale Zustand ist eine Depression.

Im Alter gibt es viele Ursachen für chronische Schmerzen, so ist nach Hardt [6] beispielsweise die Prävalenz der Arthrose bei über 75-Jährigen bei annähernd 80 %. Neben degenerativen Gelenkerkrankungen wie Arthrose oder Arthritis sind rheumatische Erkrankungen oder Erkrankungen des Bewegungsapparats wie Osteoporose oder Bandscheibenerkrankungen häufig. Bösartige Erkrankungen, die für sich oder in Verbindung mit der entsprechenden Behandlung der Grunderkrankung (z. B. Radiatio) mit Schmerzen verbunden sind, treten im höheren Alter gehäuft auf. Weitere Ursachen für Schmerzen im Alter sind neuropathische Schmerzsyndrome (Post-Zoster-Neuralgie oder „Brennschmerzen" bei diabetischer Polyneuropathie; Phantomschmerzen nach Amputation; „Thalamusschmerz" nach Apoplex).

7.1 Schmerzerleben bei Demenz

Ähnlich wie bei Gedächtnisstörungen, die im Alter oft als normal betrachtet und abgetan werden, werden Schmerzen mit zunehmendem Alter als normal und zum Alter dazugehörig betrachtet. Deshalb berichten ältere Menschen weniger spontan über Schmerzen als jüngere Menschen. Dennoch ist Schmerz eine Missempfindung, die in vielen Fällen die Lebensqualität beeinträchtigt. Das gilt auch für Menschen mit Demenz, auch wenn sie u. U. nicht mehr in der Lage sind, ihr Schmerzempfinden verständlich zu äußern.

Schmerzen sind bei Menschen mit Demenz in der Regel unterdiagnostiziert. Shega et al. [12] zeigen in ihrer Studie, dass Demenzpatienten signifikant weniger über Schmerzen klagen, und dass die Abnahme des klinischen Schmerzberichts positiv mit dem Schweregrad der kognitiven Beeinträchtigung korreliert. Scherder [10] berichtet zudem, dass Analgetika für Demenzpatienten deutlich seltener verordnet werden, unabhängig von der Art der Analgetika (nichtopioid- vs. opioidhaltige) und der untersuchten Population (Heimbewohner, geriatrische Patienten). Cole et al. [4] beobachteten bei Alzheimerpatienten eine signifikant stärkere schmerzkorrelierte Aktivierung in schmerzrelevanten Hirnregionen, woraus sich Hinweise ergaben, dass Demenzpatienten einer Verstärkung nozirezeptiver Prozesse unterliegen und in der Folge sogar unter mehr Schmerzen leiden können.

Diese Studien lassen aufhorchen. Schmerzzustände und deren Behandlung sind schon bei Menschen ohne Demenz eine medizinische Herausforderung und hängen von vielen Faktoren – auch nicht-medizinischen – ab. Bei Menschen mit Demenz im fortgeschrittenen Stadium kommen Faktoren hinzu, die eine Einschätzung der Schmerzen erschweren oder gar unmöglich machen.

Fallbeispiel Frau Elena W.

Frau W., 62 Jahre alt, schwere präsenile Demenz vom Alzheimer-Typ (CDR: 3) wird in unsere Klinik eingewiesen, weil sie seit längerer Zeit keine Nahrung mehr abnimmt. Die Pat. ist nicht mehr in der Lage, verbal zu kommunizieren. Sie ist über weite Strecken unruhig und stöhnt, Pflegehandlungen, insbesondere Mundpflege wehrte sie aggressiv ab. Auf Wunsch des gesetzlichen Betreuers sollte eine PEG angelegt werden.

Eine Logopädin sollte zunächst die Schluckreflexe überprüfen, dies war nicht möglich, weil sich die Patientin nicht dazu bewegen ließ, den Mund ausreichend weit zu öffnen. Der Blick in den Mundraum genügte aber, um festzustellen, dass sich der Zahnstatus in einem verheerenden Zustand befand. Eine konsiliarisch zugezogene Zahnärztin veranlasste sofort eine Überweisung zu einer operativen Sanierung des Gebisses unter Vollnarkose.

Praxiserfahrungen zeigen, dass Menschen mit Demenz und auch Menschen mit einem Delir (vgl. Kapitel 10.4.2) eine veränderte bzw. gestörte Körperwahrnehmung haben, das erschwert die Lokalisation der Schmerzen. Diese Menschen deuten z. B. bei einem Armbruch auf den gesunden Arm, bei Bauchschmerzen an die Brust. Menschen mit Demenz verlieren im Verlauf der Erkrankung die Bedeutung des Begriffs Schmerz. Das heißt, sie können schon mit der Frage nach Schmerzen nichts anfangen, weil sie die Frage nicht verstehen. Oder sie wissen nicht mehr, dass die unangenehmen Empfindungen eines Schmerzes etwas mit einer Krankheit oder einer Verletzung zu tun haben und wissen auch nicht, was in diesem Fall zu tun ist, um Hilfe zu bekommen.

Es kann auch passieren, dass die Schmerzempfindung mit anderen unmittelbaren Wahrnehmungen (z. B. laut sprechenden Menschen oder einem dunklen Raum) verknüpft werden.

Der Verlust des Wissens über Schmerz kann dazu führen, dass Menschen mit Demenz andere Empfindungen oder Gefühle für sich als Schmerz interpretieren. Es kann also sein, dass sie laut Aua rufen, wenn sie vor etwas Angst haben oder sich schämen (z. B. bei der Körperpflege).

Zur Verdeutlichung des Schmerzempfindens ist die Unterscheidung zwischen „physiologischen" und „klinischen Schmerz" nach Wojnar und Bruder [14] hilfreich. Unter physiologischem Schmerz verstehen die Autoren einen momentanen Schmerzreiz, der etwa durch einen heißen oder spitzen Gegenstand ausgelöst wird und in der Regel zu einer reflektorischen Schutzbewegung führt. Klinische Schmerzen sind innere Schmerzen, etwa nach einem Knochenbruch oder durch Erkrankung eines Organs. Während auch schwer Demenzkranke auf einen physiologischen Schmerzreiz meist adäquat reagieren, kann eine von außen eindeutig wahrnehmbare Reaktion bei einem klinischen Schmerz ganz unterbleiben und der Kranke auf Nachfrage sogar äußern, keine Schmerzen zu haben. Selbst bei einer anzunehmenden Veränderung der Intensität dieses Schmerzes (z. B. Abtasten eines erkrankten inneren Organs oder Druck auf einen gebrochenen Arm) kann eine entsprechende Schmerzreaktion des Kranken ausbleiben. Am ehesten sind dann Verhaltensveränderungen wie Unruhe, Angst oder Aggression zu beobachten.

7.2 Schmerzerfassung bei Demenz

Ganz egal in welchem Setting – Neuaufnahme in ein Krankenhaus oder Pflegeheim oder bei der hausärztlichen Konsultation – ist die Erfassung von Schmerzen eine wichtige medizinische Maßnahme. Die Informationsgewinnung ist bei älteren Menschen und v. a. bei Patienten mit Demenz zeitintensiver als bei jüngeren. Nach Basler et al. [1] gehören zur Schmerzerfassung eine umfassende körperlich-neurologisch-orthopädische Untersuchung in Form einer Ganzkörperuntersuchung, die Beachtung von „red flags" (z. B. Anamnese über Trauma, Gewichtsverlust, bösartige Erkrankungen in der Vorgeschichte, pathologische Laborwerte) und eine funktionelle Diagnostik (z. B. basale Alltagskompetenz nach Barthel-Index – siehe Anhang). Wie bereits beschrieben, ist die einfachste Form der Schmerzerfassung, nämlich nach Schmerzen zu fragen, in fortgeschrittenen Stadien zunehmend problematisch; selbst Ja-Nein-Antworten sind oftmals nicht reliabel. Einschätzungen nach Häufigkeit und Intensität fallen Betroffenen auch schon in mittelgradigen Stadien der Demenz schwer.

Schmerzfragebögen zur Selbsteinschätzung können bei Demenzpatienten nur in frühen Stadien eingesetzt werden. Bei einem Mini-Mental-Wert (siehe Anhang) unter 15 Punkten ist die Selbsteinschätzung bereits erheblich eingeschränkt: Der Betroffene ist kaum noch in der Lage, adäquat zu äußern, wo, wann, wie oft und wie stark es ihm wehtut. Eine Studie [9] zeigt, dass die Mimik bei Demenzpatienten als Kommunikationsform länger erhalten bleibt als die Fertigkeit, subjektive Schmerzangaben zu machen. Deshalb hat die Verhaltensbeobachtung und Fremdeinschätzung bei der Erfassung von Schmerzen in fortgeschrittenen Demenzstadien oberste Priorität. Dabei lohnt sich ein Blick auf das Verhalten per se, aber auch auf Verhaltensveränderungen [vgl. 7; 8].

Verhalten	Jammern/Stöhnen/Murren Aufschreien/Brüllen Hält Hand auf schmerzende Stelle Reibt mit der Hand über schmerzhaften Körperteil Nesteln Wiegen und Schaukeln Zuckungen und muskuläre Anspannung Embryonalstellung Schonhaltung Zurückziehen Festhalten Abwehr bei Pflege
Verhaltensveränderungen	Stiller als sonst Reagiert nicht oder kaum Will nicht aufstehen Ballt die Fäuste Verweigert essen und trinken Redet durcheinander Drückt die Hände zusammen Geht unsicher und schwankend Sehr ängstlich bei Transfers Wandert Wirkt ratlos Unruhe Aggression (zornig oder schlägt um sich) Schläft nicht Klammert sich an
Gesichtsausdruck	Runzelt die Stirn Starrt vor sich hin Glasiger Blick Angespannt, die Zähne zusammengebissen Verkrampft Starre Mimik Ängstlich Weinerlich Verschlossen Grimassieren

Tabelle 4: Verhaltensbeobachtung zur Schmerzerfassung [vgl. 3; 7; 8; 9]

Neben der Verhaltensbeobachtung können auch vegetative Zeichen Schmerzen anzeigen. Hierzu zählen ein blasses und schweißiges Gesicht, Übelkeit oder Erbrechen, Tachykardie, ein erhöhter Blutdruck und eine flache oder hechelnde Atmung.

Mittlerweile gibt es eine Reihe von Fremdbeobachtungsverfahren wie BESD (Beurteilung von Schmerzen bei Demenz [3]) oder die ZOPA (Zurich Observation Pain Assessment [5]), die als verlässliche Skalen zur Beobachtung von Verhaltensreaktionen auf Schmerzen gelten. Letzteres kommt bei Patienten mit Bewusstseinsstörungen zum Einsatz.

Die BESD-Skala [3] ist die deutsche Übersetzung der PAIN-AD-Scale (Pain Assessment in Advanced Dementia [13]). Anhand von fünf Beobachtungskategorien (Atmung, negative Lautäußerung, Gesichtsausdruck, Körpersprache und Reaktion auf Trösten) wird der Schmerz eingeschätzt. Der Patient wird zunächst zwei Minuten lang beobachtet, dann werden die Verhaltensweisen angekreuzt. Am Anfang ist festzuhalten, ob die Verhaltensweisen in Ruhe oder bei Mobilisation (auch angeben bei welcher, z. B. Mobilisation in den Sitz, Ganzkörperwäsche, Verbandswechsel, Absaugen) auftreten.

Es ist ein maximaler Gesamtwert von 10 für das Schmerzverhalten möglich. Nach dem Arbeitskreis „Alter und Schmerz“ [3] wird ein Wert von 6 oder darüber in einer Mobilitätssituation als behandlungsbedürftig angesehen (Schmerzbogen siehe Anhang).

Nach Schuler [11] sollten durch das Schmerzassessment, neben der Messung der Häufigkeit und Schmerzintensität, auch Aspekte wie Morbidität, Alltagskompetenz, Kognition, Depressivität (auch Schlafstörungen, soziale Partizipation und Ängste – Anmerkung Autoren) und Mobilität mitbeurteilt werden. Hierdurch können die Behandlungsmöglichkeiten neben der adäquaten Schmerzmittelverordnung erheblich erweitert und somit Lebensqualität gefördert werden.

7.3 Psychische und körperliche Folgen unzulänglicher Schmerzbehandlung

Die Folgen unzureichender Schmerzbehandlung sind vielfältig und führen zu einer erheblichen Reduktion der Lebensqualität. Auf psychischer Ebene können Angst und Unruhe, Verwirrtheit, aber auch depressive Störungen mit allen negativen Folgen vorkommen.

Die körperlichen Folgen unzulänglicher Schmerzbehandlung sind Kraftverlust und Immobilität, die wiederum Unselbstständigkeit und Kompetenzverlust verursachen. Appetitlosigkeit und Kachexie erhöhen die Infektanfälligkeit und können ebenfalls Folge von unerkannten Schmerzen sein. Es kann auch zu Gangstörungen und Stürzen mit Frakturen kommen. In schwerwiegenden Fällen kommt es zur Bettlägerigkeit mit der Gefahr von Kontrakturen und Dekubiti.

7.4 Vorgehensweise bei Unklarheit

Besteht beispielsweise Unruhe, sollte zunächst überprüft werden, in welchen Situationen diese auftritt. Eventuell liegen körperliche Bedürfnisse vor, wie Luftnot, Durst oder Angst, wenn der Demenzpatient sich durch ungewöhnliche Geräusche artikuliert. Als weitere Maßnahme können nicht-medikamentöse Interventionen wie Umlagern oder Wärmeanwendung erfolgen. Besteht weiterhin Unsicherheit oder Unklarheit, ob ein Demenzkranker unter Schmerzen leidet, hat sich der probatorische Einsatz von Schmerzmittel bewährt. Wichtig ist, das vermutete Schmerzverhalten vor der Gabe des Schmerzmittels und nach dem Wirkungseintritt des Mittels möglichst genau zu beobachten. Im häuslichen Bereich ist der Arzt auf die Beobachtungen von Angehörigen oder Pflegepersonal angewiesen. Deshalb muss er informieren, ab wann in etwa die Wirkung eintreten müsste.

Wichtig ist auch, auf Unterschiede der vermuteten Schmerzreaktionen in Abhängigkeit von Tageszeiten, Aktivitäten und Situationen zu achten. Dadurch können möglicherweise Zusammenhänge erkannt werden.

7.5 Medikamentöse und nicht-medikamentöse Behandlung

Ist der Schmerz erkannt muss ein geeignetes Schmerzmittel eingesetzt werden. Zunächst ist auf die veränderte Pharmakokinetik und -dynamik sowie die häufig bestehende Multimedikation im Alter zu achten [2]. Für die Titrierung der Schmerzmedikation im Alter gilt die Faustregel: Start low, go slow.

Analgetika sollten sich unabhängig von der Schmerzursache nach der Schmerzstärke richten. Opioidanalgetika zählen, auch die der WHO-Stufe III, zu den nebenwirkungsärmsten und am besten verträglichen Medikamenten [6].

- WHO-Stufe 1 – Nicht-opioid-Analgetika (Acetylsalicylsäure, Ibuprofen, Diclofenac, Piroxicam, Meloxicam, Parazetamol, Metamizol, Coxibe)
- WHO-Stufe 2 – Schwache Opioid-Analgetika (Tramadol, Tilidin (+Naloxon), Dihydrocodein)
- WHO-Stufe 3 – Starke Opioid-Analgetika (Morphin, Hydromorphon, Oxycodon, Levomethadon, Fentanyl, Buprenorphin, Piritramid)

Basler et al. [2] schätzen auch die Gefahr der Suchtentwicklung bei oraler und transdermaler Verabreichung als äußerst gering ein.

Retardierte orale Medikation ist zu bevorzugen. Zudem sollten chronische Schmerzen nicht nach Bedarf therapiert werden, sondern nach festem Schema, um Schmerzspitzen zu vermeiden.

Bei Patienten mit Schluckstörungen oder einer Verweigerungshaltung können andere Applikationen wie Tropfen oder Pflaster zum Einsatz kommen.

Selbst bei einem fest angesetzten Schema kann es zur Unterversorgung kommen.

Fallbeispiel

Eine Patientin in unserer Klinik, mit fortgeschrittener Demenz und Femurfraktur, wurde mit Metamizol (wirkt ca. 4–5 Stunden) nach dem üblichen Schema (1–1–1) behandelt. Die Patientin war v. a. nachts sehr unruhig. Dies wurde initial auf einen demenzbedingt gestörten Tag-Nacht-Rhythmus zurückgeführt. Letztendlich stellte sich heraus, dass die Patientin Schmerzen hatte. Nach dem üblichen Schema morgens, mittags, abends konnte der Medikamentenspiegel gut gehalten werden, zwischen der Abend- und Morgengabe war die Patientin jedoch unterversorgt.

Grundsätzlich kommen bei Patienten mit Demenz die gleichen Wirkstoffe zur Anwendung wie bei Patienten ohne Demenz. Besondere Aufmerksamkeit ist dem Erkennen typischer Nebenwirkungen zu widmen, z. B. gastrointestinale Beschwerden bei NSARs oder Übelkeit und Obstipation bei Opiaten. Übelkeit sollte nicht generell zu einem vorzeitigen Abbruch der Therapie führen. Hier können als Adjuvantien Präparate wie z. B. Metoclopramid eingesetzt werden, um dieses häufig vorübergehende Symptom zu behandeln.

Auch hier hat die Verhaltensbeobachtung, z. B. durch betreuendes Pflegepersonal, einen hohen Stellenwert.

Eine transdermale Applikation von Opiaten (z. B. Fentanyl TTS) garantiert normalerweise einen gleichmäßigen Wirkspiegel und kann die Compliance fördern; dann müssen ohnehin schon oft polypharmazierte Patienten nicht „noch eine Tablette mehr“ einnehmen. Jedoch ist Vorsicht bei erhöhter Hauttemperatur geboten (z. B. endogen durch Fieber oder exogen durch Wärmeanwendungen). Hierbei wird vermehrt Wirkstoff abgegeben und es könnte eine Opiatintoxikation drohen.

Die Behandlungsmöglichkeiten über Medikamente hinaus, gleichen im Prinzip den Interventionen bei Nicht-Demenzpatienten. Es gelten die gleichen Behandlungsmöglichkeiten wie Kälte-Wärme-Anwendungen, Massage, elektrischer Strom usw. Wenn Kälteanwendung gut tut, dann weist das mit hoher Wahrscheinlichkeit auf Schmerzen hin, da die meisten Demenzpatienten Kälte unter normalen Umständen nicht mögen. Zur Schmerzbehandlung können auch Beweglichkeit, Kraft und Ausdauer verbessert werden (z. B. Hockergruppe in Institutionen). Allerdings zeigt die Erfahrung, dass Menschen mit Schmerzen passive Maßnahmen bevorzugen, weil sie Angst haben, durch die Bewegung die Schmerzen zu verstärken.

Die Aufmerksamkeit muss vom Schmerzerleben abgelenkt werden, grundsätzlich muss eine positive emotionale Verfassung gefördert werden. Das kann durch Vermittlung von Zuversicht und Trost geschehen. Darüber hinaus sollen schöne und entspannende Erfahrungen ermöglicht werden. Außerdem sollten die Patienten bei der Körperhaltung und Sitzposition unterstützt werden, die ihnen ein möglichst schmerzfreies Agieren erlaubt.

Fallbeispiel

Eine 78-jährige Patientin mit fortgeschrittener Demenz und Schenkelhalsfraktur kam zur weiteren Rehabilitation in unsere Klinik. Sie wurde insbesondere bei den morgendlichen Pflegehandlungen trotz Schmerzmedikation sehr aggressiv und ließ sich nicht waschen. Für solche Patienten kommt bei uns eine geronto-psychiatrisch ausgebildete Altenpflegerin zum Einsatz, der mehr Zeit pro Patient zur Verfügung steht als den Stationsschwestern. Sie nahm zunächst mit den Angehörigen Kontakt auf und erfuhr mittels eines Biografiebogens, dass die Patientin Mozart liebt und Musik schon während ihrer Berufstätigkeit als Lehrerin gezielt zur Entspannung genutzt hat. Von da an konnte die morgendliche Pflege mit der entsprechenden Musik und einer validierenden Grundhaltung für alle Beteiligten weitaus stressloser durchgeführt werden.

Literatur

1. Basler, H. D., Hesselbarth, S., & Schuler, M. (2004): Schmerzdiagnostik und -therapie in der Geriatrie. Teil 1: Schmerzdiagnostik. Schmerz: 18: 317–326.
2. Basler, H. D., Grießinger, N., Hankemeier, U., Märkert, D., Nikolaus, Th., & Sohn, W. (2005): Schmerzdiagnostik und -therapie in der Geriatrie. Teil 2: Schmerztherapie. Schmerz: 19: 65–73.
3. Basler, H., Hüger, D., Kunz, R., Luckmann, J., Lukas, A., Nikolaus, T., Schuler, M. (2006): Beurteilung von Schmerz bei Demenz (BESD). Der Schmerz 20: 519–526.
4. Cole, L. J., Farrell, M. J., Duff, E. P., et al. (2006): Pain sensitivity and fMRI pain-related brain activity in Alzheimer's disease. Brain 129: 2957–2965.
5. Handel, E. (Hrsg.) (2009): Praxishandbuch ZOPA; Zurich Observation Pain Assessment-Schmerzeinschätzung bei Patienten mit kognitiven und/oder Bewusstseinsbeeinträchtigungen. Bern. Verlag Hans Huber.
6. Hardt, R. (2006): Besonderheiten der Schmerztherapie im fortgeschrittenen Lebensalter. NeuroGeriatrie 3 (2): 57–62.
7. Kovach, C. R., Griffie, J., Muchka, S., Noonan, P. E., & Weinman, D. E. (2000): Nurses' perception of pain assessment and treatment in the cognitively impaired elderly: It's not a guessing game. Clinical Nurse Specialist, 14 (5): 215–220.
8. Kunz, R. (2011): Schmerzmanagement bei älteren und kognitiv beeinträchtigten Menschen. In: M. Kojer & M. Schmidl (Hrsg.): Demenz und Palliative Geriatrie in der Praxis. Wien: Springer-Verlag.
9. Lautenbacher, S., Kunz, M., Mylius, V., Scharmann, S., Hemmeter, U., & Schepelmann, K. (2007): Mehrdimensionale Schmerzmessung bei Demenzpatienten. Der Schmerz 21: 529–538.
10. Scherder, E. J. (2000): Low use of analgesics in Alzheimer's disease: possible mechanismens. Psychiatry 63: 1–12.

11. Schuler, M. (2010): Schmerzassessment bei Menschen mit Demenz. Geriatrie-Report 03: 14–17.
12. Shega, J. W., Hougham, G. W., Stocking, C.-B., et al. (2004): Pain in community-dwelling persons with dementia: frequency, intensity, and congruence between patient and caregiver report. Journal Pain Symptom Manage 28: 585–592.
13. Warden, V., Hurley, A., Volicer, L. (2003): Development and Psychometric Evaluation of the Pain Assessment in Advanced Dementia (PAINAD) Scale. Journal of the American Medical Directors Association 4: 9–15.
14. Wojnar, J., Bruder, J. (1995): Schmerz und psychische Störungen im Alter. Zeitschrift für Gerontologie und Geriatrie, 28: 369–373.

8 Demenz am Lebensende

Da die Kommunikation mit den Kranken am Lebensende sehr eingeschränkt ist, gestalten sich sämtliche Versorgungsbereiche schwierig. Die Ernährung in der letzten Lebensphase bzw. am Lebensende ist nicht das einzige Problem, die palliativ-medizinische und pflegerische Versorgung von Menschen mit Demenz ist aus verschiedenen Gründen nicht optimal [19]. Das betrifft nicht nur die Versorgung, sondern auch die Diagnostik von Schmerzen, Stressbelastung und Lebensqualität in der letzten Lebensphase [14].

8.1 Demenz als terminale Erkrankung

Demenzverläufe unterscheiden sich erheblich von anderen terminalen Erkrankungen, deshalb ist eine Prognose zum Lebensende bzw. die Entscheidung, ab welchem Zeitpunkt sich ein Patient im Sterbeprozess befindet, immer mit Unsicherheit verbunden. Fakt ist, dass das Todesrisiko in Folge einer Demenz erheblich ansteigt [10]. Die häufigste Todesursache ist die Bronchopneumonie. Weitere häufige Komplikationen sind bei vielen immobilen Demenzpatienten Dekubiti, delirante Zustände und chronische Schmerzen. Risikofaktoren sind [13]: höheres Alter und männliches Geschlecht, Komorbidität (u. a. Bluthochdruck, Herzinsuffizienz, verminderte Vitalkapazität), zusätzliche Stressbelastung (Krankenhausverlegungen), somatische Symptome (u. a. Tachykardie, Ateminsuffizienz, Gewichtverlust) und neuropsychiatrische Symptome. Die Demenz ist als äußert maligne Erkrankung zu bewerten. Dementsprechend müssen die Prinzipien einer palliativen Versorgung greifen, auch wenn die Phase der palliativen Pflege weitaus länger ist als die sechs Monate, die als Richtgröße für eine Hospizeinweisung (z. B. bei Tumorpatienten) gilt. Allen et al. [4] gehen von zwei bis drei Jahren aus, ein Zeitraum, der oftmals der Aufenthaltsdauer in einer stationären Einrichtung bis zum Tod entspricht.

Folgende Symptomgruppen und Verhaltensweisen können nach Abbey et al. [1; 2] und Shuster [25] die terminale Phase der Erkrankung (Zusammenfassung von Radzey [23, S. 9]) anzeigen.

- Es gibt oft eine progressive Verschlechterung des Gedächtnisses, woraus eine verstärkte Verwirrung und Desorientierung resultiert.
- Sprache und die Fähigkeit, zu kommunizieren, verschlechtern sich oft bis zu dem Punkt, an dem die Person nur noch zusammenhangslos spricht oder vollkommen verstummt.
- Es kann zu Verhaltensveränderungen kommen, die dazu führen, dass eine Person aggressiv wird, schreit oder sich völlig passiv und ruhig, immobil und abwesend verhält.

- Die Fähigkeit oder das Verlangen der Person, sich fortzubewegen, kann sich bis zur Bettlägerigkeit verschlechtern.
- Die Fähigkeit der Person zur Selbstpflege verringert sich drastisch und führt letztendlich zu einer völligen Pflegebedürftigkeit.
- Die Fähigkeit zur selbstständigen Nahrungsaufnahme verschlechtert sich allmählich und steht oft in Verbindung mit Schluckbeschwerden und einem steigenden Aspirationsrisiko. Meist folgt ein rapider Appetitverlust.
- Andere mögliche Komplikationen umfassen Harn- und Stuhlinkontinenz, Muskelatrophien und -kontrakturen, steigende Anfälligkeit für ein Delirium, wiederkehrende Infekte, Lungenentzündung, Verschlechterung des Hautzustandes und Dekubiti. Delirien können zu erhöhter Unruhe führen.

8.2 Sterbeprozess – Patientenwille und/oder Angehörigenwille

Neben der Entscheidung, ob der Sterbeprozess bereits eingesetzt hat und bestimmte medizinische Maßnahmen überhaupt indiziert sind, befinden sich Ärzte in dem Spannungsfeld zwischen dem tatsächlichen oder vermeintlichen Patientenwunsch auf ein würdevolles und selbstbestimmtes Sterben und den Wünschen und Vorstellungen der Angehörigen, die oftmals beim Fehlen von Patientenverfügungen oder unzureichender Spezifität der Patientenverfügungen die Behandlungsentscheidungen treffen müssen. Hier zeigen sich vollkommen unterschiedliche Motive und Einstellungen von Angehörigen, die von Vorstellungen, den Tod als Erlösung zu begreifen, bis hin zum Nichtloslassen, reichen können. Letzteres kann zu großen Konflikten führen, wenn die Erfolgsaussicht einer Behandlung vom behandelnden Arzt bzw. Behandlungsteam als sehr gering eingeschätzt wird, der Angehörige aber auf sämtliche medizinische Maßnahmen zur Lebenserhaltung besteht. Nicht zu unterschätzen sind die Schuldgefühle und die Hilflosigkeit, die den Angehörigen beim Einstellen von lebensverlängernden Maßnahmen plagen. Aufgrund dieser Hilflosigkeit wird u. U. auf medizinische Maßnahmen gedrängt, die letztendlich wenig zur Lebensqualität und nur wenig zur Lebensverlängerung beitragen. Auf der anderen Seite werden Maßnahmen (starke, opiathaltige Schmerzmittel) abgelehnt, die zwar eine Lebensverkürzung zur Folge haben könnten, aber die Lebensqualität erheblich steigern können. Einem geliebten Menschen beim Sterben zusehen zu müssen, übersteigt die Kräfte vieler Angehöriger. Das ist vermutlich auch ein Grund, warum viele Angehörige auf eine Notfallverlegung von zu Hause oder einem Pflegeheim in ein Krankenhaus beharren, auch wenn es der Lebensqualität des Patienten nicht zuträglich ist.

Der Sterbeort variiert stark zwischen unterschiedlichen Ländern. In der BRD versterben etwa 40 % der Patienten mit Demenz in Krankenhäusern und bis zu 25 % in Pflegeheimen. Eine verbesserte Versorgung am Lebensende „ohne unnötige Akutverlegungen in Krankenhäuser“

wäre u. a. durch den Einsatz von ambulanten, palliativmedizinischen Behandlungsteams für Zuhause oder in Pflegeeinrichtungen möglich [14]. Dennoch werden auch viele Menschen zu Hause in der letzten Lebensphase von ihrem Hausarzt betreut. Hierzu ist eine verbesserte Diagnostik und Prognostik der präterminalen Lebensphase, die ausreichende Unterstützung von Angehörigen während des Sterbeprozesses und eine frühzeitige Beratung und Planung der gewünschten Versorgung im Rahmen von Patientenverfügungen wünschenswert.

8.3 Indikation von lebensverlängernden Maßnahmen – Entscheidungshilfen

Eine der schwierigsten Entscheidungen in der letzten Lebensphase bei Demenz ist der Einsatz einer perkutanen endoskopischen Gastrostomie (PEG) zur künstlichen Ernährungs- und Flüssigkeitszufuhr. Kaum ein Thema ist emotional so besetzt wie die künstliche Ernährung. Nicht nur Laien haben die Vorstellung, dass Patienten, denen eine solche künstliche Ernährung vorenthalten wird, qualvoll verhungern und verdursten müssen. Sieht man sich aber andererseits die mehr oder minder differenzierten Patientenverfügungen an, steht der Verzicht auf künstliche Ernährung in der letzten Lebensphase meist an erster Stelle.

Der erste Schritt zur Durchführung einer ärztlichen Maßnahme ist die medizinische Indikation, die anhand aktueller wissenschaftlicher Daten zu beurteilen ist. Wird die Indikation bejaht, ist in einem zweiten Schritt der Patientenwille zu ermitteln.

In Hinblick auf die Indikation für eine Sondenernährung geht es um folgende Fragen [8; 9]: Welches Therapieziel wird mit der zur Diskussion stehenden Maßnahme angestrebt? Ist das angestrebte Therapieziel mit dieser Maßnahme mit einer realistischen Wahrscheinlichkeit zu erreichen? Wann und unter welchen Bedingungen ist eine erneute Überprüfung der Entscheidung angezeigt?

Synofzik und Marckmann [26] haben einen praxisbezogenen krankheitsübergreifenden Entscheidungsalgorithmus entwickelt, dem ethische Prinzipien des ärztlichen Handelns zugrunde liegen: 1) Prinzip des Wohltuns, 2) Prinzip des Nichtschadens und 3) Prinzip des Respekts der Autonomie. In diesem wohldurchdachten Modell ist nicht das Krankheitsbild entscheidend, sondern das individuelle Nutzen- und Schadensverhältnis.

Zunächst stellen die Autoren die Notwendigkeit einer interdisziplinären Fallkonferenz (Ärzte, Therapeuten, Pflegeberufe) zur individuell zugeschnittenen Nutzen-Schaden-Evaluation vor. Neben der Berücksichtigung von einander unabhängigen Prognosefaktoren bezüglich der Überlebenszeit, wie hohes Alter, fortgeschrittene Demenz, Pneunomie, Schluckstörung, Multimorbidität und Aspirationsereignisse, fordern sie eine Einschätzung, ob die erreichbaren Behandlungsziele auch tatsächlich für den Patienten in seiner jeweiligen Lebenssituation erstrebenswert und die Maßnahmen somit indiziert sind.

Synofziki und Marckmann [26] stellen vier Szenarien vor.

Der Nutzen ist größer als der Schaden

Das könnte bei einem Patienten mit leicht bis mäßiger Demenz der Fall sein, der jetzt zusätzlich einen Schlaganfall erlitten hat und vorher noch nicht unter einer Schluckstörung litt. In diesem Fall ist eine neue Schluckstörung potenziell reversibel und somit kann die PEG-Anlage zur zeitlichen Überbrückung der Nahrungs- und Flüssigkeitszufuhr von großem Nutzen sein [vgl. auch 8].

Bei unsicherer Prognose macht es Sinn mit der PEG-Behandlung zu beginnen und kontinuierlich den Zustand zu überprüfen. Sollte sich der Zustand nicht verbessern, sollte die PEG-Ernährung abgebrochen werden [vgl. 8].

Auch nach dem Leitfaden des Bayrischen Landespflegeausschusses [9] sollte eine künstliche Ernährung eingestellt werden, wenn die Belastung in Folge der Sondenernährung die möglichen Vorteile (mehr Lebensqualität) für die Patienten übersteigt und letztendlich „ein perspektivloses Leiden unnötig verlängert" [8, S. 19 – Entscheidungshilfe für Angehörige] wird. Dabei ist die Einstellung der künstlichen Ernährung aufgrund des Patientenwillens nach geltendem Strafrecht nicht als aktive Sterbehilfe zu werten und somit als passive Sterbehilfe nicht strafbar [9]. Eine nicht indizierte künstliche Ernährung ist ein Kunstfehler, ein ärztlicher Heileingriff oder das Aufrechterhalten derselben kann ohne Einwilligung des Patienten bzw. dessen Stellvertreter eine strafbare Körperverletzung sein [9].

Der Nutzen entspricht dem Schaden

Für Patienten, die sich beispielsweise im „Persistent Vegetativ State" befinden, steht die Wirksamkeit einer PEG-Ernährung außer Frage, damit ist das Überleben für viele Jahre gesichert. Doch ob diese Maßnahme dem Patienten auch einen Nutzen bietet, ist umstritten.

Der Schaden überwiegt den Nutzen

Als Beispiel nennen die Autoren einen hochaltrigen Patienten mit schwerer Hirnblutung. Die Anlage einer PEG vermag, die Lebenszeit um einige Monate zu verlängern, wenn aber die Lebensqualität aufgrund der ausgedehnten Gehirnverletzung stark eingeschränkt ist, wird der Patient vom Weiterleben nur geringen Nutzen haben. Dem stehen Schäden (Dekubiti, Schmerzen, Infektionen, psychischer Leidensdruck) gegenüber, sodass hier von einer PEG abgeraten werden sollte.

Dieses Beispiel muss jedoch differenzierter betrachtet werden. Es ist durchaus möglich, dass ein hochaltriger Mensch, der vor dem cerebralen Ereignis kognitiv rüstig und weitgehend selbstständig war, von einer PEG profitieren könnte. Hier könnte der unter Punkt 1 beschriebene Weg sinnvoller sein.

Kein Nutzen

Für schwere Demenzen führen die Autoren an, dass es keine Evidenz dafür gibt, dass die Anlage einer PEG das Überleben verlängert, oder die Lebensqualität bzw. auch den funktionalen

Status verbessert bzw. erhält, Aspirationspneumonien und Mangelernährung verhindert oder lindert [vgl. 8]. Volicer [28] zeigt zudem die Risiken bei einer PEG-Anlage auf, wie Abzess, Faszitis oder Myositis. Zudem werden teilweise Fixierungsmaßnahmen zur Sicherung der Sonden durchgeführt, die eine zusätzliche Belastung für den Patienten darstellen. Weitere Nachteile sind sicherlich der Verlust der Freude am Essen und eine Verringerung der pflegerischen Zuwendung. Bei diesen Patienten soll auf eine PEG-Anlage verzichtet werden, auch wenn es den Tod des Patienten zur Folge hat. Unabdingbar ist aber eine angemessene Pflege- und Palliativversorgung [vgl. 8, 19].

Erst wenn die medizinische Indikation für eine bestimmte Maßnahme gegeben ist oder mit ausreichender Wahrscheinlichkeit angenommen werden kann, stellt sich die Frage nach dem aktuellen, vorausverfügten oder mutmaßlichen Willen des Patienten [9]. Hier soll die Leitvorstellung einer partizipativen Entscheidungsfindung greifen. Es sollten also Arzt und Patient (im Falle einer Einwilligungsunfähigkeit dessen Stellvertreter) gemeinsam entscheiden. In der Praxis zeigt sich allerdings oft, dass der Hausarzt bei im Krankenhaus stattfindenden Entscheidungsprozessen selten miteinbezogen wird [8].

Bei unklaren Verläufen bzw. Prognosen und schwerer Einschätzbarkeit des Nutzen-Schaden-Verhältnisses kann der Rückgriff auf die Patientenpräferenz für die Entscheidung einer PEG ausschlaggebend sein.

8.4 Ermittlung des Patientenwillens

Zunächst gilt der Grundsatz, dass bei allen Entscheidungen der Patientenwille an oberster Stelle steht. Dabei hat der aktuelle Wille des Betroffenen Vorrang vor dem vorausgefügten Willen. Kann er diesen nicht äußern, sind gerade bei Menschen mit schwerer Demenz Beobachtungen aus dem Alltag, Spontanäußerungen und die achtsame Beobachtung von nicht sprachlichen Antworten durch Gestik, Mimik oder Körperhaltung wichtig. Fachwissen und die gemeinsame Auswertung der gemachten Beobachtungen zwischen Pflegenden, Angehörigen und Ärzten sind dabei notwendig [vgl. 12]. Oftmals ist der aktuell festzustellende Wille in der Praxis nicht eindeutig und kann sehr unterschiedlich bewertet werden. Ziehen sich Patienten Kanülen oder Nasensonden, wird das womöglich von Angehörigen als eine klare Willensbekundung gegen die künstliche Ernährung eingeschätzt, obwohl es einfach nur Unwohlsein (Juckreiz, Fremdkörper, der schmerzt) ausdrückt. In diesem Falle greift wieder die initiale Nutzen-Schaden-Abwägung einer interdisziplinären Fallkonferenz.

Neben der Ermittlung des aktuellen Willens ist die Ermittlung des vorausgefügten bzw. mutmaßlichen Willens notwendig. Die Praxis zeigt, dass entweder keine Patientenverfügung vorliegt oder die Angaben sehr unspezifisch verfasst wurden und dann nicht so ohne Weiteres auf die Krankheitssituation anwendbar sind. Patientenverfügungen sind rechtlich bindend, wenn sie auf die aktuelle Situation anwendbar sind. Das ist aber das Hauptproblem.

Weder Verfügende noch ihre Stellvertreter sind ausreichend über die für die jeweiligen Krankheitssituationen zur Verfügung stehenden Behandlungsoptionen sowie deren Ziele und Grenzen informiert. Sie kennen oft nicht die vielfältigen Möglichkeiten zur Leidenslinderung und zur Verbesserung der Lebensqualität am Lebensende im Rahmen einer Palliativpflege. Eine große Angst besteht davor, dass ein geliebter Mensch verhungern und verdursten muss. Dies wird auch von vielen Professionellen der pflegerischen oder ärztlichen Zunft so gesehen, was nach De Ridder [11] auch an anderen Faktoren wie Personalknappheit in Pflegeheimen oder wenig durchdachten Ernährungsrichtlinien des Medizinischen Dienstes liegt. Wenig hilfreich ist in diesem Zusammenhang die durchaus gerechtfertigte Veröffentlichung von Missständen in Institutionen, die aber undifferenziert über verhungernde Pflegebedürftige berichten. Auch Ärzte sind sich der palliativmedizinischen Behandlungsmöglichkeiten nicht immer bewusst. Nicht selten werden dann die Angehörigen unter Druck gesetzt, einer PEG-Anlage zuzustimmen, obwohl der Betroffene sich immer dagegen ausgesprochen hat.

Liegt keine Patientenverfügung vor, muss der mutmaßliche Wille des Patienten rekonstruiert werden, auch mit entsprechender Aufklärung und Beratung der Stellvertreter. Gesprächsinhalte und Entscheidungen sollten sorgfältig dokumentiert werden [9].

Im Leitfaden des Bayerischen Landespflegeausschusses [9] wird außerdem darauf hingewiesen, dass die ärztliche Entscheidung einer fehlenden Indikation für Angehörige emotional entlastend sein kann, da sie dann nicht schuld am Ableben sind. Anderseits erfordert diese Vorgehensweise den Mut, die rechtliche Verantwortung für die Entscheidung zu übernehmen. Ist eine Maßnahme aber indiziert und konnten keine ausreichenden Anhaltspunkte für die Ermittlung des aktuellen oder mutmaßlichen Willens erfasst werden, ist dem Lebensschutz Vorrang zu geben [9].

Gibt es in diesem Falle keinen Konsens mit dem Patienten bzw. dessen rechtlichem Vertreter, ist das Betreuungsgericht einzuschalten.

Eine regelmäßige Überprüfung der Indikation ist unabdingbar.

Fallbeispiel

Frau K. erlitt mit 89 Jahren einen linksseitigen Apoplex mit globaler Aphasie, einer schweren Apraxie und einer beinbetonten Hemiparese rechts. In den wenigen wachen Phasen war Frau K. freundlich zugewandt und lächelte die Pflegekräfte an. Ansonsten bestand keinerlei Eigenaktivität, Frau K. konnte nicht frei sitzen, das Sprachverständnis war erheblich eingeschränkt, eine Kommunikation nicht möglich. Zusätzlich bestand eine ausgeprägte Schluckstörung, wobei nach einer Woche logopädischer Behandlung eine leichte Verbesserung zu verzeichnen war, die Pat. konnte aber dennoch nicht ausreichend mit Nahrung und Flüssigkeit versorgt werden. Nach einer Woche zeigte sie Aktivitäten in der rechten Hand.

Der Fremdanamnese war zu entnehmen, dass Frau K. bereits seit mehreren Jahren an einer Demenz litt, sie konnte aber im häuslichen Bereich mit dem Einsatz einer ambulanten Pflegestation versorgt werden. Frau K. sprach nur noch wenig, schlief tagsüber sehr viel und erkannte zwar noch ihre Tochter, aber nicht mehr die Enkel. Sie war in ihrer Wohnung noch mobil, saß gerne auf ihrem Balkon und machte insgesamt einen ausgeglichenen Eindruck. Sie musste zum Essen und Trinken motiviert werden, weil sie es sonst vergessen hätte. Es bestand aber keine Schluckstörung.

Frau K. hatte in ihrer Patientenverfügung, die drei Jahre zuvor erstellt wurde, verfügt, dass sie im Falle einer schweren Erkrankung (auch Hirnerkrankung) keine lebensverlängernden Maßnahmen wie künstliche Ernährung, künstliche Flüssigkeitszufuhr oder Wiederbelebungsmaßnahmen wünsche.

Das geriatrische Team kam zu dem Entschluss, dass in dieser Phase der Einsatz einer PEG mehr Nutzen als Schaden bringen würde, zumal die positiven affektiven Äußerungen der Patientin als Lebenswille gedeutet wurden.

Die Familie der Patientin, insbesondere die Tochter, die eine Vorsorgevollmacht für alle Bereiche hatte, war der festen Überzeugung, dass ihr früher geäußerter Wille noch Geltung hat und sprach sich entgegen der Teamempfehlung gegen die PEG-Ernährung aus.

Es wurde eine palliative Versorgung (siehe nachfolgendes Kapitel) unter Einbezug der Angehörigen (waren tagsüber im Krankenhaus) eingeleitet, die Patientin verstarb nach zwei Wochen.

Dieses Fallbeispiel soll verdeutlichen, wie viele Faktoren bei einer „konkreten Situation“ eine Rolle spielen können [vgl. 8].

Die Entscheidung, ob der früher geäußerte Wille noch gültig ist, wird umso schwieriger, wenn bestimmte Äußerungen oder Verhaltensweisen von Patienten als Anzeichen auf einen Lebenswillen hindeuten. Eine Arbeitsgemeinschaft der Deutschen Gesellschaft für Palliativmedizin (DGP) bezieht sich in diesem Aspekt auf eine Stellungnahme des Nationalen Ethikrates [21] und fordert, dass die Patientenverfügung „Bezug auf evtl. Anzeichen von Lebenswillen im Zustand der Demenz“ nimmt und „deren Entscheidungserheblichkeit“ ausschließt. Hier ist aber zu bedenken, dass sich wohl kaum jemand in gesunden Zeiten vorstellen kann, was es bedeutet, mit einer fortgeschrittenen Demenz zu leben und trotz starker Einschränkungen und Pflegebedürftigkeit noch Lebensqualität empfinden zu können [12].

Die Äußerungen der Patientin im o. g. Beispiel können sowohl als Lebenswille als auch als spontane Äußerung von Dankbarkeit für die Zuwendung und Begleitung in ihrer letzten Lebensphase gedeutet werden.

Kaum ein Patient kann sich konkrete Situationen, wie oben beschrieben, vorstellen. Deshalb ist eine ausführliche Beratung, die eine Meinungsbildung und reflektierten Umgang mit

Krankheit, Behandlungsmöglichkeiten und Grenzen und letztendlich Sterben fördern, wichtig. Darüber hinaus sollte eine Patientenverfügung in Kombination mit einer Vorsorgevollmacht erfolgen. Idealerweise wird der Bevollmächtigte bei der o. g. Beratung hinzugezogen. Es ist wichtig, sich mit dem Menschen über Behandlungswünsche oder -grenzen auseinanderzusetzen, der letztendlich den Patientenwillen später vertreten soll.

8.5 Krankenhausverlegungen in der letzten Lebensphase vermeiden

Eine Nutzen-Schaden-Analyse unter Berücksichtigung des Patientenwillens könnte auch für die Entscheidung, wie der Patient in seiner letzten Lebensphase versorgt werden soll, greifen. Auch hier sollte die Lebensqualität im Vordergrund stehen, denn es stellt sich die Frage: Wie viel Lebensqualität hat ein Mensch, der aufgrund gehäufter Infektionen ständig zwischen Krankenhaus und Pflegeheim bzw. Zuhause pendelt?

Die Risiken bei einer Krankenhauseinweisung sind nicht zu unterschätzen. U. a. kommt es zu einer verstärkten Verwirrtheit beim Umgebungswechsel, bei Stürzen, nosokomiale Infektionen oder Nahrungsverweigerung.

Erschwerend kommt hinzu, dass nach Perrar [22] somatisch ausgerichtete Krankenhäuser nicht für die Aufnahme von Menschen mit fortgeschrittener Demenz geschult sind, sodass oftmals nach Verbesserung des körperlichen Zustands eine Einweisung in die Psychiatrie veranlasst wird. Es entsteht ein Kreislauf, der nur noch wenig Nutzen für den Patienten erkennen lässt.

Pneumonien sind die Todesursache Nummer eins bei Patienten mit schwerer Demenz [13]. Die Datenlage über eine Lebensverlängerung durch Antibiotika im Endstadium einer Demenz ist kontrovers, nach Fuchs et al. [15] können wiederkehrende Infektionen meist nicht vermieden werden und es kann häufig keine Lebensverlängerung und keine Lebensqualitätverbesserung in der Terminalphase erreicht werden. Nicht zu vergessen sind die Nebenwirkungen von einer Antibiotikatherapie und die Belastung durch diagnostische Maßnahmen.

Eine Studie [20] ergab, dass im Falle einer Infektion in den Niederlanden nur 0,3 % der Heimbewohner in ein Krankenhaus zur intravenösen Therapie eingeliefert wurden, während in den USA 22 % der Heimbewohner eingewiesen wurden. Im ersten Monat starben in den Niederlanden mehr Patienten, nach drei Monaten war die Überlebensrate jedoch nahezu identisch. Die Autoren [20] empfehlen daher eine kurative Behandlung ohne Kliniktransfer oder eine symptomatisch-palliative Behandlung.

8.6 Erfassung der Lebensqualität am Lebensende

Für eine fundierte Nutzen-Schaden-Analyse bei jeder Intervention ist die Einschätzung von Schmerzen, Stressbelastung und Lebensqualität notwendig [vgl. 14].

Neben der bereits vorgestellten Skala zur Beurteilung von Schmerzen bei Demenz (BESD [7]) hat sich nach Förstl & Kleinschmidt [14] die Mini-Suffering State Examination (MSSE) bewährt.

	Kriterium
1	Unruhig
2	Schreien
3	Schmerzen
4	Decubitus
5	Malnutrition
6	Probleme mit dem Essen
7	Invasive Eingriffe
8	Medizinisch instabil
9	Leidet aus medizinischer Sicht
10	Leidet aus Ansicht der Angehörigen

Es wird für jedes Kriterium ein Punkt vergeben. 0–3 gilt als geringfügige, 4–6 als mittelschwere und 7–10 als schwere Belastung (modifiziert nach Aminoff et al. [5]).

Tabelle 5: MSSE

Gerade zur Einschätzung von Punkt 9 und 10 bedarf es noch weiterer Informationen und auch Konzeptionen hinsichtlich eines möglichen Leidensdrucks auf der einen und Lebensqualität auf der anderen Seite.

Rutenkröger & Boss [24] beschreiben zwei Skalen zur Einschätzung der Lebensqualität, die trotz Mängel in der Durchführbarkeit und Auswertung als praktikabler Weg in die richtige Richtung weisen. Die hier vorgestellte Skala ist ursprünglich in englischer Sprache verfasst, die Übersetzung ist von den Autorinnen durchgeführt und noch keinen weiteren Testverfahren bzw. Validierungsstudien unterzogen worden. Dennoch dürfte ein Blick auf die Items der Skala für die Einschätzung des Leidensdrucks aus medizinischer Sicht sehr hilfreich sein.

Die Discomfort Scale for Dementia of Alzheimer Type (DS-DAT – [17]) ist ein Beobachtungsinstrument, das ursprünglich für das stationäre Setting entwickelt wurde. Trainierte Pflegende sollen über einen Zeitraum von mindestens fünf Minuten den Leidensdruck anhand nachfolgender Fragestellungen (Übersetzung [24, S. 18]) einschätzen:

1. Geräuschvolle Atmung (erschwerte Ein-Aus-Atmung, Atmung erscheint angestrengt, Atmung hört sich laut an, raues Keuchen, anstrengende Versuche um Luft zu holen, Episoden von Kurzatmigkeit, Hyperventilation).

2. Ablehnende Kommunikation (Geräusche mit missbilligender Qualität, konstantes Murmeln mit monotonem Ton, unterschiedliche Geräusche mit definitiv unangenehmen Geräuschen, Ächzen, Wiederholung der gleichen Worte in traurigem Ton, Ausdruck von Leiden, Schmerz).
3. Zufriedener Gesichtsausdruck (ruhiger/angenehmer Gesichtsausdruck, müheloser, entspannter Gesichtsausdruck, friedlicher Gesichtsausdruck).
4. Trauriger Gesichtsausdruck (aufgewühlter Gesichtsausdruck, sieht verletzt, verloren, traurig, einsam, gestresst aus, in sich zusammengesunken, schaut mit glanzlosen Augen, weint).
5. Ängstlicher Gesichtsausdruck (erschrockener Gesichtsausdruck, sieht ängstlich oder aufgeregt aus, erschreckter Gesichtsausdruck mit weit geöffneten Augen).
6. Stirnrunzeln/missbilligender Gesichtsausdruck (Gesicht sieht angespannt aus, ernstes oder missmutiges Aussehen, verärgerter Gesichtsausdruck, zusammengezogene Augenbrauen, hängende Mundwinkel).
7. Entspannte Körperhaltung (offene, freigiebige, erholsame Körperhaltung, eingekuschelt sein, normaler, entspannter Muskeltonus, lehnt sich entspannt zurück).
8. Angespannte Körpersprache (angespannte Extremitäten, Hände wringen, Knie pressen, geballte Faust, angezogene Knie, sieht aus wie in einer anstrengenden/angespannten Position zu sein).
9. Unruhig (unruhige, ungeduldige Bewegungen, verhält sich nervös, rappelig, rutscht hin und her, scheint sich von dem schmerzenden Bereich weg bewegen zu wollen, reibt Körperteile).

Diese Aufzählung dient als Orientierungshilfe. Den Leidensdruck in der letzten Lebensphase so gering wie möglich zu halten, entspricht einem Leitgedanken der palliativen Medizin [6]: „Nicht dem Leben mehr Tage hinzufügen, sondern den Tagen mehr Leben geben."

8.7 Die palliative Versorgung bei Demenzpatienten

Die Entscheidung für oder gegen eine künstliche Ernährung oder Antibiotikagabe ist nicht der Endpunkt einer Behandlung. Sowohl dem behandelnden Arzt und anderen beteiligten Professionen als auch den Angehörigen muss das große Spektrum an palliativmedizinischen und palliativpflegerischen Maßnahmen bewusst sein. Ziel der palliativen Pflege und Behandlung ist die Verbesserung von Lebensqualität und Leidenslinderung und bedeutet den Verzicht auf reine Lebensverlängerung. Dazu gehört, dass physiologische Symptome und insbesondere

Schmerzen kontrolliert werden und Betroffenen und Angehörigen gleichzeitig psychologische, soziale und spirituelle Unterstützung und Begleitung zukommen zu lassen.

Hurley & Volicer [18] haben einen fünfstufigen Interventionsplan für eine Familienkonferenz entwickelt. Ziel ist, Wünsche und Vorstellungen Angehöriger bezüglich der Versorgung und Behandlung in der letzten Phase der Demenz mit der Sicht des Betreuungsteams abzugleichen.

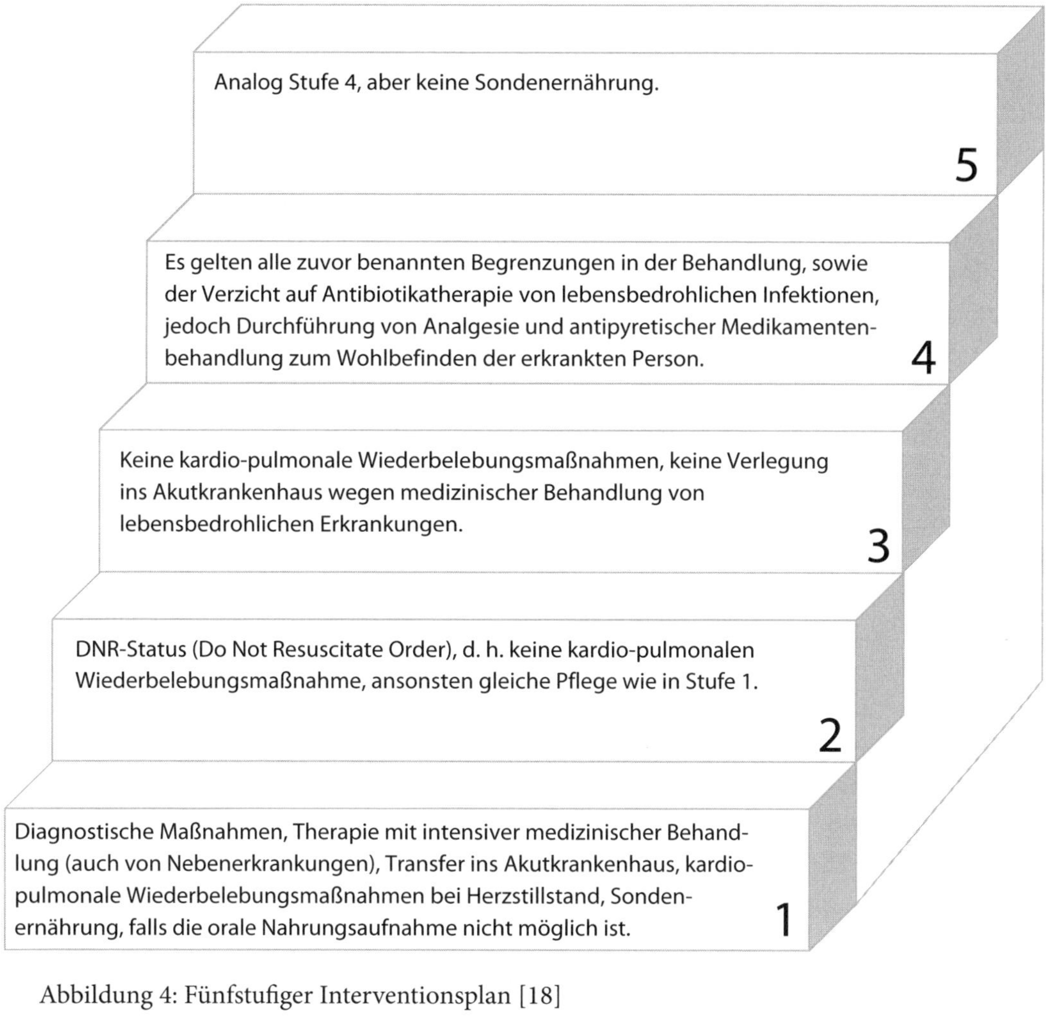

Abbildung 4: Fünfstufiger Interventionsplan [18]

Der Interventionsplan ist als Orientierungs- und Entscheidungshilfe für alle Beteiligten zu begreifen. Es gibt in Deutschland bislang noch keine allgemein akzeptierten Leitlinien zur Palliativversorgung. Eine von ehrenamtlich tätigen Ärzten erstellte Leitlinie für die hausärztliche Palliativversorgung gibt aber umfassende Orientierungs- und Entscheidungshilfen zur

Qualitätssicherung [16]. Nachfolgend werden Empfehlungen zur Palliativbehandlung aufgeführt [vgl. 9; 13; 14; 16]:

- Gabe von Schmerz- und anderen symptomlindernden Medikamenten (z. B. Benzodiazepine bei Angst; Opioide auch bei Dyspnoe) nach den in der Palliativmedizin geltenden Richtlinien bzw. Regeln. Dabei sind die pharmakologischen Besonderheiten bei multimorbiden und hochalten Menschen zu berücksichtigen: Dosisanpassung bei Leber- und Niereninsuffizienz; evtl. paradoxe Reaktionen bei Gabe von Benzodiazepine oder Neuroleptika.
- Sauerstoffgabe sollte nur bei pulmonalen Grunderkrankungen mit nachgewiesener Hypoxie (SAO^2 < 90 %) erfolgen, da die Sauerstoffzufuhr mit entsprechenden Geräten (Nasenbrille, Maske) eine Austrocknung der Mundschleimhaut bewirkt. Das wiederum verstärkt das quälende Durstgefühl.
- Flüssigkeitszufuhr in der Terminalphase sollte sehr zurückhaltend erfolgen, subkutane Infusionen sind aber grundsätzlich auch im häuslichen Bereich anwendbar. Parenteral zugeführte Flüssigkeit kann zu Lungenödem und Atemnot führen.
- Nahrungs- und Flüssigkeitszufuhr kann für Sterbende eine große Belastung sein (z. B. wenn der Magen mit der zugeführten Nahrung nicht zurechtkommt, kann das zu Übelkeit, Erbrechen oder Durchfällen führen), wichtig ist das Stillen von subjektiven Gefühlen wie Hunger und Durst. Die Verringerung von Flüssigkeit und Ernährung hat zur Folge das vermehrt Endorphine ausgeschüttet werden, diese können eine Verringerung von Schmerzen und eine Stimmungsaufhellung bewirken.
- Extrem wichtig ist die Mundpflege, da Sterbende oft von einer Nasal- zu einer Mundatmung übergehen. Dadurch trocknen die Mundschleimhäute aus, es kann zu einem sehr quälenden Durstgefühl kommen. Abhilfe schaffen gefrorene oder warme Lieblingsgetränke (über Sprayflasche verabreichen); säuerliche Säfte oder Zitrusfrüchte (in Form von kleinen Kompressen) regen die Speichelproduktion an; Joghurt oder Butter (als erbsengroßes Stück), Öl (auf Stiltupfer) sorgen für einen Fettfilm im Mund und verhindern Austrocknung; es können auch industrielle Produkte benutzt werden. Wichtig ist die Anleitung der Angehörigen; sie haben dadurch auch das Gefühl, helfen zu können.
- Klinikeinweisungen verhindern.
- Die Mitbetreuung von pflegenden Angehörigen im Rahmen einer Trauerbegleitung ist extrem wichtig. Sie sind Informationsquelle und Entscheidungsträger und müssen in Therapieentscheidungen über Ziele bzw. Grenzen informiert und unbedingt miteinbezogen werden. Dabei sind v. a. potenzielle Schuldgefühle im Rahmen von persönlichen Wertvorstellungen und religiöse Anschauungen (u. a. die Einstellung zum Tod: Wird er als Erlösung oder eher Tragödie aufgefasst?) mit zu berücksichtigen. Angehörige brauchen regelmäßigen Kontakt zu betreuenden Ärzten und in Pflegeeinrichtungen

auch zum Pflegeteam. Gerade Angehörige, die sich entschlossen haben, einen geliebten Menschen in ein Heim zu geben, stehen unter erheblichem emotionalen Druck, der durch eine vertrauensvolle Beziehung zum institutionellen Betreuungsteam gelindert werden kann.

Die Begleitung Sterbender mit Demenz und deren Angehörige erfordert eine hochindividuelle und bedarfsgerechte Planung, die nach Förstl et al. [13; S. 18] zwei Prinzipien folgen muss: „Einerseits eine optimale medizinische Versorgung unter Einsatz aller verfügbaren und angemessenen Mittel. Andererseits der Respekt vor dem Recht eines jeden Menschen auf einen würdigen Sterbeverlauf."

Dabei kann die Devise „weniger ist mehr" durchaus für die Sterbephase gelten, aber „keineswegs für den gesamten Krankheitsverlauf".

Literatur

1. Abbey, J. (2003): Ageing, dementia and palliative care. In: Aranda, S., & O'Connor, M. (Hrsg.): Palliative Care Nursing – A Guide to Practice, 2nd edn. Melbourne: Ausmed, 313–326.
2. Abbey, J. (2006): Palliative Care and Dementia. Alzheimer's Australia.
3. AG „Nicht-Tumor-Patienten" der DGP (2007): Endergebnis vom 28.02./9.7.2007 Palliativversorgung und Demenz. Fuchs, Gehard, Pfisterer, Steurer et al., 1–12 .
4. Allen, R. S., Kwak, J., Lokken, K. L., & Haley, W. E. (2003): End-of-Life Issues in the Context of Alzheimer's Disease. In: Alzheimer's Care Quarterly 4 (4): 312–330.
5. Aminoff, B. Z., et al. (2004): Measuring the suffering of end-stage dementia reliability and validity of the Mini-Suffering-State-Examination. Arch Gerontol Geriatr 38: 123–130.
6. Aulbert, E., & Zech, D. (2005): Lehrbuch der Palliativmedizin. Schattauer Verlag, Berlin.
7. Basler, H., Hüger, D., Kunz, R., Luckmann, J., Lukas, A., Nikolaus, T., Schuler, M. (2006): Beurteilung von Schmerz bei Demenz (BESD). Der Schmerz 20: 519–526.
8. Bartholomeyczik, S., Quasdorf, T., Dinand, C., & Markgraf, R. (2012): Zusammenfassung. In: S. Bartholomeyczik & C. Dinand (Hrsg.): Entscheidungsfindung zur PEG-Sonde bei alten Menschen Problemlagen und Entscheidungshilfe. Frankfurt/Main: Mabuse-Verlag GMbH.
9. Bayerisches Staatsministerium für Arbeit und Sozialordnung, Familie und Sozialordnung, Familie und Frauen (2008): Künstliche Ernährung und Flüssigkeitsversorgung. Leitfaden des Bayerischen Landespflegeausschusses.
10. Dewey, M. E., & Saz, P. (2001): Dementia, cognitive impairment and mortality in persons aged 65 an over living in the community: a systematic review of the literature. In: International Journal of Geriatric Psychiatry 16 (8): 751–761.
11. De Ridder, M. (2010) Wie wollen wir sterben? 3. Auflage. München: Deutsche Verlags-Anstalt.
12. Deutsche Alzheimer Gesellschaft e.V. (2012): Empfehlungen zum Umgang mit Patientenverfügungen. Download www.deutsche-alzheimer.de/index.php?id=37.

13. Förstl, H., Borasio, G. D., Bickel, H., & Kurz, A. (2010): Demenz und Sterben – Aktuelle Probleme in Praxis und Forschung. In Geriatrie Journal 3: 14–18.
14. Förstl, H., & Kleinschmidt, C. (2011): Demenz, Diagnose und Therapie. Stuttgart: Schattauer Gmbh.
15. Fuchs, Gehard, Pfisterer, Steurer et al. (2007): AG „Nicht-Tumor-Patienten" der DGP Endergebnis vom 28.02.2007 Palliativversorgung und Demenz.
16. Haberland, B., Wesling, H., & Müller-Busch, C. (2010): Leitlinien in der Palliativmedizin. Ein Überblick zum Stand der Empfehlungen. In: Angewandte Schmerztherapie und Palliativmedizin. Sonderheft 2 (10): 6–11.
17 Hurley, A. C., Volicer, B. J., Hanrahan, P. A., Houde, S., & Volicer, L. (1992): Assessment of discomfort in advanced Alzheimer patients. In: Research in Nursing & Health 15 (5): 369–377.
18. Hurley, A. C., & Volicer, L. (1999): Caring for Patients mit Advanced Dementia: Implications of Innovative Research for Practice. In Innovations in End-of-Life Care 1 (4) http://www2.edc.org/lastacts/archives/archievesJune 99/featureinn.asp.
19. Kojer, M., & Schmidl, M. (2011): Demenz und Palliative Geratrie in der Praxis. Wien: Springer-Verlag.
20. Koopmans, R. T., Pasman, H. R., & van der Steen, J. T. (2006): Palliative Care in Patients with Severe Dementia. In: Burns, A., Winblad, B.: Severe Dementia. Chistester, West Sussex: John Wiley & Sons, 205–213.
21. Nationaler Ethikrat (2005): Patientenverfügung – ein Instrument der Selbstbestimmung. Stellungnahme 2005.
22. Perrar, K. M. (2006): Symptommanagement: Palliativmedizinische Aspekte. In: DeSSorientiert. „Menschen mit Demenz in ihrer letzten Lebensphase. 02/2006. S. 12–18. Online-Version 19–22.
23. Radzey, B. (2006): Überblick: Diskussionsstand zum Thema: „Menschen mit Demenz in ihrer letzten Lebensphase". In: DeSSorientiert. „Menschen mit Demenz in ihrer letzten Lebensphase. 02/2006: 6–11. Online-Version.
24. Rutenkröger, A., & Boss, C. (2006): Forschung: Menschen bleiben bis zum Ende – Lebensqualität und Einschätzungsinstrumente. In: DeSSorientiert. „Menschen mit Demenz in ihrer letzten Lebensphase. 02/2006: 12–18. Online-Version.
25. Shuster, J. L. (2000): Palliative care for advanced dementia. In: Clinics in Geriatric Medicine 16 (2): 373–386.
26. Synofzik, M., & Marckmann, G. (2007): Perkutane endoskopische Gastrostomie. Ernährung bis zuletzt? Deutsches Ärzteblatt; JG 104, Heft 49: 3390–3393.
27. Synofzik, M. (2007): PEG-Ernährung bei fortgeschrittener Demenz: eine evidenzgestützte ethische Analyse. Nervenarzt 78: 418–28.
28. Volicer, L. (2004): Palliative care in Neurology. Dementia. Voltz, R., et al. (Hrsg.). Oxford: Oxford University Press.
29. Volicer, L., & Bloom-Charette, L. (1999): Assessment of Quality of Life in Advanced Dementia. In: Volicer, L., Bloom-Charette, L.: Enhancing the Quality of Life in Advanced Dementia. Philadelphia: Brummer/Mazel: 3–20.

9 Prävention der Demenz

Prof. Dr. Hans Förstl kommentiert das Buch einer Frühbetroffenen (Helga Rohra, „Aus dem Schatten treten“ [17]): „Diese Geschichte nimmt vorweg, was vielen bevorsteht: Frühdiagnose ohne Ursachenbehandlung; mit der Erkrankung selbstverantwortlich leben – ohne naiven Glauben an ein Wundermittel.“

Mittlerweile setzt sich bei einigen renommierten Demenzforschern die Erkenntnis durch, dass es in absehbarer Zeit keine kurativen Behandlungsmethoden gegen Demenzerkrankungen, allen voran der Alzheimer-Demenz, geben wird. Deshalb ist neben der Verbesserung der Versorgungsstrukturen das Thema Prävention, sowohl als Primär- (Verhinderung des Auftretens) als auch Sekundärprävention (Verhinderung des Fortschreitens) von größter Bedeutung.

9.1 Lebensstil und Demenz

In Hinblick auf die vaskuläre Demenz lassen sich präventive Strategien relativ leicht beschreiben, nämlich alle Maßnahmen, die dem Schutz der Blutgefäße dienen: Gesunde Ernährung, viel Bewegung, kein Nikotin, mäßiger Alkoholgenuss und Kontrolle und ggf. Behandlung von Gewicht, Blutzucker, Blutdruck und Blutfettwerten.

Ein solcher Lebensstil kann sich auch bei Mischformen (Demenz vom Alzheimer-Typ mit zerebrovaskulärer Beteiligung) positiv auswirken.

Ein gesunder Lebensstil schützt womöglich auch vor einer Alzheimer-Demenz. Nachfolgend einige mögliche Risikofaktoren bzw. Schutzfaktoren, die von seriösen Studien gestützt werden. Denn leider kursieren, wie schon bei den vermeintlichen, medizinischen Durchbrüchen bei der Therapie der Alzheimer-Demenz, viele Meldungen zu Schutz- und Risikofaktoren, die nicht belegt sind bzw. sogar gefährlich sein können.

In den nächsten Kapiteln werden Studien und Empfehlungen zur Prävention von Demenzen vorgestellt. Der Fokus richtet sich sowohl auf Minimierung bzw. Ausschaltung gesicherter Risikofaktoren als auch auf Optimierung der Schutzfaktoren [21; 27].

Indirekte Faktoren	Direkte Faktoren	Veränderungen im Gehirn
Nicht beeinflussbare Faktoren: Alter Geschlecht Genetische Veranlagung **Beeinflussbare Faktoren:** Kognitive Aktivität Soziale Aktivität Bildungsstand Körperliche Aktivität Ernährung Genussgifte (Alkohol, Zigaretten) Einnahme von Medikamenten und anderen Substanzen Chronische Krankheiten (arterielle Hypertonie, Diabetes, Depression) Psychologischer Stress	Blutfette (inkl. Cholesterin) Glukose-Stoffwechsel (inkl. Insulin) Blutdruck Körpergewicht „Stoffwechselstress" (z. B. freie Radikale) Hormone	Amyloide Plaques (Alzheimer) Schädigung der kleinen Hirngefäße (vaskuläre Demenz und Mischdemenz) Schädigung der großen Hirngefäße (vaskuläre Demenz und Mischdemenz) Anzahl der Synapsen (Alzheimer) Untergang von Nervenzellen (Alzheimer und vaskuläre Demenzen) Gehirndurchblutung „Plastizität" „Reservekapazitäten"

Tabelle 6: Bekannte Risikofaktoren bei der LKB bzw. Alzheimer-Demenz [21, S. 174]

9.2 Kognitive Aktivitäten

Allgemein lässt sich sagen, dass lebenslanges Lernen oder mit anderen Worten, sich immer wieder neuen geistigen Herausforderungen zu stellen, den Zeitpunkt an einer Demenz zu erkranken, erheblich hinauszögern kann. Die Betonung liegt bei Hinauszögern, da der Hauptrisikofaktor Alter auch bei geistig aktiven Menschen irgendwann zur Entwicklung einer Demenz führen wird, wenn sie nur alt genug werden. Bei geistigen Herausforderungen zählt nicht nur die Schul- und Berufsausbildung, es gibt viele Möglichkeiten, sich geistig aktiv zu halten. Es kommt nicht darauf an, das Gedächtnis im Sinne eines Krafttrainings mit repetiven und gezielten Übungen zu trainieren. Wichtig sind lebenslange geistige Aktivitäten (Erlernen einer Fremdsprache, eines Musikinstruments oder Tanzschritte, Besuche kultureller Veranstaltungen), nur so können die kognitiven Leistungsreserven aufgebaut werden. Nachfolgend einige wissenschaftliche Studien, die sowohl die Chancen als auch Grenzen der geistigen Aktivierung aufzeigen.

- Eine Langzeitstudie, durchgeführt über eine Zeitraum von 65 Jahren in Schottland [25; 26], ergab, dass eine niedrige intellektuelle Leistungsfähigkeit (testpsychologisch ermitteltes Intelligenzniveau) in der Kindheit mit der Diagnose einer Late-Onset-Demenz und einem erhöhten Mortalitätsrisiko im Alter von 76 Jahren assoziiert war. Zu ähnlichen Ergebnissen kamen eine Forschergruppe in Shanghai [31] und die viel zitierte Nonnenstudie von Snowdon et al. [23]. Hier ist vermutlich das Prinzip der kognitiven Reserve wirksam. In dieser Konzeption ist das menschliche Gehirn in der Lage, auf pathologische funktionelle Veränderungen mit Kompensationsmechanismen zu reagieren und die Defizite für einen gewissen Zeitraum auszugleichen. Die Grundsteine dieser Plastizität werden in der Kindheit gelegt und durch lebenslanges Lernen weiter ausgebaut. Aber aufgeschoben ist nicht aufgehoben. Ab einem bestimmten Ausmaß an Zelluntergang ist auch das geschulte Gehirn überfordert und es kommt zu dem Phänomen, dass bei höherem Bildungsniveau die Demenz später einsetzt, aber dafür dann rascher verläuft [vgl. 24].
- Menschen, die über die Lebensspanne hinweg kognitiv aktiv waren, haben einen besseren Schutz vor einer Alzheimer-Demenz, wobei die gegenwärtige, kognitive Aktivität unabhängig von der lebenslangen Aktivität einen Schutzfaktor darstellt [28; 29; 30]. Es lohnt sich also auch noch im Alter, mit geistig anregenden Aktivitäten anzufangen.
- Aktivitäten wie Fremdsprachen lernen, Schach, Bildungsreisen, musizieren, Karten spielen oder Museen besuchen werden in Hinblick auf die Verzögerung demenzieller Verläufe eine hohe Wirkung zugesprochen [30]. Bei der Auswahl ist den individuellen Interessen, Begabungen und allgemeinen Lebensumständen Rechnung zu tragen.
- Kognitive Trainingsprogramme zeigen oftmals positive Effekte in den jeweils trainierten Teilbereichen, die auch teilweise über Jahre stabil bleiben. Es zeigen sich aber kaum Transferleistungen (z. B. Steigerung der Selbstständigkeit im Alltag). Das gilt insbesondere für das Training isolierter Einzelleistungen (z. B. Gehirnjogging). Ein Transfer könnte aber möglicherweise durch das Training alltagsnaher Kompetenzen erreicht werden. Es gibt bislang keinen Nachweis für eine präventive Wirkung von Gedächtnistrainingsprogrammen, die kommerziell angeboten werden [2].
- Zweisprachigkeit (von Kindheit an) kann den Beginn der klinischen Symptomatik einer Demenz um 4 ½ Jahre hinauszögern [24].

9.3 Körperliche Aktivität

Der generelle positive Effekt regelmäßiger Bewegung auf die Gesundheit ist per se schon ein Argument, Menschen jeden Alters im Rahmen ihrer physischen Möglichkeiten zu körperlichen Aktivitäten zu ermutigen. Neben gezieltem aeroben Ausdauertraining (z. B. 30 Minuten Nordic Walking oder schnellem Spazierengehen) ist die Kombination mit vermehrten

Alltagsaktivitäten (Treppensteigen statt Fahrstuhl, Fahrrad statt Auto) sinnvoll. In verschiedenen Studien wurde ein Zusammenhang zwischen regelmäßiger Bewegung und Entwicklung einer Demenz festgestellt:

- Regelmäßige Bewegung senkt das Risiko, an einer Alzheimer-Demenz zu erkranken um 30 bis 40 %. Selbst wenn eine Demenz auftrat, wurde deren Verlauf durch regelmäßige sportliche Betätigung deutlich verlangsamt [11].
- Laurin et al. [12] zeigten, dass eine hohe Bewegungsintensität mit einer höheren Risikoreduktion einhergeht. D. h. je körperlich aktiver ein Studienteilnehmer war, desto geringer war sein Alzheimerrisiko für einen Zeitraum von fünf Jahren.
- Eggermont & Scherder [3] weisen in ihrem Review auf den positiven Effekt körperlichen Trainings auf die Kognition, Alltagskompetenz, die Stimmung und Schlafstörungen bei fortgeschrittener Demenz hin, wobei sich die Alltagskompetenz nur bei Langzeitprogrammen verbessere. Der beste Effekt wurde bei einem Training von mindestens 30 Minuten, inkl. mehrmaliger Spaziergänge in der Woche, erzielt.
- Ein kombiniertes Training von Gedächtnis und Psychomotorik (SimA-Training, [15]) scheint das Demenzrisiko zu senken. Der gleiche Mechanismus ist auch beim Tanzen zu erwarten [22].
- Sport hilft Stress abzubauen; das könnte sich aus einer psychoneuroimmunologischen Perspektive positiv auf den kognitiven Status und somit auf eine Verzögerung des Krankheitsverlaufs auswirken. Kuhlmann et al. [10] zeigten, dass psychosoziale Stressbedingungen den Cortisolspiegel junger, gesunder Männer ansteigen lassen und sich dies negativ auf die Gedächtnisleistungen (freier Abruf) auswirkt.
- Schröder und Pantel [21] gehen davon aus, dass insbesondere aerobe körperliche Aktivitäten, die im mittleren Leistungsbereich einer Person liegen, dem kognitiven Abbau entgegenwirken können. Die Trainingseinheiten sollten mindestens 30 Minuten andauern und mindestens dreimal in der Woche durchgeführt werden. Aber auch unterschiedliche Aktivitäten über den Tag verteilt können wirksam sein. Dabei muss körperliche Überforderung auf jeden Fall vermieden werden; für Menschen, die bislang körperlich inaktiv waren ist ein umfassender Gesundheitscheck notwendig. Auch bei der Auswahl der Sportart sollte ärztlicher Rat eingeholt werden. Neben Joggen, Fahrradfahren und Schwimmen können auch zügige Spaziergänge, Wandern oder Nordic Walking einen guten Effekt erzielen.

Zur Prävention sind also keine sportlichen Höchstleistungen oder tägliches Training notwendig. Dennoch gibt es viele Menschen, die von den o. g. Empfehlungen weit entfernt sind; noch nie gab es so viele übergewichtige Kinder mit altersassoziierten Erkrankungen wie Diabetes. Neben der Ernährung spielt dabei der Bewegungsmangel eine herausragende Rolle. Deshalb ist auch hier im Prinzip lebenslanges „Motivieren“ zur Bewegung und körperliche Betätigung ab dem frühsten Kindesalter notwendig. Dies fördert nicht nur die allgemeine Gesundheit, sondern kann auch die Demenz-Prävention sinnvoll unterstützen.

9.4 Soziale Aktivität

Viele kognitive, aber auch körperliche Aktivitäten gehen mit sozialen Interaktionen einher und ermöglichen soziale Kontakte. Bei anregenden Gesprächen oder Diskussionen läuft das Gehirn auf Hochtouren, es werden viele kognitive Bereiche wie Konzentration, Gedächtnis oder Sprachvermögen gleichzeitig aktiviert. Außerdem spielen sich bei einem Gespräch eine Reihe von Emotionen ab. So kann Ärger freien Lauf gelassen werden oder gemeinsames Lachen das Wohlbefinden steigern. Darüber hinaus kann soziales Engagement, egal ob als Ehrenamtlicher im Fußballverein oder im Hospiz, neben der geistigen Aktivierung zum psychischen Wohlbefinden durch Sinnfindung und dem Gefühl, gebraucht zu werden, beitragen. Studien bestätigen den präventiven Effekt sozialer Interaktion.

- Studien von Wilson et al. [30] oder Fratiglioni et al. [5] weisen auf eine präventive Wirkung sozialer Kontakte bzw. Netzwerke hin. Vermutlich sind hier mehrere Faktoren wirksam. Einerseits ist Einsamkeit und soziale Isolation ein Stressfaktor und auch Risikofaktor für die Entwicklung depressiver Symptome und somit potenziell kognitionsschädigend, andererseits wird über soziale Kontakte ein höheres Maß an kognitiver Stimulation vermittelt.
- Eine groß angelegte Studie [1] mit kognitiv rüstigen, älteren Menschen zeigt, dass die körperliche Fitness älterer Menschen mit der Intensität sozialer Betätigung (z. B. Freunde besuchen oder in einem Verein arbeiten) steigt.

Die o. g. Studien machen deutlich, dass es sich bei effektiven Präventionsstrategien immer um komplexe Gefüge verschiedener biologischer, sozialer und psychologischer Faktoren handelt.

9.5 Ernährung

Die Ernährung kann ebenfalls eine vorbeugende Wirkung bezüglich vieler Erkrankungen und somit auch bei Demenzen entfalten. Es fehlt ganz gewiss nicht an Ernährungsempfehlungen, allerdings werden diese aus den verschiedensten Gründen nicht befolgt. Letztendlich macht es die Menge, und das ist in den westlichen Industriegesellschaften das Hauptproblem. Die Menschen essen zu viel und bewegen sich zu wenig. Nachfolgend einige Studien, die Möglichkeiten und Gefahren von Ernährungsempfehlungen zur Prävention von Demenzerkrankungen aufzeigen:

- Ergebnisse aus Beobachtungsstudien weisen auf einen Zusammenhang mit mediterraner Ernährungsweise und reduziertem Demenzrisiko hin [19; 20 – Studie ging über 14 Jahre, Einfluss anderer Risikofaktoren wie Alter, Geschlecht, Rauchen, Bildungsstand wurden kontrolliert].
- Nach Schröder und Pantel [21] ist der Einfluss einer guten Ernährung auf einzelne Bestandteile wie Vitamine, Fettbestandteile und andere Nahrungselemente zurückzuführen, die antioxidative Eigenschaften haben. Diese Substanzen können freie Radikale neutralisieren und somit den oxidativen Stress reduzieren. Allerdings warnen Schröder und Pantel [21] vor regelmäßiger und hoch dosierter Einnahme von Nahrungsergänzungsmitteln, insbesondere Vitamin E. Nach einer Studie von Miller et al. [13] zeigte sich bei 135.967 Teilnehmern einer Meta-Analyse eine signifikant erhöhte Gesamtmortalität bei der Einnahme von 400 IE Vitamin E pro Tag. Hinsichtlich Omega-3-Fettsäuren (als Nahrungsergänzungsmittel) ist ebenfalls Vorsicht geboten, da Langzeitstudien fehlen.
- Eine gesunde Ernährung wirkt sich auf vaskuläre Risikofaktoren aus.
- Studien zu Übergewicht und Demenzentwicklung zeigen heterogene Ergebnisse. Nach Schröder & Pantel [21] ist ein stark erhöhtes Körpergewicht (Body-Mass-Index BMI über 30 – [9]) im mittleren Lebensalter allgemein ungesund und kann sich auch auf die langfristige geistige Funktionsfähigkeit auswirken. Andererseits ist bei älteren und insbesondere hochbetagten Menschen ein niedriges Gewicht mit einer erhöhten Sterblichkeit assoziiert.
- Es gibt Hinweise darauf, dass leichtgradiger bis mäßiger Alkoholkonsum ein Schutzfaktor ist. Schröder und Pantel [21] weisen auf die Empfehlungen der medizinischen Fachgesellschaften hin. Demnach sollte der Konsum 20 mg reinen Alkohols bei Männern und 10 mg reinen Alkohols bei Frauen nicht überschreiten, mit mindestens zwei abstinenten Tagen pro Woche.
- Es gibt keine eindeutigen Belege für die präventive Wirkung des Kaffeekonsums.

Ernährung ist nicht bloße Kalorienzufuhr bzw. das Beseitigen bestimmter Mangelzustände. Essen ist Lebensstil und im optimalen Fall auch ein sozialer Akt. Essen kann auch zur Frustbekämpfung oder als Trost fungieren. Sich bewusst zu ernähren, muss nicht heißen, auf Leckereien wie den Sonntagsbraten oder auch die Sahnetorte gänzlich zu verzichten. Im Gegenteil: Je umfangreicher und facettenreicher die Ernährung von Kindheit an ist, desto mehr Spielraum bietet sie auch im Erwachsenenalter, sich ausgewogen zu ernähren und die Lebensqualität dabei nicht außer Acht zu lassen.

9.6 Psychischer Stress

Ein weiterer Faktor, der die Lebensqualität erheblich beeinträchtigt und als Risikofaktor für die Entwicklung einer Demenz eingeschätzt werden kann, ist psychischer Stress. Die Operationalisierung von Stress ist sehr kompliziert und ein Zusammenhang kann im Prinzip nur in aufwendigen Langzeitstudien nachgewiesen werden. Potenzielle Stressfaktoren, individuelles Stressempfinden und die Häufigkeit und Dauer von psychischem Stress kann sehr unterschiedlich sein. Allgemein ist davon auszugehen, dass ungeachtet der auslösenden Faktoren, Menschen mit rezidivierenden depressiven Episoden, akuten oder auch posttraumatischen Belastungsstörungen oder auch Burn-out-Syndromen über längeren Zeitraum psychischen Stress ausgesetzt waren oder sind. Chronischer Stress (mögliche Operationalisierung siehe auch Studie von Johansson et al. [8]) ist neben Herzkreislauferkrankungen auch als potenzieller Risikofaktor für die Entwicklung einer Demenz einzuschätzen. Nachfolgend einige Studien, die dies unterstreichen.

- Die Neigung, Stress zu empfinden, stellt ein Risikofaktor für Demenz dar [28]. Personen, die chronischem Stress ausgesetzt sind, haben ein erhöhtes Risiko, an einer Leichten Kognitiven Beeinträchtigung (LKB – als Vorstufe einer Demenz – Anmerkung Autoren) zu erkranken [30].
- Ständige Anspannung (familiär oder arbeitsbedingt) in den mittleren Lebensjahren erhöht das Risiko bei Frauen, an einer Demenz zu erkranken um 65 % gegenüber überwiegend entspannten Frauen. Stress wurde in dieser Studie mit 1.462 Teilnehmern, mit einem mindestens für einen Monat anhaltendem Zustand der Anspannung, Gereiztheit, Schlaflosigkeit, Beklemmungen und Nervosität, definiert [8].
- US-Veteranen mit posttraumatischen Belastungsstörungen erkranken doppelt so häufig an Demenz wie Veteranen ohne posttraumatische Belastungsstörung [16].
- Depressive Störungen werden von einem internationalen Konsortium um Green [7] als Risikofaktoren demenzieller Erkrankungen identifiziert. Das gilt vor allem für depressive Ersterkrankungen, die in das letzte Jahr vor Manifestation der Demenz fallen.
- Eine Längsschnittstudie in Utah [14] ergab, dass pflegende Angehörige Demenzkranker ein sechsmal höheres Risiko haben, eine Demenz zu entwickeln. Die Forscher haben 1.121 Ehepaare über einen Zeitraum von zwölf Jahren untersucht. Diese Studie ist ein Beleg für die negativen Folgen von chronischem, z. T. erheblichem Stress auf die Hirnfunktionen. Deshalb ist die Entlastung pflegender Angehöriger auch hinsichtlich der Prävention von Demenzerkrankungen von enormer Bedeutung (vgl. Kapitel 5.10 – Angehörigenberatung).

- Chronischer Stress erhöht das Hormon Cortisol im Tierversuch, was zum Zelluntergang u. a. im Hippokampus führt [18; 6]. Diese Hirnstrukturen sind wiederum maßgeblich an Gedächtnisfunktionen beteiligt.

Auch wenn es noch nicht viele systematische Untersuchungen dazu gibt, sollte chronischem Stress immer entgegengewirkt werden. Neben sportlicher Betätigung haben sich Entspannungsverfahren wie Progressive Muskelrelaxion, Autogenes Training oder Yoga bewährt. Natürlich ist auch hier auf individuelle Vorlieben und Präferenzen Rücksicht zu nehmen. Manche entspannen sich auch durch Gartenarbeit oder einen Waldspaziergang mit ihrem Hund, andere durch einen Einkaufsbummel. Diese Verfahren bzw. Freizeitaktivitäten sind auch bei anderen chronischen Erkrankungen wie Hypertonie hilfreich.

9.7 Chronische Erkrankungen

Es können eine Reihe chronischer Erkrankungen identifiziert werden, die mit einem erhöhten Demenzrisiko einhergehen.

- Es gibt gesicherte Zusammenhänge zwischen Demenz und arterieller Hypertonie, zerebrovaskulären Erkrankungen und zerebralen Infarkten. Zusammenhänge werden zwischen Demenz und Diabetes mellitus, Hypercholesterinämie, Adipositas, Schädel-Hirn-Traumata und Kopfverletzungen vermutet. Ein jahrelang schlecht eingestellter oder nicht behandelter Hypertonus steigert das Risiko, eine Demenz zu entwickeln, erheblich. Übergewicht, Hypertonus und erhöhter Cholesterinspiegel, auch metabolisches Syndrom genannt, können das Demenzrisiko ebenfalls erheblich steigern [21].
- Nikotinabhängigkeit trägt zur Entwicklung mikroangiopathischer und makroangiopathischer Enzephalopathien bei [21] und ist somit ein Risikofaktor für die Entwicklung einer vaskulären Demenz.
- Studienergebnisse zu erhöhtem Homocystein hinsichtlich des Demenzrisikos werden kontrovers diskutiert [21].

Darüber hinaus gibt es einen Zusammenhang zwischen somatischen Erkrankungen wie COPD, Asthma bronchiale und chronischer Niereninsuffizienz und kognitiven Störungen [4].

Die oben aufgeführten Risikofaktoren, deren Behandlung und Prävention sind nicht nur für Menschen ohne Demenz von Bedeutung. Gerade die Aufklärung und Beratung über sekundär-präventive Strategien (z. B. sportliche Aktivitäten) vermittelt den Demenzpatienten eine gewisse Kontrolle über ihren Demenzverlauf. Das bringt Zuversicht und lindert den Leidensdruck und somit auch den psychischen Stress.

Mit großer Wahrscheinlichkeit vermag keine der o. g. Strategien und Aktivitäten allein das Risiko, an einer Demenz zu erkranken, verringern. Die Faktoren bedingen sich gegenseitig und sind, ganz allgemein gesagt, Bedingungen für ein „erfolgreiches Altern" in körperlicher wie kognitiver Hinsicht.

Literatur

1. Aron, S., Buchmann, M. D., et al. (2009): Association between late life social activity and motor decline in older adults. Arch Inern Med 169 (12): 1139–1146.
2. Ball, K., Berch, D., Helmers, K., Jobe, J., Leveck, M., Marsiske, M., Morris, J., Rebok, G., Smith, D., Tennstedt, S., Unverzagt, F., Willis, S. (2002): Effects of cognitive training interventions with older adults: a randomized controlled trial. JAMA 288: 2271–81.
3. Eggermont, L., Scherder, E. J. A. (2006): Physical activity and behaviour in dementia. A review of the literature and implications for psychosocial interventions in primary care. Dementia: The international journal of social research and practice, Vol. 5 (3): 411–428.
4. Etgen, T. (2011): Behandelbare somatische Risikofaktoren. In: H. Förstl (Hrsg.): Demenzen in Theorie und Praxis. 3. Auflage. Berlin, Heidelberg: Springer-Verlag, S. 317–336.
5. Fratiglioni, L., Paillard-Borg, S., Winblad, B. (2004): An active and socially integrated lifestyle in late life might protect against dementia. Lancet Neurology 3: 343–53.
6. Fuchs, E., Flügge, G. (1998): Stress, glucocorticoids and structural plasticity of the hippocampus. Neuroscience and Biobehavioral Reviews, 23: 295–300.
7. Green, R. C., Cupples, L. A., Kurz, A., Auerbach, S., Go, R., Sadovnick, D., Duara, R., Kukull, W. A., Chui, H., Edeki, T., Griffith, P. A., Friedland, R. P., Bachman, D., Farrer, L. (2003): Depression as a risk factor for Alzheimer disease: the MIRAGE Study. Archives of Neurology 60: 753–9.
8. Johansson, L., Guo, X., Waern, M., Östling, S., Gustafson, D., Bengtsson, C., & Skoog, J. (2010): Midlife psychosocial stress and risk of dementia. A 35-year longitudinal population study. Brain 133 (8): 2217–2224.
9. Kivipelto, M., Hgandu, T., Laatikainen, T., Winblatt, B., Soininen, H., Tuomilehto, J. (2006): Risk score for the prediction of dementia risk in 20 years among middle aged people: a longitudinal, population-based study. Lancet Neurology 5: 735–41.
10. Kuhlmann, S., Piel, M., Wolf, O. T. (2005): Impaired memory retrieval after psychosocial stress in healthy young men. The Journal of Neuroscience, 25 (11): 2977–2982.
11. Larson, E. B., Wang, L., Bowen, J. D., McCormick, W. C., Teri, L., Crane, P., & Kukull, W. (2006): Exercise is associated with reduced risk for incident dementia among persons 65 years of age and older. Annals of Internal Medicine 144: 73–81.
12. Laurin, D., Verreault, R., Lindsay, J., MacPherson, K., & Rockwood, K. (2001): Physical activity and risk of cognitive impairment and dementia in elderly persons. Archives of Neurology 58: 498–504.
13. Miller, E. R., Pastor-Barriuso, R., Dalal, D., Riemersma, R. A., Appel, L. J., Guallar, E. (2005): Meta-analysis: high-dosage vitamin E supplementation may increase all-cause mortality. Annals of Internal Medicine 142: 37–47.
14. Norton, M. C., Smith, K. R., Østbye, T., Tschanz, J. T., Corcoran, C., Schwartz, S., Piercy, K. W., Rabins, P. V., Steffens, D. C., Skoog, I., Breitner, J. C. S., Welsh-Bohmer, K. A. (2010): Greater Risk of

Dementia When Spouse Has Dementia? The Cache County Study. Journal of the American Geriatrics Society Volume 58 (5): 895–900.
15. Oswald, W. D. (2004): Kognitive und körperliche Aktivität. Zeitschrift für Gerontopsychologie und -psychiatrie 17: 147–59.
16. Qureshi, S., Kimbrell, T., Pyne, J., Magruder, K. M., Hudson, T. J., Petersen, N. J., Yu, H. Y., Schulz, P. E., & Kunik, M. E. (2010): Greater Prevalence and Incidence of Dementia in older veterans with posttraumatic stress disorder. Journal of American Geriatrics Society, 58 (9): 1627–1633.
17. Rohra, H. (2011): Aus dem Schatten treten. Frankfurt/Main: Mabuse-Verlag GmbH.
18. Sapolsky, R. (1998): Why Zebras Don't Get Ulcer: An Update Guide to Stress, Stress-related Disease and Coping. New York: W. R. Freeman.
19. Scarmeas, N., Stern, Y., Mayeux, R., Manly, J. J., Schupf, N., Luchsinger, J. A. (2009): Mediterranean diet and mild cognitive impairment. Archives of Neurology 66: 216–25.
20. Scarmeas, N., Luchsinger, J. A., Mayeux, R., Stern, Y. (2007): Mediterranean diet and Alzheimer disease mortality. Neurology 69: 1048–93.
21. Schröder, J., Pantel, J. (2011): Die leichte kognitive Beeinträchtigung. Stuttgart: Schattauer GmbH.
22. Schweizer Alzheimervereinigung (2009): Demenz vorbeugen.
23. Snowdon, D. A., et al. (1996): Linguistic Ability in Early Life. Findings from the Nun Study. JAMA 275 (903): 528–32.
24. Stoppe, G. (2007): Prävention psychischer Erkrankungen im Alter. In: Die Psychiater; 4: 153–158.
25. Whalley, L. J., Starr, J. M., Athawes, R., Hunter, D., Pattie, A., Deary, I. J. (2000): Childhood mental ability and dementia. Neurology 55: 1455–9.
26. Whalley, L. J., Deary, I. J. (2001): Longitudinal cohort study of childhood IQ and survival up to age 76. BMJ 322: 819.
27. Whitehouse, P. J., & George, D. (2009): Mythos Alzheimer. Was sie schon immer über Alzheimer wissen wollten, Ihnen aber nicht gesagt wurde. 1. Auflage. Bern: Verlag Hans Huber.
28. Wilson, R. S., Evans, D. A., Bienias, J. L., Mendes de Leon, C. F., Schneider, J. A., Bennett, D. A. (2003): Proneness to psychological distress is associated with risk of Alzheimer's disease. Neurology 61: 1479–85.
29. Wilson, R. S., Barnes, L. L., Krueger, K. R., Hoganson, G., Bienias, J. L., Bennett, D. A. (2005): Early and late life cognitive activity and cognitive systems in old age. J Int Neuropsychol Soc 11: 400–7.
30. Wilson, R. S., Scherr, P. A., Schneider, J. A., Tang, Y., Bennett, D. A. (2007b): The relation of cognitive activity to risk of developing Alzheimer´s disease. Neurology 69: 1–10.
31. Zhang, M., et al. (1990): The Prevalence of Dementia and Alzheimer's Disease in Shanghai, China: Impact of Age, Gender, and Education. Annals of Neurology 27 (4): 428–37.

10 Leitliniengerechte Diagnostik und medikamentöse Therapie

In diesem Kapitel sollen Kenntnisse zur Diagnostik, Differenzialdiagnostik und Therapie der Demenz vermittelt werden, die eine bestmögliche medizinische Versorgung der Demenzpatienten sowohl im häuslichen als auch im stationären Setting gewährleistet. Diese Ausführungen können dem praktizierenden Arzt behilflich sein, Kardinalsymptome verschiedener Demenzformen oder abgrenzbarer Syndrome wie Delirien oder Depressionen zu erkennen und, wenn die Patienten dazu bereit sind, eine entsprechende Abklärung in die Wege zu leiten oder empfohlene Behandlungen kritisch zu überprüfen und umzusetzen. Ein weiterer Grund für die umfangreiche Zusammenfassung zur leitliniengerechten Diagnostik ist die Tatsache, dass viele Patienten den Weg zum Neurologen oder auch Psychiater scheuen. In diesen Fällen ist es der Hausarzt, der Patienten oder auch den ratsuchenden Angehörigen im Rahmen seiner diagnostischen Möglichkeiten Klarheit verschaffen kann, indem er eine Diagnose stellt und medikamentöse wie nicht-medikamentöse Behandlungen in die Wege leitet. Es soll hier nicht eine umfangreiche Diagnostik und Behandlung um jeden Preis propagiert werden. Je nach individuellen Bedürfnissen und Ansprüchen, dem Krankheitsstadium und auch der generellen physischen und psychischen Belastbarkeit der Patienten werden die diagnostischen Maßnahmen individuell unterschiedlich ausfallen. Bei fortgeschrittenen Demenzerkrankungen und Multimorbidität müssen keine umfangreichen Testbatterien oder apparative Verfahren durchgeführt werden. Dennoch kann anhand des klinischen Verlaufs (ermittelt über eine Fremdanamnese) und dem Einsatz von Screeningverfahren (z. B. MMSE [22] – siehe Anhang) eine Demenzdiagnose gestellt werden, die in Verbindung mit der Einschätzung der Alltagsrelevanz kognitiver Defizite (CDR [47] – siehe Anhang) betroffenen Familien helfen kann, Pflegeleistungen zu erhalten.

Die Demenzdiagnostik macht nur Sinn, wenn sie in ein umfassendes Konzept medizinischer und sozialer Unterstützung eingebettet ist. Dabei ist die medikamentöse Behandlung nur eine Säule. Eine antidementive Behandlung bringt bei manchen hochaltrigen und multimorbiden Patienten in Hinblick auf Nebenwirkungen und Polypharmazie mehr Schaden als Nutzen. Deshalb ist sie nicht in jedem Fall indiziert; eine bestmögliche Versorgung von Menschen mit Demenz unter Achtung ihrer Würde und Autonomie ist hingegen immer angezeigt.

10.1 Epidemiologie

Es ist schon seit Jahren bekannt, dass der Anteil älterer Menschen an der Gesamtbevölkerung in hoch entwickelten Ländern wächst. Nach dem Demenzreport [12] ist die durchschnittliche Lebenserwartung seit 1950 (Geburtsjahr) in Deutschland um 12 Jahre gestiegen. Das Lebensalter ist nach wie vor der Hauptrisikofaktor für die häufigsten Demenzformen, deshalb wird auch der Anteil an Menschen mit Demenz in der Bevölkerung steigen. Allerdings ist es nach wie vor schwierig, genaue Daten zu errechnen. Viele Menschen mit offensichtlichen, kognitiven Defiziten haben keine ärztliche Diagnose. Deshalb ist davon auszugehen, dass Demenzen im Frühstadium und auch im leichten Stadium oftmals nicht erfasst sind. Fest steht dennoch, dass die Prävalenzraten mit zunehmendem Alter ansteigen. Nach einer neueren Berechnung [81] anhand von deutschen Krankenversicherungsdaten zeigen sich folgende Prävalenzdaten in Deutschland:

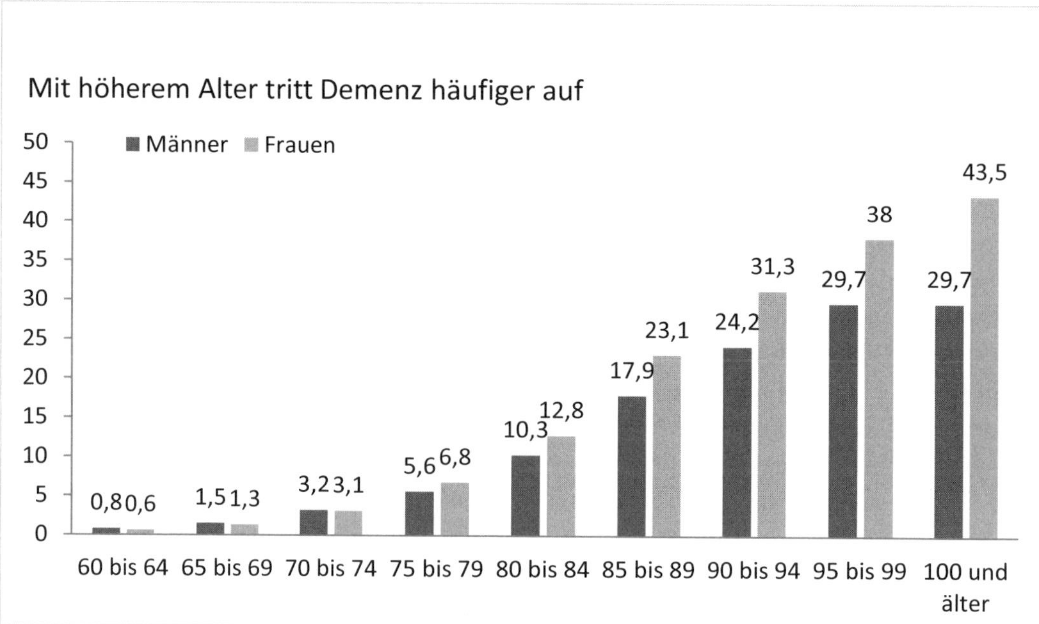

Abbildung 5: Berlin-Institut für Bevölkerung und Entwicklung [12] Demenzreport (S. 20)

Die Statistik zeigt, dass Frauen häufiger betroffen sind als Männer; das liegt an der höheren Lebenserwartung von Frauen. Die liegt gegenwärtig in Deutschland bei der Geburt bei Männern bei 77,3 Jahren, bei Frauen bei 82,5 Jahren [12]. Im Demenzreport [12] lassen sich nicht nur die Daten und Prognosen für ganz Deutschland finden, sondern es wurden auch regionale Szenarien berechnet. Die sind wiederum notwendig, damit sich einzelne Kommunen gezielt mit der Versorgung von Menschen mit Demenz auseinandersetzen und entsprechende Versorgungskonzepte entwickeln können.

10.2 Diagnostik und Differenzialdiagnostik

Die ausführliche Darstellung der leitliniengerechten Diagnostik und Differenzialdiagnostik soll Hausärzten und auch anderen beratenden Professionen wie beispielsweise Neuropsychologen ermöglichen, das gleiche Wissen über Demenzerkrankungen weiterzugeben, wie es in der Regel bei der Aufklärung im Rahmen eines Gedächtnisambulanzbesuchs vermittelt wird. Die Hausärzte sind meist nach der Diagnosestellung die erste Anlaufstelle für verunsicherte Patienten und Angehörige. Die Informationen, die beim ersten Aufklärungsgespräch übermittelt wurden, sind oftmals wegen der emotionalen Ausnahmesituation bei Diagnosestellung (vgl. Kapitel 4 – Patientenaufklärung) lückenhaft. Nicht wenig Betroffene aber auch Angehörige zweifeln nach dem ersten Schock an der Diagnose. Im Zeitalter von Google und Gesundheitsportalen mit teilweise irreführenden oder falschen Informationen über Demenzerkrankungen, sollte sich das weitergegebene Wissen an den aktuellen Leitlinien orientieren. Wünschenswert ist, dass der Hausarzt neben Aspekten zur Diagnostik (z. B. Ausschlussdiagnostik erklären) immer wieder die Möglichkeiten einer positiven Beeinflussung des Demenzverlaufs mit Hilfe von medikamentösen und nicht-medikamentösen Interventionen (vgl. Kapitel 5) thematisiert.

Darüber hinaus können die nachfolgenden Kapitel dem Hausarzt helfen, eine leitliniengerechte Behandlung von Demenzen und auch Depressionen fortzuführen, wenn die Patienten regelmäßige Facharztbesuche nicht wahrnehmen können oder wollen.

10.2.1 Definition: Primär neurodegenerative vs. nicht neurodegenerative Demenz

Demenz ist der Oberbegriff für meist langsam fortschreitende Abbauprozesse des Gehirns. In den meisten Demenzfällen sind Störungen beim Speichern neuer Informationen (umgangssprachlich auch Kurzzeitgedächtnis) das Leitsymptom. Das Langzeitgedächtnis ist erst in fortgeschrittenen Stadien zunehmend gestört. Das Demenzsyndrom ist Folge der Alzheimer-Krankheit, zerebrovaskulärer Störungen oder anderer Erkrankungen, die primär oder sekundär das Gehirn betreffen. Nach ICD-10 [82] gelten folgende Diagnosekriterien der Demenz:

- Abnahme der Gedächtnisleistung
- Abnahme des abstrakten Denkvermögens, Urteilvermögens, Planungs- und Organisationsvermögens oder anderen Störungen höherer kortikaler Funktionen wie Aphasie, Agnosie, Dyskalkulie oder visuo-spatiale Funktionen
- Beeinträchtigung der Affektkontrolle, des Antriebs oder des Sozialverhaltens
- Infolge der kognitiven Defizite Beeinträchtigungen der Alltagskompetenz

- Keine Störung der Bewusstseinslage
- Symptome bestehen seit mindestens 6 Monaten

Alle neurodegenerativen Demenzen sind fortschreitende Erkrankungen, die über Jahre bis Jahrzehnte hinweg verlaufen. Die Erkrankungsverläufe sind sehr variabel. Präsenile Demenzen, also Demenzerkrankungen, die vor dem 65. Lebensjahr auftreten, weisen oftmals eine raschere Verschlechterung auf als beispielsweise die Demenz vom Alzheimer-Typ mit spätem Beginn. Nachfolgend eine Aufzählung der häufigsten neurodegenerativen Demenzformen, wobei die vaskulären Demenzen aufgrund der Heterogenität pathologischer Veränderungen von einigen Autoren nicht als neurodegenerative Erkrankung bezeichnet werden [65]. Zudem ist davon auszugehen, dass bei alten Menschen mit Demenz gemischte neurodegenerativ vaskuläre Hirnveränderungen vorliegen. Alte Patienten mit Demenz weisen in „75 % der Fälle deutliche mikroangiopathische Marklagerveränderungen auf und in 50 % der Fälle zusätzliche Hirninfarkte" [19; S. 18].

Die kognitiven Defizite entstehen nach Förstl & Kleinschmidt [19; S. 115] „aus den kumulativen Effekten von Alzheimer, mikro- und makroangiopathischen sowie anderen Läsionen".

Demenzform	%
Demenz vom Alzheimer-Typ (DAT)	50–60
Mischdemenz	10–20
Lewy-Körperchen-Demenz (DLB) und Parkinson-Demenz	5–10
Frontotemporale Demenz und Morbus Pick-Komplex (FTD)	5–10
Vaskuläre Demenz (VD)	5–15

Tabelle 7: Häufige neurodegenerative Demenzformen (relativer Anteil in Prozent nach Riepe [60] – verkürzte Version)

Seltenere Demenzformen

- Progressive supranukleäre Blickparese
- Kortikobasale Degeneration (CBD)
- Chorea-Huntington
- Creutzfeldt-Jacob-Krankheit (CJD)

Die Differenzierung zwischen primär neurodegenerativen und nicht primär neurodegenerativen Demenzsyndrome ist hinsichtlich der Therapieoptionen von Bedeutung, so sind z. B. demenzielle Syndrome aufgrund von Mangelzuständen, Elektrolytstörungen oder auch Medikamentennebenwirkungen in vielen Fällen reversibel.

Endokrinopathien	Hyper-/Hypothyreose, Hyper-/Hypoparathyreoidismus
Vitaminmangel	B12, Folsäure, B1, B6
Metabolische Enzephalopathien	Chronische Hypoxien, chronische Lebererkrankungen, chronische Nierenerkrankungen
Intoxikationen und Abhängigkeitssyndrome	Umweltgifte (Kohlenmonoxid, Quecksilber, Blei), Medikamente (Kardiaka, Antihypertensiva, Psychopharmaka), Alkohol, Drogen
Elektrolytstörungen	Hyper-/Hyponatriämien, Hyperkalzämien
Rheologisch bedingte Störungen	Polyzythämie, Hyperlipidämie, Koagulopathien, multiples Myelom
Chronische Infektionskrankheiten	M. Whipple, Syphilis, Borrelien, Zytomegalie, HIV, progressive multifokale Leukencephalopathie
Gehirnkompression	subdurales Hämatom, Meningeom
Tumorerkrankungen	zerebrales Lymphom, Meningeosis carcinomatosa

Tabelle 8: Primär nicht-neurodegenerative Demenzsyndrome [vgl. 38; 13].

10.2.2 Diagnostische Instrumente

Die Diagnostik und Therapie von Demenzerkrankungen, insbesondere bei frühen Demenzstadien (vgl. Kapitel 3.4.1 – Erfassung des kognitiven Funktionsstatus), erfordert ein differenziertes und multidisziplinäres Vorgehen. Es empfiehlt sich gerade bei der Früherkennung von Demenzerkrankungen die Zusammenarbeit mit spezialisierten Einrichtungen, wie Gedächtnisambulanzen bzw. Memory-Kliniken (siehe Adressen im Anhang) oder auf Demenz spezialisierte Fachärzte, wie Neurologen oder Gerontopsychiater.

Eigen- und Fremdanamnese

Der erste Schritt in der Demenzdiagnostik ist die Anamnese. Zunächst werden Betroffene eingehend befragt, um den Krankheitsverlauf und die kognitiven Symptome festzustellen. Die ersten Fragen beziehen sich auf Art und Häufigkeit von Gedächtnisstörungen und deren Auswirkungen auf den Alltag. Es ist sinnvoll, nach basalen wie komplexen Alltagsaktivitäten, z. B. die Nutzung öffentlicher Verkehrsmittel oder die Regelung finanzieller Angelegenheiten, zu fragen. Diese Informationen dienen auch der Einschätzung des Schweregrads, z. B. mit Hilfe der Clinical-Dementia-Rating-Skala (CDR [47] – siehe Anhang 15).

Die Eigenanamnese sollte nach Möglichkeit immer durch fremdanamnestische Angaben ergänzt werden, da die Angaben des Patienten sowohl im Rahmen der hirnorganischen Veränderungen als auch aufgrund von psychologisch bedingten Strategien u. U. nicht der Realität entsprechen. Die Fremdanamnese sollte (außer bei Selbstgefährdung) mit Zustimmung des Patienten stattfinden. Allerdings gilt zu beachten, dass auch die Angaben von Bezugspersonen nicht immer reliabel sind.

Es zeigt sich auf der einen Seite bei hochbelasteten Angehörigen die Tendenz, weitaus mehr Defizite zu schildern, als tatsächlich vorhanden sind. Auf der anderen Seite nehmen Angehörige die Betroffenen in Schutz und bagatellisieren die Defizite oder deren Auswirkungen auf den Alltag. Stigmatisierungsängste sind auch seitens der Angehörigen vorhanden. Darüber hinaus werden kognitive Störungen in einem strukturierten Alltag mit klarer Aufgabenverteilung lange Zeit nicht manifest. Schwierig wird eine zuverlässige Einschätzung der Alltagsrelevanz kognitiver Defizite auch, wenn erhebliche körperliche Behinderungen oder Erkrankungen (z. B. Paresen oder eine schwere COPD) die Verrichtungen des täglichen Lebens bereits einschränken.

Psychiatrischer Status

Neben der Erfassung alltagsrelevanter kognitiver Funktionseinschränkungen kommen der Exploration

- des qualitativen und quantitativen Bewusstseins,
- der Stimmungslage (depressive Symptome, aggressive oder gereizte Tendenzen),
- psychopathologischer Symptome (wahnhafte Vorstellungen, Unruhe, Schlafstörungen – vgl. Anhang 15 Fremdanamnesebogen),
- evtl. bestehender Persönlichkeitsveränderungen (Apathie und sozialer Rückzug)
- und allgemeiner psychosozialer Faktoren (Freizeitaktivitäten, soziale Netzwerke)

eine wichtige Rolle zu (vgl. Kapitel 3.4 – Individuelle Problem- und Ressourcenanalyse). Auch das wird durch eine Selbst- und Fremdanamnese, aber auch durch die Verhaltensbeobachtung erfasst. Darüber hinaus sollte in Erfahrung gebracht werden, ob eine familiäre Belastung vorliegt und Alkohol-, Drogen oder Medikamentenmissbrauch bekannt ist.

Neuropsychologische bzw. psychometrische Testverfahren

Eine fundierte Demenzdiagnostik erfordert immer den Einsatz psychometrischer Testverfahren zur Objektivierung kognitiver Defizite. Psychologische Testverfahren sind wissenschaftlich begründete Verfahren, die eine objektive Messung psychischer Funktionen erlauben.

Eine Reihe von psychologischen Testverfahren, z. B. die CERAD (The Consortium to Establish a Registry for Alzheimer's Disease [45; 46]) sind sehr differenziert und alters- und bildungsabhängig normiert. Das ist bei Screeningverfahren wie der Mini-Mental State Examination (MMSE [22]) oder dem DemTect ([36] siehe unten) nicht der Fall. Dennoch können mit entsprechender klinischer Erfahrung viele diagnostische Informationen bei der Durchführung solcher Screeningverfahren gesammelt werden. In der Regel lassen sich diese Verfahren zeitökonomisch durchführen und gewährleisten bei adäquater Durchführung (siehe Kapitel 15 –

Anhang) eine objektive Messung. Der routinemäßige Einsatz in der Geriatrie zeigt, dass ein nicht unbeträchtlicher Teil kognitiver und affektiver Störungen aufgedeckt werden, die sich klinisch nicht sofort erschließen lassen.

Während die Durchführung psychometrischer Screeningverfahren von geschultem Personal wie Arzthelfern/-innen erfolgen kann, sollten differenziertere Verfahren und v. a. die Interpretation der Ergebnisse Neuropsychologen und ggf. auch dafür qualifizierten Ärzten vorbehalten sein.

Psychometrische Testverfahren untersuchen verschiedene kognitive Bereiche, wie Gedächtnis, Orientierung, Handlungsplanung, Sprache oder Konzentration. Der Patient muss z. B. Fragen nach dem Datum beantworten, eine einfache Rechenaufgabe wie 93 minus 7 durchführen, geometrische Figuren abzeichnen, Gegenstände benennen oder Wortlisten lernen und reproduzieren.

Die neuropsychologischen Testverfahren dienen verschiedenen Zwecken:

- Sie können altersbedingte kognitive Beeinträchtigungen von pathologischen Defiziten abgrenzen.
- Differenziertere Verfahren tragen anhand typischer kognitiver Ausfallprofile zur Bestimmung der Demenzform oder zur Differenzialdiagnostik, z. B. der Abgrenzung von einer Depression bei.
- Testverfahren dienen zur Verlaufskontrolle, dem Überprüfen der Wirksamkeit von Medikamenten und der Schweregradbeurteilung. Wobei letzteres bei Verfahren wie dem MMSE lediglich als Orientierungshilfe fungieren sollte; die Alltagsrelevanz der kognitiven Defizite lässt sich von einem MMSE-Wert nicht ablesen. Die nachfolgende Einteilung gilt als grober Richtwert und wurde ursprünglich für klinische Studien bei der Demenz vom Alzheimer-Typ konzipiert. Die Praxis zeigt, dass diese grobe Einteilung auch bei anderen Demenzformen zutreffen kann.

MMSE 20–26 Punkte	Leichte Alzheimer-Erkrankung
MMSE 10–19 Punkte	Moderate/mittelschwere Alzheimer-Erkrankung
MMSE weniger als 10 Punkte	Schwere Alzheimer-Erkrankung

Tabelle 9: Einteilung in Anlehnung an IQWiG ([33] Quelle: [13])

Neben der Erfassung der kognitiven Defizite gehört auch die Exploration psychopathologischer Symptome, insbesondere depressiver Symptome, zu einer differenzierten Demenzdiagnostik. Auch hierzu gibt es eine Reihe von Skalen, die sich bewährt haben. Die Erfassung der Alltagsrelevanz der kognitiven Störung und somit auch die Schweregradbestimmung ist ein weiteres sehr wichtiges Element in der Demenzdiagnostik. Nachfolgend gängige Testverfahren und Skalen in der Demenzdiagnostik:

Demenz-Screening-Tests	
MMSE	Mini-Mental State Examination [22]
CC-Test	Clock-Completion-Test [68]
DemTect	Demenz Detektion: Test zur Unterstützung der Demenzdiagnostik [36]
SKT	Syndrom-Kurztest [16]
Testbatterien	
SIDAM	Strukturiertes Interview zur Diagnose von Demenzen: Alzheimer-Typ, Multiinfarktdemenz und Demenzen anderer Ätiologie [80]
ADAS	Alzheimer-Disease Assessment Scale [75]
CERAD	The Consortium to Establish a Registry for Alzheimer's Disease [45,46]
Verfahren zur Erhebung psychopathologischer Begleitsymptome	
NPI	Neuropsychiatrisches Inventar [11]
BEHAVE-AD	Skala zur Beurteilung von Verhaltenspathologie bei der Alzheimer-Demenz [58]
Depression	
GDS	Geriatrische Depressions-Skala [79]
GDS-k	Geriatrische Depressions-Skala Kurzform [67]
MADRS	Montgomery & Asberg Depression-Scale [48]
Alltagsbeeinträchtigungen	
IQ-CODE	Informant Questionnaire on Cognitive Decline in the Elderly [35]
B-ADL	Bayer Activities of Daily Living Scale [31]
NOSGER	Nurses' Observation Scale for Geriatric Patients [71]
Schweregradeinstufung	
CDR	Clinical Dementia Rating [47]
GDS	Global Deterioration Scale [57]

Tabelle 10: Psychometrische Testverfahren

Psychometrische Screeningverfahren und Testbatterien und deren gezielter Einsatz durch Spezialisten (in erster Linie Neuropsychologen) stellen derzeit einen entscheidenden Beitrag zur Demenzdiagnostik dar. Eine eindeutige ätiologische Zuordnung kognitiver Störungen ist aber nur in Verbindung mit einer medizinischen Differenzialdiagnostik möglich.

Internistischer Status

Der internistische Status dient dazu, Hinweise auf Erkrankungen zu erlangen, die sekundär eine demenzielle Entwicklung bedingen können (z. B. metabolische Erkrankungen) oder ätiologisch mit der Demenz in Zusammenhang stehen (z. B. pAVK oder Hypertonie bei vaskulärer Demenz).

Neben einer Beurteilung des Allgemein- und Ernährungszustands (z. B. Hinweis auf Mangelernährung) und der Hautverhältnisse umfasst die internistische Untersuchung folgende Bereiche:

- Auskultation des Herzens (pathologische Herzgeräusche, Arrhythmien)
- Auskultation und Perkussion der Lunge (feuchte oder trockene Rasselgeräusche, Hinweis auf COPD, Pneumonie, Pleuraerguss)
- Palpation, Perkussion und Auskultation des Abdomens (z. B. vergrößerte Leber, Hinweis auf Aszites, Raumforderungen)
- Palpation der Schilddrüse (Struma)
- Palpation und Auskultation der Arterien (Carotisstenosen, Hinweise auf pAVK)
- Inspektion und Palpation der Haut und der Schleimhäute (Hinweis auf Exsikkose, Anämie)
- Perkussion der Nieren (Klopfschmerz, Hinweis auf Entzündung)
- Palpation der Lymphknoten (Entzündung, Infekt, maligne Erkrankungen) und der Gelenke (Schwellungen, Rheumatologische Erkrankungen)

Neurologischer Status

Der neurologische Status dient vor allem dazu, Hinweise auf Erkrankungen zu erlangen, die primär für eine demenzielle Entwicklung verantwortlich sein können. Die neurologische Untersuchung erfasst routinemäßig:

- Orientierende Überprüfung der Hirnwerkzeugleistungen
- Hirnnervenstatus
- Motorik
- Sensibilität
- Koordination
- Gangbild
- Erfassung vegetativer Funktionen (Miktion, Stuhlgang, Kreislaufkontrolle)

Neben den unten genannten pathognomonischen Besonderheiten sollte das Augenmerk vor allem auf zentral neurologische Symptome und Symptomkonstellationen gerichtet werden.

- Bei den Hirnwerkzeugleistungen, insbesondere amnestische, aphasische, apraktische Syndrome, Zeichen für Neglect, Störungen der visuellen Leistungen
- Beim Hirnnervenstatus, insbesondere Störungen der Okulomotorik, Sprechstörungen, Hinweis für Schluckstörungen
- Bei der Überprüfung motorischer Leistungen, insbesondere Hinweise für Störungen der motorischen Kontrolle, des Gangbildes sowie Bewegungsstörungen

Fokal neurologische Zeichen oder bestimmte Symptomkonstellationen können hierbei als Hinweis auf ein spezifisches neurodegeneratives Muster verstanden oder als Ausdruck einer anderweitigen ZNS-Erkrankung interpretiert werden und zur weiteren diagnostischen Abklärung führen.

Förstl und Kleinschmidt [21, S. 27] beschreiben darüber hinaus „Pathognostische" Symptome, anhand derer ätiologische Zuordnungen erfolgen können und weitere differenzialdiagnostische Maßnahmen ergriffen werden sollen:

- „Phänomen der fremdgesteuerten Extremitäten (‚Alien hand', ‚Dr. Seltsam Symptom' – kortikobasale Degeneration)
- Unfähigkeit repetitive Bewegungen zu bremsen (Applaus-Zeichen) oder eine vertikale Blickparese – progressive supranukleäre Parese (PSP)
- Inkontinenz – Normaldruckhydrocephalus (NDH)
- Sehr starke Kopfschmerzen – Vaskulitis (auch bei einer Alzheimer-Demenz werden häufig Kopfschmerzen angegeben)
- Myoklonien – Creutzfeld-Jakob-Krankheit (CJD)
- Kayser-Fleischer-Ring – Morbus Wilson (hepatolentikuläre Degeneration, Kupferspeicherkrankheit)
- Cushing Habitus - Hypothyreose"

Laboruntersuchungen und Liquordiagnostik

Laboruntersuchungen haben einen hohen Stellenwert zur Identifikation reversibler Demenzsyndrome. Als obligate Untersuchung werden folgende Serum- bzw. Plasmauntersuchungen empfohlen [vgl. 38; 13]:

Blutbild, Differenzialblutbild
Blutsenkung
Elektrolyte (Natrium, Kalium, Calcium)
ALT
AST
CRP
GOT, Gamma-GT
AP
Bilirubin
INR/PTT
Kreatinin
Harnstoff
Nüchtern-Blutzucker
TSH
Vitamin B12
Folsäure

Tabelle 11: Laboruntersuchung

Spezifische Verdachtsdiagnosen oder unklare Fälle indizieren eine erweiterte Labordiagnostik [13; 38]. Beispiele hierfür sind: Luesserologie, Borrelientiter, Harnsäure, HIV-Test, Drogenscreening, Kortisol, Parathormon, Homocystein, HBA1c, Blutgasanalyse, Phosphat, fT3, fT4, SD-Antikörper, Coeruloplasmin, Vitamin B6.

Nach der S3-Leitlinie Demenz [13] können mit Hilfe der Liquordiagnostik Demenzsyndrome bei akuten Virusenzephalitiden, postviralen Enzephalitiden, Lues, M. Whipple, Neuroborreliose, Neurosarkoidose und Hirnabszessen ausgeschlossen werden. Darüber hinaus können die multiple Sklerose, Vaskulitiden oder paraneoplastische Enzephalopathien abgegrenzt werden. Im Rahmen einer good clinical practice wird bei der Erstdiagnostik einer Demenz die Liquordiagnostik empfohlen, wenn sich für die o. g. Erkrankungen Hinweise in der Anamnese, dem körperlichen oder neurologischen Befund oder der Zusatzdiagnostik (z. B. im cMRT) ergeben. Dabei sollen die Parameter des Liquorgrundprofils (Zellzahl, Gesamtprotein, Laktat- und Glukosekonzentration, Albuminquotient, intrathekale IgG-Produktion, oligoklonale Banden) erhoben werden.

Die differenzialdiagnostische Trennschärfe von ß-Amyloid-1-42 und Gesamt-Tau-Protein bzw. ß-Amyloid-1-42 und phosphorylierten Tau ist innerhalb der Gruppe neurodegenerativer Erkrankungen und in Abgrenzung zur vaskulären Demenz nicht ausreichend [13]. Für die sporadische Creutzfeldt-Jacob-Erkrankung lässt sich typischerweise das Protein 14.3.3 im Liquor nachweisen.

Apparative Diagnostik

Eine Bildgebung (cCT oder besser cMRT) sollte bei klinischen Symptomen wie Gedächtnisstörungen oder auch Persönlichkeitsveränderungen zur ätiologischen Einordnung immer durchgeführt werden.

Im Rahmen der Ausschlussdiagnostik bei der Alzheimer-Demenz können durch die Bildgebung andere Ursachen, z. B. ein Normaldruckhydrocephalus oder raumfordernde intrakranielle Prozesse, ausgeschlossen werden.

Es fehlen allerdings allgemeingültige Normwerte für die klinische Beurteilung des Atrophiegrades bei der Demenz vom Alzheimer-Typ [13]. Darüber hinaus reicht gerade bei Frühformen der Alzheimer-Demenz die Auflösung von cCT oder cMRT nicht aus, um geringfügige Veränderungen der Strukturen, z. B. im Hippokampus, darzustellen. Die Bildgebung kann zur Differenzialdiagnostik von verschiedenen neurodegenerativen Demenzformen beitragen sowie dem Ausschluss konkurrierender Erkrankungen dienen, die Demenzdiagnose ist aber eine klinische Diagnose. Eine fundierte Diagnosestellung ist nur in Verbindung mit der Anamnese, dem psychopathologischen und neuropsychologischen Befund möglich. In diesem Sinne schließt ein unauffälliger cCT- oder MRT-Befund das Vorliegen einer Alzheimer-Demenz nicht aus.

Der regelhafte Einsatz von nuklearmedizinischen Verfahren wie FDG-PET oder HMPAO-SPECT werden wie das EEG nicht empfohlen [13]. Das EEG ist z. B. bei Verdacht auf eine Creutzfeldt-Jakob-Demenz indiziert. Bei klinisch unklaren Fällen, seltenen Demenzformen mit rasch-progredienten Verläufen und bei jungen Patienten kommen in der Regel auch mehr apparative Verfahren zum Einsatz. Nachfolgend eine Zusammenfassung von Riepe [60, S. 12]. Eine molekulargenetische Diagnostik sollte bei Verdacht auf eine präsenile Demenz mit autosomal-dominantem Erbgang angeboten werden. Es ist aber wichtig, dass sowohl vor der Diagnostik als auch danach eine ausführliche Beratung stattfindet. Betroffenen und Angehörigen muss vermittelt werden, dass sich aus der molekulargenetischen Diagnostik keine kausalen Therapien oder Präventionsmaßnahmen ableiten lassen. Bei einer gewünschten prädiktiven genetischen Diagnostik gesunder Angehöriger sind die juristischen und ethischen Rahmenbedingungen genetischer Erkrankungen zu beachten [13]. Hierbei ist das neue Gendiagnostik-Gesetz (ab 01.02.2012) zu beachten.

Auch wenn das Apolipoprotein-E-Gen (Apo-E) auf Chromosom 19 in Abhängigkeit von der Allelkonstellation (ein ApoE4-Allel dreifaches Risiko, zwei ApoE4-Allel zehnfaches Risiko [18]) einen Risikofaktor für die Entwicklung einer Alzheimer-Demenz darstellt, wird die isolierte Bestimmung des Apolipoprotein-E-Genotyps im Rahmen der Demenzdiagnostik nicht empfohlen [13]. Eine Prognose ist im Einzelfall nicht möglich.

Methode	Spezifisches Verfahren	physiologisches Target	Aussagekraft
cCT		Hirnstrukturelle Bildgebung	Ausschluss struktureller Läsionen
cMRT		Hirnstrukturelle Bildgebung	Ausschluss struktureller Läsionen
MR-Spektroskopie		Neuronaler Metabolismus	Neuronaler Metabolismus; nur Forschungssettings
SPECT		je nach Tracer	Nicht zur Routinediagnostik bei Alzheimer-Erkrankung; FP-CIT SPECT zur Diagnose der Lewy-Körperchen-Demenz
PET	18F-2-Fluoro-2-Deoxidglukose (FDG)	Quantifikation des regionalen Glukoseverbrauchs (rCMRglc)	Typischerweise findet man bei Patienten mit einer AD signifikante Stoffwechselminderungen in den bilateralen parietalen Assoziationskortizes.
	PiB	Amyloid-Plaques	Zurzeit nur in Forschungssettings

Tabelle 12: Bildgebende Verfahren in der Demenz-Diagnostik [60].

Erkrankung	Gen	Mutation	Lokus	Erbgang*
Familiäre Amyloidangiopathie (HCHWA)	Amyloid-Prekursor-Protein	Punktmutation	21q21	ad
CADASIL	Notch3	Punktmutation	19p13.1	ad
Chorea Huntington	Huntingtin	Trinukleotid	4p16.3	ad
Familiäre CJD	Prionprotein	Punktmutation/ Insertion	20 pter – p12	ad
Familiäre AD 1	Amyloid-Prekursor-Protein	Punktmutation	21q21	ad
Familiäre AD 2	Presinilin 1	Punktmutation	14q24.3	ad
Familiäre AD 3	Presinilin 2	Punktmutation	1q31-q42	ad
FTD	MAP-tau	Punktmutation	17q21	ad
Morbus Fabry	alpha-Galaktosidase	Punktmutation/ Deletion/Insertion	Xq22	X
Morbus Gaucher	Glukozerebrosidase	Punktmutation/ Deletion/Insertion	lq21	ar
Morbus Niemann-Pick A/B	Sphingomyelinase	Punktmutation/ Deletion/Insertion	11p15.4	ar
Morbus Niemann-Pick C	NPCI-Gen	Punktmutation/ Insertion	18q11	ar
Morbus Wilson	Coeruloplasmin	Deletion/ Punktmutation	13q14.1	ar
MELAS	t-RNA-Leu	Punktmutation	nt3243/nt3271	Mat
MERRF	t-RNA-Lys	Punktmutation	nt8344	Mat
Spinozerebelläre Ataxie 3	Ataxin 3	Trinukleotid	14q24	ad

* ad: autosomal dominant, X: x-chromosomal, ar: autosomal rezessiv, Mat: maternal

Tabelle 13: Demenzielle Syndrome mit genetischer Komponente [60, S. 8]

Sonografie

Eine nicht obligate aber hilfreiche Zusatzuntersuchung stellt die FKDS (farbkodierte Duplex-Sonografie) der hirnversorgenden Arterien (Arteria carotis communis, -interna, -externa, Arteria vertebralis) dar. Neben der Detektion von Stenosen sind hier in erster Linie Hinweise auf vaskuläre Gefäßwandveränderungen (verbreiterter Intima-Media-Komplex, Plaques) zu finden. Diese können v. a. bei der medikamentösen Einstellung vaskulärer Risikofaktoren wertvolle Zusatzinformationen liefern. Eine ausgeprägte Plaquebildung könnte z. B. den behandelnden Arzt dazu veranlassen, bei einer Fettstoffwechselstörung im Rahmen der Risikostratifizierung einen individuell niedrigeren LDL-Zielwert anzustreben.

10.3 Demenzformen

In diesem Kapitel werden die häufigsten Demenzformen beschrieben. Die klinischen Diagnosekriterien und Therapieempfehlungen für die einzelnen Formen wurden z. T. direkt von der S3-Leitlinie Demenz [13] bzw. der dort genutzten Quellen übernommen.

10.3.1 Demenz vom Alzheimer-Typ

Die häufigste primär neurodegenerative Demenzerkrankung ist die Demenz bei Alzheimer-Krankheit.

F00.-*	Demenz bei Alzheimer-Krankheit (G30.0+) Die Alzheimer-Krankheit ist eine primär degenerative zerebrale Krankheit mit unbekannter Ätiologie und charakteristischen neuropathologischen und neurochemischen Merkmalen. Sie beginnt meist schleichend und entwickelt sich langsam aber stetig über einen Zeitraum von mehreren Jahren.	
F00.0*	Demenz bei Alzheimer-Krankheit, mit frühem Beginn (Typ 2) (G30.0+) Demenz bei Alzheimer-Krankheit mit Beginn vor dem 65. Lebensjahr. Der Verlauf weist eine vergleichsweise rasche Verschlechterung auf, es bestehen deutliche und vielfältige Störungen der höheren kortikalen Funktionen.	
	Inkl.:	Alzheimer-Krankheit, Typ 2 Präsenile Demenz vom Alzheimer-Typ Primär degenerative Demenz vom Alzheimer-Typ, präseniler Beginn
F00.1*	Demenz bei Alzheimer-Krankheit, mit spätem Beginn (Typ 1) (G30.1+) Demenz bei Alzheimer-Krankheit mit Beginn ab dem 65. Lebensjahr, meist in den späten 70er Jahren oder danach, mit langsamer Progredienz und mit Gedächtnisstörungen als Hauptmerkmal.	
	Inkl.:	Alzheimer-Krankheit, Typ 1 Primär degenerative Demenz vom Alzheimer-Typ, seniler Beginn Senile Demenz vom Alzheimer-Typ (SDAT)
F00.2*	Demenz bei Alzheimer-Krankheit, atypische oder gemischte Form (G30.8+)	
	Inkl.:	Atypische Demenz vom Alzheimer-Typ
F00.9*	Demenz bei Alzheimer-Krankheit, nicht näher bezeichnet (G30.9+)	

Tabelle 14: Demenz bei Alzheimer-Krankheit. Unterteilung nach ICD-10 GM-Version 2012 [82]

Die Ursachen der Alzheimer-Krankheit sind bislang nicht vollständig geklärt. Die bisherige Forschung zeigt, dass an ihrer Entstehung mehrere Faktoren beteiligt sind. Hierzu zählen neuropathologische Merkmale wie die Häufung von Beta-Amyloid-Protein-Plaques und Neurofibrillenbündeln oder neurochemische Merkmale wie das cholinerge Defizit oder Störungen des glutamatergen Systems. Neben diesen Merkmalen gibt es noch weitere hirnspezifische (z. B. granulovaskuläre Degeneration im Hippokampus) und allgemeine Risikofaktoren (z. B. Hypertonie), die die Neurodegeneration begünstigen können.

Während die autosomal dominanten Gene auf den Chromosomen 1, 14 und 21 nach dem Alles-oder-Nichts-Gesetz Verursacher von Symptomen einer Alzheimer-Demenz mit frühem Beginn sind, erhöht das Gen ApoE-4 auf Chromosom 19 das Risiko, eine Demenz zu entwickeln. Nach Lämmler et al. [38] steigt das Risiko beim Vorhandensein von Apo-E4 um das zwei- bis dreifache, vergleichsweise steigt aber das Risiko mit dem Alter um das zwanzig- bis dreißigfache.

In jeder neuronalen Zellmembran befindet sich das Amyloid-Vorläuferprotein (APP), welches das Wachstum und Überleben von Neuronen unterstützt. APP wird von verschiedenen Sekretasen von der Zellmembran abgespalten und freigesetzt. Wenn die Enzyme Beta-Sekretase und Gamma-Sekretase aktiv werden, entstehen Beta-Amyloid Protein-Plaques, die sich zwischen den Neuronen absetzen. Diese Plaques setzen wiederum reaktive Moleküle frei, die die neuronale Chemie und die Struktur des Nährstoff-Transportsystems beeinträchtigen. Darüber hinaus fördern sie auch die Herausbildung von Tau-Fibrillenbündeln. Resultat dieser Prozesse ist das Absterben der Nervenzellen. Eine Unterdrückung der Beta- und Gamma-Sekretase könnte zwar die Bildung von Amyloid-Plaques verringern, aber gleichzeitig werden wichtige Prozesse wie die Ausdifferenzierung von Stammzellen im Knochenmark ebenfalls unterdrückt [76].

Ein ähnliches Problem stellt sich auch bei dem zweiten potenziellen Verursacher der Alzheimer-Demenz, den Tau-Proteinen, dar. Diese Tau-Proteine unterstützen die Struktur der Neuronen und sind für den Transport von Nährstoffen zuständig. Nach Whitehouse [76] vermuten Wissenschaftler, dass sich Tau-Proteine bei Alzheimer-Demenz aufgrund einer Phosphorylierung chemisch verändern und sich zu größeren interzellulären Fibrillenbündeln verbinden. Auch das bewirkt das Absterben von Nervenzellen.

Ein Großteil der Grundlagenforschung bezieht sich auf die o. g. Mechanismen, wobei zunehmend kritische Stimmen die Amyloid-Hypothese hinterfragen. Darüber hinaus wurde die Rolle freier Radikaler bei der Proteinschädigung oder auch die Rolle entzündlicher Prozesse bei der Plaquebildung diskutiert.

Es würde den Rahmen dieses Praxishandbuchs sprengen, wenn die einzelnen Theorien zur Ursache der Alzheimer-Demenz hier vollständig genannt und diskutiert würden. Der Hauptrisikofaktor für die Entwicklung einer Demenz vom Alzheimer-Typ ist nach wie vor das Alter. Whitehouse [76, S. 106] spricht explizit von Gehirnalterung, „die wir jetzt als Alzheimer-Krankheit bezeichnen“ und die multiple biologische Ursachen hat.

Klinische Symptomatik

Klinische Diagnosekriterien einer wahrscheinlichen und möglichen Alzheimer-Demenz (AD) nach NINCDS-ADRDA ([43] Quelle: [13])

I. WAHRSCHEINLICHE AD

- Nachweis einer Demenz in einer klinischen Untersuchung unter Einbeziehung neuropsychologischer Testverfahren
- Defizite in mindestens zwei kognitiven Bereichen
- Progrediente Störungen des Gedächtnisses und anderer kognitiver Funktionen
- Keine Bewusstseinsstörung
- Beginn zwischen dem 40. und 90. Lebensjahr, meist nach dem 65. Lebensjahr
- Kein Hinweis für andere ursächliche Hirn- oder Systemerkrankungen

II. Unterstützende Befunde für die Diagnose einer WAHRSCHEINLICHEN AD

- Zunehmende Verschlechterung spezifischer kognitiver Funktionen, wie z. B. der Sprache (Aphasie), der Motorik (Apraxie) oder der Wahrnehmung (Agnosie)
- Beeinträchtigung von Alltagsaktivitäten und Auftreten von Verhaltensveränderungen
- Familienanamnese ähnlicher Erkrankungen (insbesondere, wenn neuropathologisch gesichert)

Ergebnisse von Zusatzuntersuchungen:

- Hinweise auf eine – in Verlaufskontrollen zunehmende – zerebrale Atrophie in bildgebenden Verfahren
- Normalbefund bzw. unspezifische Veränderungen im EEG
- Unauffälliger Liquorbefund (bei Standardprozeduren)

III. Klinische Befunde, die nach Ausschluss anderer Ursachen für die demenzielle Entwicklung mit einer WAHRSCHEINLICHEN AD vereinbar sind.

- Vorübergehender Stillstand im Verlauf der Erkrankung
- Begleitbeschwerden wie Depression, Schlaflosigkeit, Inkontinenz, Illusionen, Halluzinationen, Wahnvorstellungen, plötzliche aggressive Ausbrüche, sexuelle Dysfunktion und Gewichtsverlust
- Neurologische Auffälligkeiten (v. a. bei fortgeschrittener Erkrankung) wie erhöhter Muskeltonus, Myoklonien oder Gangstörungen
- Epileptische Anfälle bei fortgeschrittener Erkrankung
- Altersentsprechende cCT

IV. Ausschlusskriterien

- Plötzlicher, apoplektischer Beginn

- Fokale neurologische Zeichen wie Hemiparesen, sensorische Ausfälle, Gesichtsfelddefekte oder Koordinationsstörungen in frühen Krankheitsstadien
- Epileptische Anfälle oder Gangstörungen zu Beginn oder in frühen Stadien der Erkrankung

V. MÖGLICHE AD

- Diagnose ist möglich bei Vorhandensein eines demenziellen Syndroms mit untypischer Symptomatik hinsichtlich Beginn, Verlauf und Defizitprofil, in Abwesenheit anderer neuropsychologischer, psychiatrischer oder internistischer Erkrankungen, die ein demenzielles Syndrom verursachen könnten.
- Diagnose ist möglich bei Vorhandensein einer zweiten System- oder Hirnerkrankung, die eine Demenz verursachen könnte, aber nicht als die wesentliche Ursache der Demenz angesehen wird.
- Diagnose sollte in Forschungsstudien gestellt werden bei Vorhandensein eines einzelnen progredienten schwerwiegenden kognitiven Defizits ohne erkennbare anderer Ursache.

Medikamentöse Therapie

Ach-Esterasehemmer

Zur symptomatischen medikamentösen Therapie der leichten bis mittelschweren Demenz vom Alzheimer-Typ kommen Acetylcholinesterasehemmer (siehe Tabelle 15) zum Einsatz. Das Ziel ist, die Konzentration von Acetylcholin und bei Exelon auch Butyrycholin an den entsprechenden Rezeptoren zu erhöhen. Alle drei aufgeführten Substanzen hemmen die Acetylcholinesterase, darüber hinaus stimuliert Galantamin die Ausschüttung über nikotinerge Rezeptoren.

Substanz	Einnahme Frequenz	Optimale Dosis	Titration
Donepezil (Aricept®)	1	10 mg	5 mg für 4 Wochen, dann 10 mg zur Nacht
Rivastigmin (Exelon®)	2	6 – 12 mg	3 mg, dann alle 4 Wochen Steigerung um 2 x 1,5 mg; 4,6 mg als Pflasterapplikation, dann nach 4 Wochen 9,5 mg/24 Std
Galantamin retard (Reminyl®)	2	8 – 24 mg	1 x 8 mg, dann nach 4 Wochen 16 mg und nach weiteren 4 Wochen 24 mg

Tabelle 15: Medikamentöse Therapie – Acetyhlcholinesterasehemmer

Die Acetylcholinesterasehemmer wirken sich positiv auf die Alltagskompetenz und die kognitiven Funktionen bei leichter bis mittelschwerer Alzheimer-Demenz aus [13]. Die Behandlung der schweren Alzheimer-Demenz mit einem Acetylcholinesterasehemmer ist eine Off-Label-Behandlung.

Sehr häufige bis häufige Nebenwirkungen der drei Substanzen sind das Auftreten von Übelkeit, Erbrechen, Schwindel, Appetitlosigkeit, Diarrhoe und Kopfschmerzen. Insgesamt sind die Medikamente gut verträglich, die Nebenwirkungen sind durch eine langsame Aufdosierung und Einnahme mit den Mahlzeiten ggf. zu vermeiden. Für weitere Nebenwirkungen (kardiovaskulär oder vegetative Nebenwirkungen), Gegenanzeigen (z. B. akutes Ulcus, bradykarde HRST, obstruktive Lungenerkrankungen) und Anwendungsbeschränkungen wird auf die jeweilige Fachinformation verwiesen [13].

NMDA-Antagonist

Ein weiterer Wirkstoff zur symptomatischen Behandlung der mittelschweren bis schweren Demenz vom Alzheimer-Typ ist der NMDA-Antagonist Memantin. Dieser Wirkstoff beeinflusst die Konzentration des Transmitters Glutamat, der durch den Nervenzelluntergang im Übermaß freigesetzt wird und die benachbarten Zellen chronisch überstimuliert.

Es sind zwei Präparate im Handel: Axura® und Ebixa®. Es empfiehlt sich eine langsame Titration von 5 mg morgendlich bis auf 20 mg. Applikationsformen sind Tabletten oder Tropfen.

Schwerwiegende Nebenwirkungen sind selten. Die häufigsten Nebenwirkungen sind motorische Unruhe, Schwindel, Kopfdruck und erhöhte Bereitschaft zu epileptischen Anfällen. Bei älteren Patienten empfiehlt sich generell eine regelmäßige Kontrolle der Nierenfunktion, da viele Medikamente bei Nierenfunktionseinschränkungen in der Dosierung angepasst werden müssen. Die GFR (Glomeruläre Filtrationsrate) dient der Abschätzung der Nierenfunktion und wird durch die Ermittlung der Kreatininclearance näherungsweise ermittelt. Bei einer GFR über 60 ml/min sind üblicherweise keine Dosisanpassungen vorzunehmen, bei einer GFR kleiner 30 ml/min unterliegen jedoch viele Medikamente der Dosisanpassung. Genaue Angaben bei einzelnen Medikamenten müssen den Fachinformationen entnommen werden. Zu beachten ist, dass sich bei vielen älteren Patienten die Nierenfunktion rasch verschlechtern kann (z. B. bei Exsikkose – Patient vergisst zu trinken!). Hilfreich hinsichtlich der individuellen Dosierung vieler Arzneimittel bei Patienten mit eingeschränkter Nierenfunktion ist die Webseite www.dosing.de. Hier kann man einen individuellen Dosierungsvorschlag durch Berechnung einer geschätzten Kreatininclearance erhalten. Für weitere Gegenanzeigen (z. B. Epilepsie) wird auf die jeweilige Fachinformation verwiesen.

Memantine wirkt sich bei mittelschwerer bis schwerer Demenz vom Alzheimer-Typ positiv auf die kognitiven Funktionen und die Alltagskompetenz aus. Die Behandlung bei leichter Demenz wird nicht empfohlen [13].

Andere Nootropika

Für andere Nootropika wie Ginkgo-Extrakt, Vitamin E, Piracetam, nichtsteroidale Antiphlogistika, Hormonersatztherapie gibt es keine überzeugenden Belege für die Wirksamkeit bei der Demenz vom Alzheimer-Typ [13].

Weltweit werden viele medikamentöse Ansätze mit unterschiedlichen Angriffszielen (Bildung von Aß; Aß-Immuntherapie, Aß-Aggregation, Neurofibrillenbildung, Inflammation, oxidativer Stress, Glutamat, Neuroprotektion oder Neurotransmitter) verfolgt. Eine Darstellung dieser Therapieansätze würde den Rahmen des Buches sprengen. Allgemein muss festgestellt werden, dass die Forschungsbemühungen bislang ohne durchschlagenden Erfolg geblieben sind.

Praktische Hinweise [vgl. 38; 24; 13]

Allgemeine Aspekte

- Medikamentöse Behandlung ist ein Teil eines therapeutischen Gesamtkonzepts durch ein multiprofessionelles Team.
- Zum möglichst langen Erhalt der kognitiven Funktionen und Alltagskompetenz frühzeitig mit der Therapie beginnen.

Medizinische Aspekte

- Grundsätzlich die maximale Wirkungsdosis anstreben.
- Bei gastrointestinalen Beschwerden und/oder Nebenwirkungen besteht die Möglichkeit einer Pflasterapplikation (Exelon®).
- Bei Unverträglichkeit kann ein anderes Präparat aus der gleichen Substanzklasse (AchE-Hemmer) versucht werden.
- Dosisreduktion bei schwer eingeschränkter renaler oder hepatischer Clearance, je nach Präparat.
- Medikamentöse internistische Basistherapie überprüfen.
- Medikamentenanamnese, insbesondere Indikationsüberprüfung bei anticholinerg wirkenden Medikamenten wie trizyklischen Antidepressiva oder Medikamenten gegen Dranginkontinenz.
- Gegenanzeigen: akutes Ulcus, Bradykardie, höhergradige obstruktive Lungenerkrankungen.
- Vorsicht bei gleichzeitiger Gabe eine ß-Blockers oder Digitalis.
- Vorsicht bei AV-Überleitungsstörungen (EKG-Kontrolle) und Asthma.

- Gastrointestinale Nebenwirkungen sind oftmals vorübergehend und leicht und mit langsamer Aufdosierung und ggf. kurzfristige Verordnung von einem Protonenpumpenhemmer zu reduzieren.
- Bei Patienten mit Schlafstörungen, Alpträumen oder Halluzinationen ggf. die Einnahme auf den Morgen legen.
- Johanniskraut oder Carbamazepin können den Wirkspiegel senken.

Wirksamkeitsnachweis

- Wirksamkeit nach sechs Monaten überprüfen (anhand psychometrischer Verfahren wie der MMSE oder Befragung Angehöriger). Bei Nichtansprechen ggf. Wechsel auf einen anderen AchE-Hemmer erwägen.
- Besonders veränderungssensitiv sind: Aufmerksamkeit und Konzentration, Interesse und Antrieb.
- Bei Verbesserung oder Gleichstand Behandlung fortsetzen.
- Absetzen bei Unverträglichkeit und/oder rascher Verschlechterung.
- Bei langsamer Verschlechterung trotz Medikation ist die individuelle Bewertung des Verhältnisses von Nutzen zu Nebenwirkungen, Komorbidität und Multimedikation notwendig.

Einbezug von Patienten und Angehörigen

- Verordnung soll sich nach Patientenwillen richten.
- Realistische Therapieerwartungen mit Patienten und Angehörigen erörtern.

Fallbeispiel Demenz vom Alzheimer-Typ: Frau Gudrun A., 78 Jahre

Medizinische Anamnese:

Die Vorstellung der Patientin in unserer Gedächtnisambulanz erfolgt aufgrund von eigen- und fremdanamnestischen Merkfähigkeitsstörungen. Bisher hatte Frau A. bereits mehrere Ginkgo-Präparate eingenommen, um die Gedächtnisleistung zu verbessern. An relevanten Vorerkrankungen besteht ein arterieller Hypertonus und eine Koxarthrose rechts (ED 2008).

Medikation zum Zeitpunkt der Vorstellung:

Ramipril 2,5	10-0-1-0
Hydrochlorothiazid 12,5 mg	1-0-0-0

Weitere nicht verschreibungspflichtige Substanzen:
Nootrop 1200 mg

Taxofit Gedächtnis plus
Rosskastanien Extrakt
Biotin, Vitamin B, Magnesium
Calcium, Vit. D, Kupfer

Sozialanamnese:
Frau A. hat nach ihrem Abitur ein PH-Studium zur Lehrerin absolviert. Sie wurde zunächst an einer Hauptschule, dann an einer Grundschule eingesetzt. Frau A. ist verheiratet; der Ehe entstammen ein Sohn und eine Tochter. Infolge der Mutterschaft quittierte sie den Schuldienst nach wenigen Jahren, erteilte jedoch bis vor 4 Jahren stundenweise Nachhilfe. Darüber hinaus engagiert sie sich in ihrer Kirchengemeinde, führt den Hund aus und sieht TV.

Eigenanamnese:
Frau A. gibt an, dass sich ihr Gedächtnis seit etlichen Jahren langsam verschlechtert hat, weshalb sie vor vier Jahren ihre Nachhilfeschüler abgegeben hat. Sie konnte sich einfach nicht mehr erinnern, was sie in der letzten Stunde besprochen hat. Mit Notizen kann sie weiterhin ein aktives, selbstständiges Leben führen. Die Veränderungen machen ihr jedoch Sorgen, zumal sie früher ein sehr gutes Gedächtnis hatte. Als Ursache vermutet sie „das Alter“. An weiterer Diagnostik und einer Behandlungsempfehlung ist sie sehr interessiert.

Fremdanamnese:
Die Tochter bestätigt, dass die Pat. ihren Alltag selbstständig bewältigt, obwohl die Hirnleistung seit mehreren Jahren schleichend nachlässt. Erstmalig ist die Symptomatik vor drei Jahren aufgefallen. Zunächst hat die Patientin auf die Vergesslichkeit depressiv mit Selbstvorwürfen reagiert. Der seelische Zustand hat sich im Verlauf wieder normalisiert, die Gedächtnisstörung aber weiter zugenommen. Insbesondere hat sich die Fähigkeit verschlechtert, sich an Ereignisse oder Unterhaltungen der letzten Tage zu erinnern. Ein Fragebogen zur Einschätzung eines kognitiven Abbauprozesses innerhalb der letzten zwei Jahre spricht für eine signifikante Verschlechterung (IQ-CODE, Quotient: 3,5).

Diagnostik:
Labor (S3-Leitlinie-Standard):
Pathologisch verändert waren: Vitamin D = 25-Hydroxy-Vit. D: 30,2 nmol/l (norm: 50 bis 250 nmol/l) Transferrinsättigung 11 % (norm 16–45 %), Cholesterin gesamt 207 mg/dl (norm < 200 mg/dl)

cMRT:
Auf T2 gew. Aufnahmen keine pathologischen Hypodensitäten, insbes. keine Mikroblutungen oder Residuen stattgehabter Makroblutungen. Regelrechte Diffusion im Hirnparenchym supra- und infratentoriell. In der TOF-MRA regelrechte Darstellung der intrakraniellen Gefäße. In T1 nativ minimal erweiterte Inselzisterne bei ansonsten regelrechten inneren und äußeren Liquorräumen. In der FLAIR drei einzelne Gliosen supratentoriell frontal (Wahlund Score 1).

Körperlicher und neurologischer Status:
78-jährige Patientin in gutem AZ angemessener EZ (BMI: 25,2) Schilddrüse unauffällig in der Palpation. Cor: HT rein, keine Geräusche, HF 70/min. Pulmo: Vesikuläre Atmung, sonorer Klopfschall, keine Rasselgeräusche, keine Spastik. Abdomen: weich, kein Druckschmerz, Leber 2–3 Querfinger unterhalb des Rippenbogens tastbar, unauffälliger Tastbefund, Milz nicht tastbar, Peristaltik regelrecht. Große Gelenke passiv und aktiv frei beweglich. Periphere Pulse der UEx schwach palpabel, Varikosis der unteren Extremität bds.
Augen: Augenmotilität frei, Pupillen isokor, Lichtreaktion bds. vorhanden, sonstige Hirnnerven intakt. Obere Extremität: Tonus normal, Sensibilität bds. vorhanden, Kraft bds. 5/5, kein Absinken beim AVV, Zeigeversuche metrisch. Untere Extremität: Tonus normal, Sensibilität der unteren Extremität bds. normal. Kraft bds. 5/5 in den Einzelkraftprüfungen, kein Absinken beim BVV. Gangbild normal, MER bds. normal. Babinski bds. negativ.

Psychischer/psychopathologischer Status:
Wache und bewusstseinsklare, personal und situativ gut, zeitlich und örtlich geografisch etwas unsicher orientierte Pat. Antrieb und Psychomotorik unauffällig. Grundstimmung etwas besorgt, ausreichend schwingungs- und gut kontaktfähig. Keine Depression, keine Psychose, keine Abhängigkeit. Interaktionen mit dem Untersucher freundlich-zugewandt, offen und vertrauensvoll, gut testmotiviert. Merkfähigkeit eingeschränkt, beginnende Zeitgitterstörung. Weitere kognitive Funktionen, Auffassungsgabe und Urteilsvermögen regelrecht.

Psychometrie:

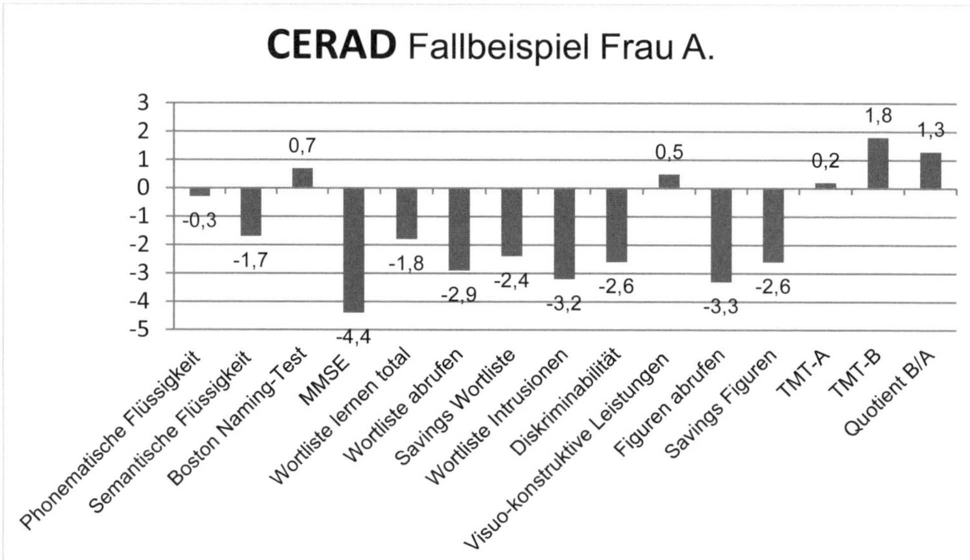

Abbildung 6: CERAD bei Alzheimer-Demenz

In der Demenz-Testbatterie CERAD-Plus zeigt sich alters- und bildungskorrigiert (17 Jahre Schul- und Berufsausbildung) ein insgesamt auffälliges Leistungsprofil:

Der Score im Subtest „Semantische Flüssigkeit“ erweist eine deutliche Beeinträchtigung (z –1,7), der Subtest zur Einschätzung der phonematischen Flüssigkeit fällt später normentsprechend aus (z –0,3). Beim Benennen wird die Maximalleistung erzielt (Kurzform Boston Naming-Test: z 0,7). Beim Mentalstatus wird der Erwartungswert jedoch erheblich verfehlt (MMSE: 23 P.; z –4,4). Die Fehler betreffen vorrangig die Orientierung sowie die verzögerten Reproduktion einfacher Gedächtnis-Items (alle 3 Items vergessen). Das Lernen einer Wortliste lässt eine leichtgradige Störung erkennen (z –1,8); Frau A. startet durchschnittlich, vermag ihre Leistung in den folgenden beiden Durchgängen jedoch nicht einmal ansatzweise zu steigern (6/7/5). Das mittelfristige Verbalgedächtnis ist sowohl im freien Abruf wie auch im passiven Wiedererkennen mittelgradig gestört (Wortliste Abrufen: z –2,9; Savings Wortliste: z –2,4; Diskriminabilität: z –2,6). Auch die stark erhöhte Intrusionsneigung spricht für eine pathologische Gedächtnisleistung (z –3,2). Visuo-konstruktive Anforderungen bewältigt die Pat. schnell und sicher (z 0,5). Die freie verzögerte Reproduktion des Gezeichneten, ein Indikator der mittelfristigen Figuralgedächtnisleistung, erweist wiederum mittelgradige Einbußen (Figuren Abrufen: z –3,3; Savings Figuren: z –2,6). Bei der Aufmerksamkeitsprüfung bewältigt Frau A. den einfacheren TMT-A (z 0,2) exakt-durchschnittlich, den komplexeren TMT-B – vermutlich mit zunehmender Vertrautheit mit dem Charakter der Aufgabe – sogar sehr gut (z 1,8). Der Quotient B/A, ein Indikator der Exekutivleistung, spricht somit für eine gute Exekutivleistung (z 1,3).

Bei hochgradig auffälligen mittelfristigen Gedächtnisleistungen werden ergänzend zwei weitere Verfahren vorgelegt. Mit der freien Reproduktion einer komplexen Geschichte mit Arbeitsgedächtnisanteil ist Frau A. erheblich überfordert (Bogenhausener Geschichte: 3 Details, semantischer Gehalt nicht erfasst). Als unbeeinträchtigt, ja überdurchschnittlich leistungsfähig erweist sich das numerische Kurzzeitgedächtnis (Nürnberger Alterinventar – Zahlennachsprechen: PR 97), wobei auch die schwierigere Rückwärtsbedingung keinerlei Probleme bereitet (6 Ziffern bewältigt).

Ein psychometrisches Depressionsscreening bleibt übereinstimmend mit dem klinischen Eindruck o. p. B. (GDS-k: 2 P.).

Gemäß Clinical-Dementia-Rating-Skala (CDR: 0,5) entspricht die Alltagsrelevanz der kognitiven Defizite einer fraglichen Demenz.

Diagnosen:

– Beginnende Demenz vom Alzheimer-Typ	ICD	G30.1; F00.1*
– Koxarthrose rechts (ED 2008)	ICD	M16
– Arterielle Hypertonie	ICD	I10.90
– Vitamin D-Mangel	ICD	E55.9

Beurteilung und Procedere:

Frau A. stellt sich zur Abklärung zunehmender mnestischer Probleme in unserer Gedächtnis-Ambulanz vor.

Eine diskriminative Leistungsprüfung verschiedener kognitiver Funktionen erweist alters- und bildungskorrigiert ein insgesamt auffälliges Ergebnis: Bei normgerechter Leistungsfähigkeit in den Bereichen Visuo-Konstruktion, Aufmerksamkeit, Sprache und Exekutivfunktion sind die semantische Flüssigkeit und das verbale Lernen leicht, die mittelfristigen Verbal- wie Figuralgedächtnisfunktionen mittelschwer gestört. In der Exploration wird zudem eine beginnende Zeitgitterstörung erkennbar. Affektiv sind keine Auffälligkeiten zu verzeichnen.

Eigen- wie fremdanamnestisch wird ein seit ca. drei Jahren sehr langsam progredienter Abbauprozess erkennbar. Auch wenn dieser bislang noch wenig alltagsrelevant ist, sind die psychometrisch objektivierbaren Defizite so ausgeprägt, dass von einer beginnenden demenziellen Entwicklung ausgegangen werden muss, wobei Klinik und testpsychologisches Profil am ehesten an eine Alzheimer-Krankheit denken lassen.

Laborchemisch konnten sekundäre Ursachen für die von der Patientin geschilderte Verschlechterung der kognitiven Funktionsleistung ausgeschlossen werden. Es zeigte sich lediglich ein Vitamin-D-Mangel, sodass wir die Einnahme von Vitamin D (ca. 1000 IE/Tag) empfehlen.

In der extern durchgeführten cMRT-Untersuchung zeigten sich aktuell keine Hirnvolumenverminderung oder Anzeichen einer Blutung oder Ischämie. Auch andere Ursachen, die die Einbußen in der Gedächtnisleistung erklären könnten (wie raumfordernde Prozesse oder ein Normaldruckhydrocepahlus) können aktuell ausgeschlossen werden.

In der Zusammenschau der Befunde ist demnach von einer beginnenden Demenz vom Alzheimer-Typ auszugehen.

Wir empfehlen daher eine antidementive Therapie mit einem Acetycholinesterase-Inhibitor einzuleiten (Aricept® 5 mg abends). Sollte sie die Medikation gut vertragen, muss die Dosis nach 4 Wochen auf 10 mg/Tag erhöht werden. Bei Unverträglichkeit kann ein Präparatwechsel erwogen werden.

Frau A. und ihr Ehemann wurden über die Diagnose und ihre therapeutischen Implikationen umfassend aufgeklärt und beraten.

Im Rahmen der nicht-medikamentösen Maßnahmen kommt einer möglichst aktiven Lebensgestaltung mit Aufgaben, die geistig fordern, aber individuell zu bewältigen sind, eine entscheidende Bedeutung zu. Die damit verbundene Automatisierung verzögert Gedächtnisverluste und ist in diesem frühen Stadium der Erkrankung sinnvoller als z. B. eine ambulante Ergotherapie. Im Sinne einer erhaltenden Rehabilitation für die Pat. wie auch einer umfassenden Schulung für den Ehemann, empfehlen wir eine stationäre Behandlung in einem Alzheimer-Therapiezentrum (z. B. in der Neurologischen Klinik Bad Aibling). Die dort mögliche 3- bis 4-wöchige Therapie kann jederzeit in Anspruch genommen werden, ist aber in frühen Stadien der Erkrankung besonders sinnvoll. Dem Ehemann schlugen wir zusätzlich die Teilnahme an einem kostenlosen Schulungskurs einer hiesigen Krankenkasse vor. Entsprechendes Informationsmaterial wurde dem Ehepaar ausgehändigt.

Um die Effektivität der antidementiven Medikation zu beurteilen, schlugen wir eine Wiedervorstellung in etwa sechs Monaten vor.

Abschließend möchten wir darauf hinweisen, dass Frau A. im jetzigen Stadium ihrer Erkrankung uneingeschränkt in der Lage ist, Vollmachten zu erteilen und Verfügungen zu treffen.

Dieser ausführliche Arztbericht veranschaulicht, dass bereits bei der Diagnostik und spätestens bei der Aufklärung und Beratung von Angehörigen und Patienten eine individuelle Problem- und Ressourcenanalyse (vgl. Kapitel 3.4) wertvolle Informationen für die Diagnostik, aber v. a. auch für die weitere Behandlung beinhaltet. Zudem zeigt dieser Fall auch, dass die Diagnose einer Alzheimer-Demenz immer noch eine Ausschlussdiagnose ist. Altersentsprechende Befunde in der cCT oder cMRT sprechen ebenso wenig gegen eine Alzheimer-Krankheit als geringgradige Veränderungen der weißen Substanz, die oftmals als Anzeichen einer primär vaskulären Störung gewertet werden [23].

10.3.2 Vaskuläre Demenz

Diese Demenzformen treten meist in engem Zusammenhang mit vaskulär bedingten Schädigungen des Gehirns auf. Innerhalb dieser Gruppe werden makro- wie mikrovaskuläre Erkrankungen, einschließlich der zerebrovaskulären Hypertonie zusammengefasst. Der Beginn liegt gewöhnlich im späteren Lebensalter, außer bei der zerebralen autosomal-dominanten Arteriopathie mit subkortikalen Infarkten und Leukenzephalopathie (CADASIL), einer genetisch bedingten vaskulären Demenz.

F01.-	Vaskuläre Demenz Die vaskuläre Demenz ist das Ergebnis einer Infarzierung des Gehirns als Folge einer vaskulären Krankheit, einschließlich der zerebrovaskulären Hypertonie. Die Infarkte sind meist klein, kumulieren aber in ihrer Wirkung. Der Beginn liegt gewöhnlich im späteren Lebensalter.
	Inkl.: Arteriosklerotische Demenz
F01.0	Vaskuläre Demenz mit akutem Beginn: Diese entwickelt sich meist sehr schnell nach einer Reihe von Schlaganfällen als Folge von zerebrovaskulärer Thrombose, Embolie oder Blutung. In seltenen Fällen kann eine einzige massive Infarzierung die Ursache sein.
F01.1	Multiinfarkt-Demenz: Sie beginnt allmählich, nach mehreren vorübergehenden ischämischen Episoden (TIA), die eine Anhäufung von Infarkten im Hirngewebe verursachen. Vorwiegend kortikale Demenz
F01.2	Subkortikale vaskuläre Demenz: Hierzu zählen Fälle mit Hypertonie in der Anamnese und ischämischen Herden im Marklager der Hemisphären: Im Gegensatz zur Demenz bei Alzheimer-Krankheit, an die das klinische Bild erinnert, ist die Hirnrinde gewöhnlich intakt.
F01.3	Gemischte kortikale und subkortikale vaskuläre Demenz
F01.8	Sonstige vaskuläre Demenz
F01.9	Vaskuläre Demenz, nicht näher bezeichnet

Tabelle 16: Vaskuläre Demenz - Unterteilung ICD10 GM-Version 2012 [82]

Klinische Symptomatik

Zur Einschätzung für eine wahrscheinliche vaskuläre Demenz haben sich die NINDS-AIREN-Kriterien [62] Quelle [13] bewährt.

I. Demenz
Kognitive Veränderung bezogen auf ein vorausgehendes höheres Funktionsniveau manifestiert durch Gedächtnisstörungen und mindestens zwei der folgenden Fähigkeiten:
- Orientierung, Aufmerksamkeit, Sprache, visuell-räumliche Fähigkeiten, Urteilsvermögen, Handlungsfähigkeit, Abstraktionsfähigkeit, motorische Kontrolle, Praxie

Alltagsaktivitäten müssen gestört sein.

Ausschlusskriterien
- Bewusstseinsstörung
- Delirium
- Psychose
- Schwere Aphasie
- Ausgeprägte sensomotorische Störung, die Testung unmöglich macht
- Systematische oder andere Hirnerkrankung, die ihrerseits kognitive Störungen verursachen können

II. Zerebrovaskuläre Erkrankung
Zentrale fokal neurologische Zeichen mit und ohne anamnestischen Schlaganfall und Zeichen einer relevanten zerebrovaskulären Erkrankung im CT/MR
Als relevant eingestufte zerebrovaskuläre Läsionen im radiologischen Befund – Lokalisation:

Schlaganfälle Großgefäßterritorien:
- Beidseitige A. cerebri anterior
- A. cerebri posterior
- Parietotemporale und tempoparietale Assoziationszentren
- Superiore frontale und parietale Wasserscheidengebiete

Kleingefäßerkrankungen
- Basalganglien und frontale Marklagerlakunen
- Ausgedehnte periventrikuläre Marklagerläsionen
- Beidseitige Thalamusläsionen

Ausmaß
- Großgefäßläsionen in der dominanten Hemisphäre
- Beidseitige hemisphärische Großgefäßläsionen
- Leukoenzephalopathie => 25 % des Marklagers

III. Eine Verknüpfung von I. und II.
Definiert durch mindestens eine der folgenden Bedingungen:
- Beginn der Demenz innerhalb von 3 Monaten nach einem Schlaganfall
- Abrupte Verschlechterung der kognitiven Funktionen
- Fluktuierende oder stufenweise Progression der kognitiven Defizite

Unterstützende Merkmale:
- Früh auftretende Gangstörung
- Motorische Unsicherheit und häufige Stürze
- Blasenstörung (häufiger Harndrang, nicht urologisch erklärbar)
- Pseudobulbärparalyse
- Persönlichkeitsstörungen und Stimmungsänderungen, Abulie, Depression, emotionale Inkontinenz, andere subkortikale Defizite.

Ergänzend sind als zerebrovaskuläre Läsionen im radiologischen Befund Schlaganfälle im Gebiet der A. ceribri media und sogenannte „strategische Infarkte", z. B. im Gebiet der A. choroidea posterior, zu nennen (Anm. d. Autoren).

Medikamentöse Therapie

Ein wesentlicher Bestandteil der Therapie vaskulärer Demenzen ist die Behandlung bzw. auch Prävention relevanter vaskulärer Risikofaktoren und Grunderkrankungen (siehe leitliniengerechte Sekundärprävention des Schlaganfalls: www.dgn.org).

Eine Wirksamkeit von Acetylcholinesterasehemmer und Memantine zur symptomatischen Behandlung der vaskulären Demenz ist nicht nachgewiesen [13]. Es gibt jedoch Einzelhinweise, dass diese Substanzen zur Verbesserung von exekutiven Funktionen bei subkortikaler vaskulärer Demenz führen. Eine Therapie kann daher im Einzelfall erwogen werden, ist aber eine Off-Label-Behandlung. Trombozytenaggregationshemmer sind nicht zur primären Demenzbehandlung indiziert [13].

Praktische Hinweise [vgl. 28]

- Nicht jeder Patient entwickelt nach einem zerebrovaskulären Ereignis eine Demenz.
- Kortikale vaskuläre Demenzen gehen häufig mit plötzlich auftretenden sensomotorischen Defiziten, aphasischen Syndromen oder anderen fokal neurologischen Zeichen einher.
- Subkortikale vaskuläre Demenzen weisen neben den kognitiven Störungen oftmals psychopathologische Auffälligkeiten (Depressionen, Affektlabilität, Verlangsamung, Interessenverlust) sowie Haltungs- und Tonusanomalien auf.

- Die subkortikale vaskuläre Demenz (auch subkortikale arteriosklerotische Enzephalopathie – SAE) ähnelt in ihrem langsam progredienten Verlauf der Demenz vom Alzheimer-Typ. Im Alltag fehlt das für Alzheimerpatienten typische Vergessen mit ständigem Nachfragen. Hingegen wirken Patienten mit SAE in ihrer Vitalität reduziert und antriebsgemindert.

Bei älteren Menschen findet sich häufig eine gemischte Pathologie aus Veränderungen im Sinne einer Alzheimer-Krankheit und zusätzlichen vaskulär bedingten zerebralen Läsionen. „Bis zu 60 % der Patienten mit AD zeigen kernspintomographisch periventrikuläre Marklagerläsionen in der T2-Wichtung als Zeichen einer Mikroangiopathie" [28, S.225].

Diese Demenz wird in der ICD-10 unter F00.2 (G30.8) – Demenz bei Alzheimer-Krankheit, atypische oder gemischte Form – kodiert. Die Behandlung mit einem Acetylcholinesterasehemmer ist bei der gemischten Demenz aufgrund der „Alzheimerbeteiligung" gerechtfertigt [13].

Nachfolgend das Fallbeispiel einer Mischdemenz bei einem jüngeren Patienten mit raschprogredientem Verlauf. Hier wird die Komplexität einer differenzierten Demenzdiagnostik deutlich.

Fallbeispiel Mischdemenz: Herr Hans B., 67 Jahre

Medizinische Anamnese:

Herr B. stellt sich in Begleitung seiner Ehefrau in unserer Gedächtnisambulanz zur Exploration von Gedächtnis- und Wortfindungsstörungen vor. Nach Angaben des Hausarztes kam es innerhalb von vier Monaten zu einer deutlichen Verschlechterung der kognitiven Funktionen. Anamnestisch besteht eine rezidivierende depressive Störung seit 2005. Herr B. erhielt initial vom September 2005 bis Mai 2006 eine medikamentöse Behandlung mit Mirtazapin 30 mg und begleitender Psychotherapie, hierunter kam es zu einer Remission der depressiven Symptomatik. Bei erneutem Auftreten der Symptomatik erhielt Herr B. von Oktober 2007 bis Mai 2009 eine medikamentöse Behandlung mit Bupropion 150 mg und begleitende Psychotherapie, auch hierunter kam es zu einer Remission. Aktuell besteht eine medikamentöse Behandlung mit Citalopram 20 mg seit Juli 2009.

Früher hat Herr B. gelegentlich Alkohol konsumiert; aktuell kein Alkohol. Nebendiagnostisch bestehen eine Osteoporose, eine benigne Prostatahyperplasie und eine Dranginkontinenz, unbekannter Genese.

Medikation zum Zeitpunkt der Vorstellung:

Citalopram [Citalopram] 10 mg	1–1–0
Omnic Ocas [Tamsulosin] 0,4 mg	1–0–0

Sozialanamnese:
Der Pat. hat einen Volksschulabschluss und war als Busfahrer tätig, bis er auf Grund der depressiven Störung 2006 frühpensioniert wurde. Er ist verheiratet und hat einen Sohn.

Eigenanamnese:
Der Pat. gibt keinerlei Beschwerden an.

Fremdanamnese:
Nach den fremdanamnestischen Angaben der Ehefrau zeigen sich im Alltag seit ca. einem halben Jahr deutliche Wortfindungsstörungen, mnestische Defizite und Probleme, sich auf neue Gegebenheiten einzustellen. Sie beschreibt weiter eine zunehmende Apathie und mangelnde Eigeninitiative. Die Stimmung ist hingegen im letzten Jahr besser geworden. Sie unternehmen viel (gehen tanzen, machen Ausflüge usw.). Bekannte Strecken fährt er mit dem Auto. Er geht einmal in der Woche zum Skatspielen. Außerdem erledigt er kleinere Einkäufe. Die finanziellen Angelegenheiten sind und waren ihre Aufgabe. Die Körperpflege wird selbstständig durchgeführt.

Diagnostik:
Labor (Standard S3-Leitlinie) und Liquordiagnostik
pathologisch verändert waren Gesamt-Cholesterin 264 mg/dl, Triglyceride 219 mg/dl.

Liquorbefund:
Leukozyten 1/µl, Erythrozyten 1/µl, Protein 43,1 mg/dl, Laktat 14,9 mg/dl, Glukose 62 mg/dl. Eiweißdifferenzierung: Albumin 21,3 mg/dl, IgG 1,84 mg/dl, IgA 0,27 mg/dl, IgM 0,015 mg/dl, Isoelektrische Fokussierung: keine oligoklonalen Banden im Liquor und Serum. Bemerkung: 2 identische Banden im Liquor und im Serum. Virologie aus dem Liquor: Herpes-Simplex-Virus-IgG-AI 1,5; Varizella-Zoster-Virus-IgG-AI 1,3; Epstein-Barr-Borrelien-IgG und -IgM negativ. Luesserologie (TPPA) negativ. Das Protein 14-3-3 (Creutzfeldt-Jacob-Erkrankung) konnte im Liquor nicht nachgewiesen werden.

cMRT (2 Jahre alt bei Erstvorstellung):
Mäßiggradiges mittelständig erweitertes Ventrikelsystem. Betonte externe Liquorräume, keine Liquorzirkulationsstörung. Im Seitenvergleich kein Nachweis einer höhergradigen Hippokampusatrophie. Zeichen einer globalen Hirnatrophie, Zeichen einer subkortikalen arteriosklerotischen Enzephalopathie.

cMRT (aktuell):
Im Vergleich zu den Voraufnahmen keine wesentliche Änderung. Weiterhin Zeichen einer subkortikalen, etwas geringer die kortikale Atrophie mit bekannter Aufweitung des supratentoriell gelegenen Ventrikelsystems – gegen einen Normaldruck-Hydrocephalus spricht die Betonung der kortikalen Furchenzeichnung bifrontal/biparietal. Weiterhin Zeichen einer subkortikalen arteriosklerotischen Enzephalopathie. Keine Raumforderung.

EKG:
Hf 63/min, Sinusrhythmus, Linkstyp, R/s Umschlag in V5, keine höhergradigen Herzrhythmusstörungen.

Körperlicher und neurologischer Status:
67-jähriger Pat. in mäßigem AZ und gutem EZ, Größe 170 m, Gewicht 67 kg, BMI 23,18. Pupillen isokor, kardiopulmonal unauffällig, RR 130/85 mmHg, HF rhythmisch 80 Schläge/min. Auskultation Cor: HT rein, keine Herzgeräusche. Pulmo: VAG bds., keine Rasselgeräusche. NL frei. Abdomen: BD weich, kein DS, keine Abwehrspannung, kein Loslassschmerz. Peristaltik regelrecht über allen Quadranten. Periphere Fußpulse gut palpabel, keine Ödeme. HN-Status unauffällig. Mobilität in allen Gelenken frei. Hirnnervenfunktionen unauffällig. Psychomotorische Verlangsamung. Arm- und Beinhalteversuch unauffällig, keine manifesten Paresen. MER seitengleich schwach auslösbar. Babinski bds. negativ. Finger Nase Versuch bds. metrisch. Bradydiadochokinese bds. Gangbild breitbasig ataktisch. Wendeschrittzahl erhöht. Reduzierte Ausgleichsbewegung im Retropulsionsversuch. Seiltänzergang und Einbeinstand nicht durchführbar. Romberg unauffällig. Sensibilität an den Extremitäten normal. Anamnestisch unauffällige Mastdarmfunktion bei Harninkontinenz.

Psychischer/psychopathologischer Status:
Wacher und bewusstseinsklarer Patient, zeitlich ausreichend, ansonsten unscharf orientiert. Es zeigen sich erhebliche Wortfindungsstörungen mit Perseverationen. Der Patient ist kontakt- und schwingungsfähig, mitunter eher kindlich heiter. Das Kommunikationsverhalten ist aspontan, die Auffassungsgabe bzw. das Sprachverständnis ist teilweise erheblich beeinträchtigt, viele Testinstruktionen mussten mehrmals wiederholt werden. Es gab keine Hinweise auf psychotisches Erleben, Halluzinationen oder psychomotorische Unruhe.

Psychometrie:

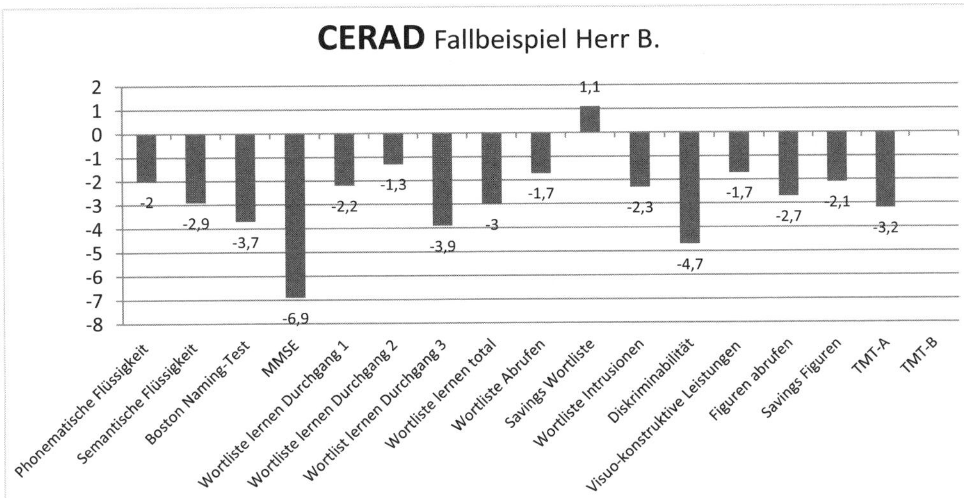

Abbildung 7: CERAD bei atypischer Demenz vom Alzheimer-Typ mit zerebrovaskulärer Beteiligung

Gemäß Clinical-Dementia-Rating-Skala (CDR: 1) entspricht die Alltagsrelevanz der kognitiven Defizite einer leichten Demenz.

Neurolinguistischer Befund (Ausschnitt):
Es wurden folgende Testverfahren (Untersuchung 2 h) durchgeführt: Aachener Aphasietest; Benennen, Lesen regelmäßiger/unregelmäßiger Wörter, Nachsprechen, lexikalisches Entscheiden auditiv.

Die Alltagskommunikation ist schwer gestört. Eine Unterhaltung über vertraute Themen ist mit Hilfe des Gesprächspartners möglich. Häufig gelingt es dem Patienten nicht, seine Gedanken zu übermitteln. Das Spontanspracheprofil ist 2/4/3/3/5/4. Es zeigen sich sehr starke Wortfindungsstörungen, wenige semantische Paraphasien, einige Sprachautomatismen (Echolalie, Perseveration) und sehr viele fragmentarische Sätze. Die Äußerungen sind unflüssig, Wortfindungsstörungen werden meist nicht durch Umschreibungen kompensiert. Das Sprachverständnis scheint alltagsadäquat zu sein.

Die sprachlichen Störungen und Merkmale des Patienten (z. B. Benenn- und Sprachverständnisstörung, die inhaltsleere Spontansprache, die Oberflächendyslexie, die Frequenzeffekte beim Benennen und die erhaltene phonologische Struktur) sprechen für das Vorliegen einer „Semantischen Demenz". Untypisch für das Störungsbild sind die unflüssige Spontansprache, die seltenen Umschreibungen und die syntaktischen

Defizite (Auslassungen und fehlerhafte Sequenzierung von Satzteilen beim Schreiben und Legen nach Diktat und beim Nachsprechen).

Im Verlauf der zweistündigen Untersuchung zeigten sich leichte sprachliche Verbesserungen hinsichtlich der Benennleistung und Flüssigkeit der Spontansprache. Dieser Befund spricht dafür, dass der Patient zum Erhalt und zur Steigerung seiner sprachlichen Leistungen unbedingt eine logopädische Therapie erhalten sollte.

Diagnosen:

Leichte atypische Alzheimer-Demenz mit zerebrovaskulärer Beteiligung	G30.8* F00.2*
Rezidivierende depressive Störung, gegenwärtig remittiert	F33.4
Benigne Prostatahyperplasie	N40
Osteoporose	M81.9
Inkontinenz	R32

Beurteilung und Procedere:

Herr B. zeigte in allen untersuchten kognitiven Bereichen weit unterdurchschnittliche Leistungen. Der neurolinguistische Befund weist auf eine Sprachstörung hin, die Symptome einer semantischen Demenz aufweisen, insgesamt aber auch mit untypischen Elementen. Auch wenn einige unterdurchschnittliche Leistungen in den kognitiven Verfahren auf eine Sprachstörung zurückzuführen sind, zeigen sich psychometrisch doch globale, kognitive Funktionseinschränkungen mit rasch progredientem Verlauf.

Laborchemisch zeigten sich erhöhte Gesamt-Cholesterin- und LDL-Werte. Angesichts der bestehenden subkortikalen arteriosklerotischen Enzephalopathie empfehlen wir den Therapiebeginn mit einem Statin, z. B. Simvastatin 20 mg. Der Patient dürfte von der pleiotropen Statinwirkung profitieren.

Zur ursächlichen Einordnung der kognitiven und sprachlichen Defizite erfolgte die Durchführung einer cMRT-Aufnahme. Im Vergleich der aktuellen Bilder mit den Voraufnahmen von vor zwei Jahren zeigte sich eine bekannte ausgeprägte subkortikale ateriosklerotische Enzephalopathie und eine neu aufgetretene bifrontale, biparietale und bitemporale Linksbetonung der kortikalen Atrophie.

Angesichts der unklaren Symptomkonstellation und des jungen Alters des Patienten entschieden wir uns zur weiteren ätiologischen Einordnung für eine Liquorpunktion. Die Liquorbefunde waren hinsichtlich entzündlicher Prozesse unauffällig. Der V. auf eine Creutzfeldt-Jacob-Erkrankung wurde nicht bestätigt. Gangstörung und Inkontinenz sind bei fehlendem Hinweis auf einen Normaldruckhydrocephalus in der Bildgebung am ehesten auf die ausgeprägte subkortiale ateriosklerotischen Veränderungen zurückzuführen.

In Zusammenschau aller Befunde gehen wir am ehesten von einer atypischen Alzheimer-Demenz mit zerebrovaskulärer Beteiligung und zusätzlicher Sprachstörung aus. Als Differenzialdiagnostik wurde auch eine frontotemporale Demenz mit dem Prägnanztyp „Semantische Demenz" diskutiert, angesichts der psychiatrischen Komorbidität mit einer rezidivierenden depressiven Störung, gegenwärtig remittiert, ließ sich retrospektiv keine zuverlässige Differenzierung von demenzbedingten Sprachveränderungen bzw. Persönlichkeitsveränderungen vornehmen. Wir empfehlen einen Therapieversuch mit einem Cholinesterasehemmer, z. B. Aricept® 5 mg mit Dosissteigerung auf 10 mg bei guter Verträglichkeit nach vier Wochen. In der EKG-Testung zeigte sich keine Kontraindikation diesbezüglich.

Wir empfehlen ebenso zum Erhalt und zur Steigerung seiner sprachlichen Leistungen eine logopädische Therapie.

Der Patient und dessen Ehefrau wurden umfangreich zum Krankheitsbild beraten. Aus unserer Sicht ist die Fahreignung nicht mehr gegeben. Bereits während der Diagnostik und im abschließenden Gespräch wurden der Patient und seine Ehefrau eingehend über die Auswirkungen der kognitiven Defizite auf die Fahreignung und damit verbundenen Eigenverantwortung hingewiesen. Ferner wurde das Ehepaar über die Möglichkeit einer stationären Rehabilitation und über lokale Hilfsangebote (Angehörigenselbsthilfegruppe, Betreuungsgruppe, Tanzcafé, Pflegestufe) informiert. Informationsmaterial wurde ausgehändigt.

Dieser ausführliche Befund, der in dieser Form als Arztbrief einen hohen Stellenwert für die weitere Versorgung und Behandlung hat, zeigt auch die Notwendigkeit einer multiprofessionellen Diagnostik und Therapie auf.

10.3.3 Demenz vom Pick-Komplex: Frontotemporale Lobärdegeneration

Die Demenz bei Pick-Krankheit (F02.0*G31.0*) ist „eine progrediente Demenz mit Beginn im mittleren Lebensalter, charakterisiert durch frühe, langsam fortschreitende Persönlichkeitsveränderungen und Verlust sozialer Fähigkeiten. Die Krankheit ist gefolgt von Beeinträchtigungen von Intellekt, Gedächtnis und Sprachfunktionen mit Apathie, Euphorie und gelegentlich auch extrapyramidalen Phänomen" (ICD-10 GM-Version 2012 [82]).

Klinische Symptomatik

Die als Morbus Pick oder Pick-Krankheit bekannte frontotemporale Lobärdegeneration (FTLD) wird nach neueren Publikationen in drei klinisch definierte Prägnanztypen [51; 13] unterteilt.

Die Prägnanztypen der FTLD umfassen die frontale bzw. frontotemporale Demenz mit führender Wesensveränderung als Haupttyp, die primär progressive Aphasie (Kernsymptome sind u. a. unflüssige Spontansprache mit Agrammatismus und Wortfindungs- und Benennstörungen) und die semantische Demenz (Störung des Bedeutungsgehalts von Sprache und/oder Objekten bei flüssiger Sprachproduktion). Diese Demenzformen sind ebenfalls durch einen schleichenden Beginn und langsame Progredienz charakterisiert. Ferner finden sich bei den Betroffenen oft ein präseniler Beginn und eine positive Familienanamnese.

Persönlichkeitsveränderungen und Störungen der sozialen Beziehungen stehen bei der frontotemporalen Demenz im Vordergrund. In neuropsychologischen Tests fallen insbesondere exekutive Störungen auf, wohingegen Gedächtnis und visuell-räumliche Leistungen, zumindest im Anfangsstadium, wenig beeinträchtigt sind.

Die Symptome der definierten Prägnanztypen sind idealtypische Beschreibungen, eine Differenzierung ist in der Praxis oftmals schwierig und in der Regel sind die Typen nur in den frühen Stadien unterscheidbar; im Verlauf gehen die Symptome oftmals ineinander über.

Die Heterogenität dieser Demenzform zeigt sich sowohl bei der histopathologischen Zuordnung als auch bei den klinischen Subtypen, die je nach struktureller Hirnschädigung durch verschiedene psychopathologische Verhaltensmuster geprägt sind.

Weih et al. [74, S. 9] beziehen sich bei den histopathologischen Kriterien auf die Arbeit von Jackson & Lowe [34] und unterscheiden folgende Veränderungen bei der frontotemporaler Degeneration:

- Unspezifischer Typ ohne distinkte neuropathologische Veränderungen; mit ca. 50 % die größte Gruppe aller FTD-Fälle [65]
- Pick-Typ mit typischen Pickschen Einschlusskörperchen; mit 5–10 % aller FTD-Fälle eher selten [65]
- Kortikobasaler Typ mit Einschlusskörperchen, wie bei CBD
- Motoneuron-Typ mit girlandenförmigen Einschlusskörperchen; mit ca. 20–30 % aller FTD-Fälle verantwortlich [65]
- FTDP-17-Typ mit periodisch angeordneten Neurofilamenten (3 R Tau)
- Alzheimer-Typ mit neurofibrillären Bündeln (3 + 4 R Tau)

In Hinblick auf funktionelle Defizite und Verhaltensauffälligkeiten werden folgende Typen unterschieden [74]:

- Konvexitätstyp (Desorganisation):
  Hirnschädigung im dorsolateralen Kortex. Klinisch zeigen sich Aufmerksamkeits- und Konzentrationsstörungen, Konfusion, reduzierte Wortflüssigkeit und mangelnde Abstraktionsfähigkeit.

Als wichtigste Differenzialdiagnose wird der Normaldruckhydrocephalus, eine vaskuläre Demenz oder Demenz vom Alzheimer-Typ genannt.

- Basaltyp (Enthemmung):
  Hirnschädigung in orbito-basalen Anteilen des Frontallappens.
  Klinisch zeigen sich Enthemmung, Unruhe, Distanzminderung, Witzelsucht, pathologisches Weinen und Lachen, Parathymie.
  Als wichtige Differenzialdiagnose werden frontale Raumforderungen, Infarkte oder das Vorliegen einer Manie genannt.
- Medialer Prägnanztyp (Apathie):
  Hirnschädigungen mittelliniennaher Strukturen. Klinisch zeigen sich eine Antriebsstörung, Apathie, „amotivationales“ Syndrom.
  Als Differenzialdiagnosen kommen subkortikale Demenzen, affektive Störungen und auch die Demenz vom Alzheimer-Typ in Frage.

Klinisch diagnostische Konsensuskriterien der frontotemporalen Demenz (FTD) [nach 51 – Quelle 13]:

Frontale/Frontotemporale Verlaufsform

I. Grundlegende klinische Merkmale (alle zu erfüllen)
- Schleichender Beginn und allmähliche Progredienz
- Früh auftretendes Defizit zwischenmenschlicher Sozialkontakte
- Früh auftretende Verhaltensauffälligkeit
- Früh auftretende emotionale Indifferenz
- Früh auftretender Verlust der Krankheitseinsicht

II. Unterstützende Merkmale

Verhaltensauffälligkeiten:
- Vernachlässigung der Körperpflege und Hygiene
- Geistige Inflexibilität
- Ablenkbarkeit und fehlende Ausdauer
- Hyperoralität und Veränderung der Essgewohnheiten
- Perseveratives und stereotypes Verhalten
- Unaufgeforderte Manipulation von Gegenständen (utilization behaviour)

Sprache und Sprechen:
- Veränderte Sprachproduktion
- Sprachantriebsstörung, Wortkargheit
- Logorrhö

- Sprachliche Sterotypien
- Echolalie
- Perseveration
- Mutismus

Somatische Symptome:

- Primitivreflexe
- Inkontinenz
- Akinese, Rigor, Tremor
- Erniedrigter, labiler Blutdruck

Zusatzuntersuchungen:

- Neuropsychologie: Defizite in Testverfahren „frontaler" Funktionen, bei Fehlen von schwerer Gedächtnisstörung, Aphasie oder visuell-räumlicher Störung
- Konventionelles EEG: normal trotz klinisch deutlicher Demenz
- Zerebrale Bildgebung (strukturell und/oder funktionell): vorherrschende frontale und/ oder temporale Pathologie

Primär-progressive (nichtflüssige) Aphasie

I. Grundlegende klinische Merkmale (beide zu erfüllen)

- Schleichender Beginn und allmähliche Progredienz
- Nichtflüssige Aphasie mit mehr als einem dieser Symptome: Agrammatismus, Paraphasien, Benennstörung

II. Unterstützende Merkmale

Sprache und Sprechen:

- Stottern oder Sprechapraxie
- Störung des Nachsprechens
- Alexie, Agraphie
- Im frühen Stadium erhaltenes Sprachverständnis auf Wortebene
- Im späten Stadium Mutismus

Verhaltensauffälligkeiten:

- Im frühen Stadium intaktes Sozialverhalten
- Im späten Stadium Verhaltensauffälligkeiten ähnlich wie bei frontaler/frontotemporaler Verlaufsform

Semantische Demenz (verkürzte Wiedergabe)

I. Grundlegende klinische Merkmale

- Schleichender Beginn und allmähliche Progredienz

- Sprachstörung
- Inhaltsarme flüssige Spontansprache
- Verlust des Wissens über Wortbedeutungen, der sich beim Benennen und im Sprachverständnis zu erkennen gibt
- Semantische Paraphasien und/oder visuelle Agnosie mit
- Prosopagnosie (Störung des Erkennens von Gesichtern) und/oder Objektagnosie

Weitere Merkmale: Erhaltene Fähigkeit, Objekte anhand ihrer Gestalt zuzuordnen (ohne sie notwendigerweise zu erkennen) und Zeichnungen kopieren, Einzelworte nachzusprechen, laut zu lesen und Worte orthografisch korrekt nach Diktat zu schreiben.

Anamnestisch	Abrupter Beginn, iktale Ereignisse SHT mit Manifestation assoziiert Frühe schwere Amnesie Räumliche Orientierungsstörung Logoklonien, festinierende Prosodie Myoklonien Kortikospinal erklärbare muskuläre Schwäche Zerebellare Ataxie Choreoathetose
In der Bildgebung	Überwiegend postzentrale oder multifokale Läsionen
Im Labor	Hinweise auf metabolische oder entzündliche Ursachen
Relative Ausschlusskriterien	Klassische Alkoholanamnese Hypertonie Anamnese vaskulärer Erkrankungen

Tabelle 17: Ausschlusskriterien für eine FTLD [73; 51]:

Medikamentöse Therapie

In evidenzbasierten Studien konnte die Wirksamkeit verschiedener Substanzen wie Acetylcholinesterasehemmer oder Antidepressiva nicht bewiesen werden [13]. Das bedeutet aber nicht, dass diese Substanzen bei der histopathologischen Heterogenität der frontotemporalen Lobärdegeneration im Einzelfall keinen positiven Effekt haben können.

Praktische Hinweise

- SSRI zur Antriebssteigerung und affektiven Stabilisierung – insbesondere hat Trazodon einen positiven Effekt auf Agitation, Depression, abnormes Essverhalten und

Schlafstörungen. Da das Präparat ausgeprägte sedierende Eigenschaften hat, empfiehlt sich eine Verteilung auf zwei Tagesdosierungen.

- Acetylcholinesterasehemmer haben oftmals keinen Effekt, weil bei den meisten Typen der FTD kein cholinerges Defizit vorliegt. Bei Mischtypen mit Alzheimerpathologie können sie aber durchaus einen positiven Effekt haben.
- Zum Erhalt der Alltagskompetenz ist regelmäßige Ergotherapie und zur funktionellen Stabilisierung der Sprachstörung eine logopädische Therapie sinnvoll.
- Kunsttherapie und Sport zeigen positive Effekte auf Verhaltensauffälligkeiten.
- Nach Ausschöpfung nicht-medikamentöser Strategien bei schweren Verhaltensauffälligkeiten kann der Einsatz konventioneller wie atypischer Antipsychotika (Quetiapin, Olanzapin, Risperidon), unter Berücksichtigung extrapyramidalmotorischer Nebenwirkungen, erforderlich sein. Insgesamt ist aufgrund des Nachweises erhöhter kardiovaskulärer Sterblichkeit der Einsatz atypischer Neuroleptika bei Patienten im höheren Lebensalter restriktiv zu handhaben.
- Bei oftmals schwer beeinflussbaren Verhaltensstörungen ist die Betreuung bzw. Beratung der Angehörigen besonders wichtig.
- Rechtzeitig auf Entlastungsangebote (Tagespflege, individuelle häusliche Betreuung, Selbsthilfegruppen, Kurzzeitpflege) hinweisen.
- Früh auf die Geschäftsunfähigkeit hinweisen (außer bei leichten Stadien der progressiven Aphasie oder der semantischen Demenz).
- Bei häufigem präsenilen Beginn gilt den oft noch minderjährigen Kindern besondere Beachtung. Zunächst ist nicht auszuschließen, dass der erkrankte Elternteil seine Kinder gefährden könnte (z. B. gefährliche Situationen im Straßenverkehr oder beim Spielen unterschätzt). Darüber hinaus brauchen die Kinder oftmals psychotherapeutische Unterstützung, um mit den Verhaltensauffälligkeiten und letztendlich mit der Rollenumkehr (müssen plötzlich auf ein Elternteil aufpassen) zurechtzukommen.

Fallbeispiel Frontotemporale Demenz: Frau Erna C., 66 Jahre

Medizinische Anamnese:

Die Pat. wurde erstmalig im Februar 2009 in einem Krankenhaus zur ausführlichen Demenzabklärung vorgestellt. Vorher war sie in nervenärztlicher Behandlung und wurde mit Melperon und phasenweise mit Trazodon behandelt.

Im Krankenhaus wurde die Verdachtsdiagnose Demenz bei Alzheimer-Krankheit gestellt. Bei Hinweisen auf eine depressive Symptomatik wurden die Fortsetzung der antidepressiven Medikation mit Trazodon und die Fortsetzung der antidementiven Medikation mit Exelon® empfohlen. Die Pat. stellte sich in Begleitung ihres Ehemanns in unserer Gedächtnisambulanz vor.

Medikation zum Zeitpunkt der Vorstellung:

L-Thyroxin 75 µg	1–0–0–0
Exelon®	9,5 mg Pflaster

Sozialanamnese:
Frau C. hat Abitur, absolvierte dann eine Ausbildung zur Medizinisch-technischen Angestellten und arbeitete in diesem Beruf bis zur Frühberentung mit 58 Jahren. Sie ist verheiratet und wohnt mit ihrem Ehemann in einer 3-Zimmer-Wohnung. Sie hat Pflegestufe 1 und erhält die zusätzliche Betreuungsleistung nach § 45 a/b SGB XI.

Eigenanamnese:
Die Pat. gibt an, dass sie gelegentlich unter Kopf- und Rückenschmerzen leidet. Während der Untersuchung verkündete sie mehrmals lautstark und mit vergnügtem Gesichtsausdruck, dass sie verrückt ist. Es war ihr auch klar, dass sie zur Demenzabklärung da ist. „Man will gucken, ob es Alzheimer ist."

Fremdanamnese:
Nach den Angaben des Ehemanns ist ca. 2007 eine zunehmende Antriebslosigkeit und Desinteresse aufgefallen. Gedächtnisstörungen standen nicht im Vordergrund. Im Verlauf zeigten sich zunehmend Verhaltensstörungen wie soziale Distanzlosigkeit (spricht wahllos Menschen auf der Straße an, singt lauthals, beschimpft Passanten oder macht komische Geräusche), Störungen der Impulskontrolle (Essverhalten) und weitere Antriebslosigkeit (z. B. muss zur Körperpflege angehalten werden). Frau C. braucht in allen Belangen des täglichen Lebens erhebliche Unterstützung. Es besteht Selbst- und Fremdgefährdung aufgrund unkontrollierten Rauchens.

Diagnostik:
Labor (Standard nach S3-Leitlinie):
Pathologisch verändert waren:
Cholesterin 201 mg/dl (leicht erhöht)

cCT-Befund:
Regelrechte infratenorielle Strukturen. 4. Ventrikel und basale Zisternen normal konfiguriert. Mittelständiges, symmetrisch erweitertes Ventrikelsystem. Links frontotemporal betonte kortikale Atrophie mit Aufweitung der Vorderhörner. Kein Hinweis für eine Raumforderung, Ischämie oder sonstige pathologische Veränderungen.

Körperlicher und neurologischer Status:
unauffällig

Psychischer/psychopathologischer Status:
Wache und bewusstseinsklare, zeitlich, autopersonal, situativ und örtlich-geografisch orientierte Pat. Die Pat. ist gut kontaktfähig, die Stimmung ist euphorisch mit Lachanfällen, teilweise singt und tänzelt die Pat. im Untersuchungszimmer umher. Die Impulskontrolle ist erheblich eingeschränkt, dies äußert sich u. a. durch lautes Rufen, teilweise auch durch basale Lautäußerungen, ungerichteter Bewegungsdrang und einer ausgeprägten Distanzminderung. Die Pat. ist schnell ablenkbar, die selektive Aufmerksamkeit ist gestört. Sie hielt sich oftmals nicht an die Testanweisungen, gerade bei dem TMT (insgesamt untypischer Befund für einen Teilbereich exekutiver Funktionen – siehe unten) kam es zu vielen Regelverstößen. Es gab keine Anhaltspunkte für wahnhaftes Erleben, Halluzinationen oder einer depressiven Störung.

Psychometrie:

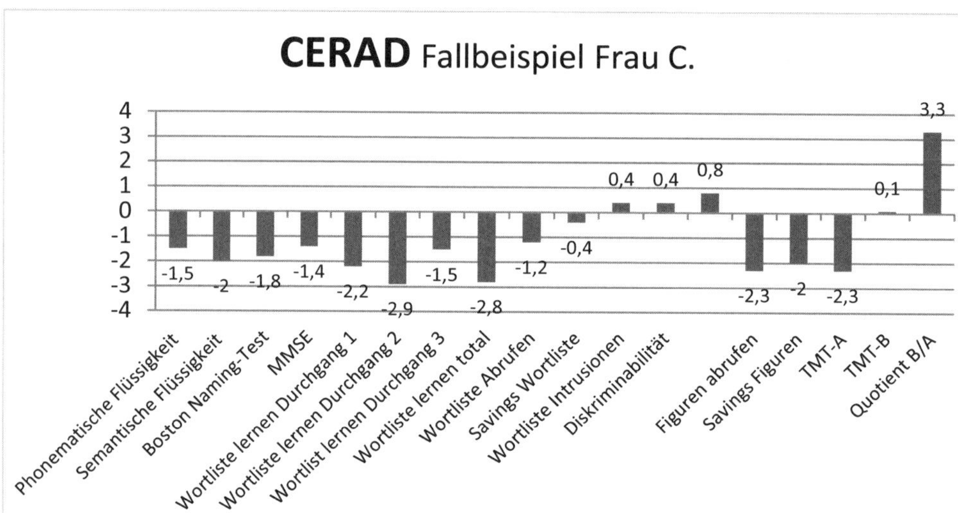

Abbildung 8: CERAD bei fortgeschrittener frontotemporaler Demenz

Gemäß Clinical-Dementia-Rating-Skala (CDR: 2) entspricht die Alltagsrelevanz der kognitiven Defizite einer mittelschweren Demenz.

Diagnosen:

Fortgeschrittene Demenz	
am ehesten eine frontotemporale Lobärdegeneration	F02.0
Hypothyreose, unter Substitution euthyreot	E03.-

Beurteilung und Procedere:
Frau C. stellte sich zur Reevaluierung des kognitiven Status und der psycho-pathologischen Verhaltensauffälligkeiten und der medikamentösen Therapie in unserer Gedächtnisambulanz vor. In Zusammenschau aller Befunde ist bei dem bestehenden kognitiven Leistungsprofil, der Verhaltensstörungen (mangelnde Impulskontrolle, euphorische Tendenz, distanzloses Verhalten) und dem klinischen Verlauf (insbesondere das fremdanamnestisch bestätigte Vorliegen von Frontalhirnsymptomen vor offensichtlichen Gedächtnisstörungen) am ehesten von einer fortgeschrittenen frontotemporalen Lobärdegeneration auszugehen. Es fanden sich in der klinischen Untersuchung und labormedizinischen Diagnostik keine Hinweise für eine sekundäre Ursache der demenziellen Symptomatik; die bekannte Hypothyreose ist unter der bestehenden Medikation suffizient substituiert.

Wir empfehlen die Wiederaufnahme der Behandlung mit Trazodon, angesichts der zunehmenden Gedächtnisstörungen wird die supportive Weiterbehandlung mit einem Acetylcholinesterasehemmer empfohlen. Während der Untersuchung gab es keine Hinweise auf psychotisches Erleben oder Halluzinationen. Die Verhaltensstörungen lassen sich gegenwärtig mit entsprechender Tagesstrukturierung und Aufmerksamkeitszuwendung reduzieren, es besteht momentan keine Indikation für eine neuroleptische Medikation. Mit dem Ehemann wurde über Entlastungsangebote (Tagespflege, Betreuungszeiten über eine Alzheimer-Gesellschaft, Kurzzeitpflege) gesprochen.

10.3.4 Demenz bei Morbus Parkinson

In der ICD-10 GM-Version 2012 [82] wird die Demenz bei primärem Parkinson-Syndrom (F02.3*G20+) als eine Demenz definiert, die sich im Verlauf einer Parkinson-Krankheit entwickelt.

Der Morbus Parkinson, eine der häufigsten neurodegenerativen Erkrankungen ist gekennzeichnet durch Hypokinese, Rigor, Ruhetremor und eine posturale Störung [4]. Eine REM-Schlafverhaltensstörung kann den typischen Parkinson-Symptomen einige Jahre vorausgehen. Nicht jeder Patient mit Morbus Parkinson entwickelt eine Demenz. Eine Studie [56], die Parkinsonpatienten mit frühem (vor dem 60. Lebensjahr) und spätem Krankheitsbeginn beinhaltete, identifizierte in der Gruppe mit spätem Beginn bei 37 % der Patienten eine Demenz, bei denen mit frühem Beginn 9 %. Nach 5 Jahren ergaben sich Demenzraten von 62 % bzw. 17 %. Als Risikofaktoren für die Entwicklung einer Demenz gelten u. a. [4]:

- Hohes Alter bei Krankheitsbeginn
- Ausgeprägte motorische Symptome (vor allem Brady- und Akinese)

- Sprechstörungen
- Frühes Auftreten von L-Dopa-induzierten psychotischen Episoden
- Depression [39]

Klinische Symptomatik

Klinisch-diagnostische Konsensuskriterien der Parkinson-Disease-Demenz (PDD) [nach 26 – Quelle 13 verkürzte Version]

I. Kernmerkmale sind:

- Diagnose eines Morbus Parkinson entsprechend der „Queen Square Brain Bank"-Kriterien.
- Ein demenzielles Syndrom mit schleichendem Beginn und langsamer Progression, welches sich bei bestehender Diagnose eines Parkinson-Syndroms entwickelt und sich basierend auf Anamnese, der klinischen und psychischen Untersuchung wie folgt darstellt:
- Einschränkung in mehr als einer kognitiven Domäne (s. unten).
- Abnahme der Kognition im Vergleich zum prämorbiden Niveau.
- Die Defizite sind ausprägt genug, um zu Einschränkungen im täglichen Leben (sozial, beruflich oder in der eigenen Versorgung) zu führen, unabhängig von Einschränkungen, die motorischen oder autonomen Symptomen zuzuordnen sind.

II. Assoziierte klinische Merkmale sind:

Kognitive Funktionen

- Aufmerksamkeit: beeinträchtigt. Beeinträchtigung der spontanen und fokussierten Aufmerksamkeit, schlechte Leistungen in Aufmerksamkeitsaufgaben; die Leistungen können im Tagesverlauf und von Tag zu Tag fluktuieren.
- Exekutive Funktionen: beeinträchtigt. Beeinträchtigungen bei Aufgaben, die Initiierung, Planung, Konzeptbildung, Regellernen, kognitive Flexibilität (Set-Shifting und Set-Maintenance) erfordern; beeinträchtigte mentale Geschwindigkeit (Bradyphrenie).
- Visuell-räumliche Funktionen: beeinträchtigt. Beeinträchtigungen bei Aufgaben, die räumliche Orientierung, Wahrnehmung oder Konstruktion verlangen.
- Gedächtnis: beeinträchtigt. Beeinträchtigungen beim freien Abruf kürzlich stattgefundener Ereignisse oder beim Erlernen neuer Inhalte; das Erinnern gelingt besser nach Präsentation von Hinweisen, das Wiedererkennen ist meistens weniger beeinträchtigt als der freie Abruf.
- Sprache: Die Kernfunktionen sind weitestgehend unbeeinträchtigt. Wortfindungsstörungen und Schwierigkeiten bei der Bildung komplexerer Sätze können vorliegen.

Verhaltensmerkmale

- Apathie: verringerte Spontaneität, Verlust von Motivation, Interesse und Eigenleistung.
- Persönlichkeitsveränderungen und Stimmungsänderungen einschließlich depressiver Symptome und Angst.

- Halluzinationen: vorwiegend visuell, üblicherweise komplexe, ausgestaltete Wahrnehmungen von Personen, Tieren oder Objekten.
- Wahn: meist paranoid gefärbt wie zum Beispiel hinsichtlich Untreue oder Anwesenheit unwillkommener Gäste.
- Verstärkte Tagesmüdigkeit.

Als wichtige differenzialdiagnostische Erkrankungen sind vaskuläre Demenzen, v. a. die subkortikale vaskuläre Demenz oder (vgl. Kapitel 10.3.2) die Demenz bei Normaldruckhydrocephalus (vgl. Kapitel 10.4.5 – Sonstige abgrenzbare Syndrome) zu nennen.

Eine Demenzerkrankung kann auch im Rahmen von atypischen Parkinson-Syndromen, beispielsweise der progressiven supranukleären Blicklähmung (PSP) oder der kortikobasalganglionären Degeneration (CBGD), auftreten. Allerdings stehen bei diesen Erkrankungen die Bewegungsstörungen im Vordergrund. Kognitive Störungen sind zu Beginn meist weniger ausgeprägt, nehmen aber im Verlauf zu [19].

Medikamentöse Therapie

Der Acetylcholinesterasehemmer Rivastigmin ist bei der Demenz bei Morbus Parkinson im leichten bis mittelschweren Stadium in Hinblick auf die kognitiven Störungen und Alltagsfunktionen wirksam und wird empfohlen. Es sollte beim Einsatz des Medikaments auf eine mögliche Zunahme der motorischen Symptome geachtet werden [13]. Die fachärztliche neurologische Behandlung, ggf. auch in einer Spezialambulanz, dürfte bei Parkinsonerkrankungen ohnehin die Regel sein, zum besseren Verständnis dennoch einige Empfehlungen aus der Praxis.

Praktische Hinweise vgl. [4]

- Aufgrund der erheblichen kognitiven Verlangsamung werden die kognitiven Leistungen von Parkinsonpatienten ohne Demenz insgesamt unterschätzt.
- Die Diagnose einer Demenz bei Parkinsonerkrankung ist nicht einfach, da auch Patienten ohne Demenz kognitive Auffälligkeiten zeigen, allen voran dysexekutive Störungen, aber auch Aufmerksamkeitsstörungen oder Gedächtnisstörungen (v. a. unmittelbarer Abruf, Wiedererkennen ist intakt).
- Es kann schwierig sein, die Auswirkungen der motorischen Beeinträchtigungen von denen der kognitiven Störungen (siehe oben) in Bezug auf die Alltagsrelevanz kognitiver Defizite zu trennen. Die Alltagsrelevanz ist wiederum die Voraussetzung für die Klassifikation einer Demenz.
- Kognitive Störungen korrelieren mitunter mit motorischen Fluktuationen (Akzentuierung im „Off“), sodass eine Optimierung der parkinsonspezifischen, meist dopaminergen Medikation vordergründig ist.

- Ca. 40 % der Parkinsonpatienten sind depressiv [7]. Mittelschwere bis schwere Depressionen können kognitive Störungen in den Bereichen Aufmerksamkeit, Gedächtnis und Planung vortäuschen. Depressionen lassen sich gut medikamentös behandeln, die kognitive Symptomatik ist dann potenziell reversibel.
- Kommt es im Verlauf einer Parkinsonerkrankung zu einer Verschlechterung der Motorik, ist oftmals eine Erhöhung bzw. auch Umstellung der Parkinsonmedikation indiziert, die aber wiederum zu psychotischen Symptomen wie Halluzinationen oder wahnhaftem Erleben führen können.
- Klassische wie auch viele atypische Neuroleptika sind oftmals kontraindiziert, weil sie ihrerseits Parkinsonsymptome verstärken können oder auch die Vigilanz erheblich reduzieren. Wenn Neuroleptika eingesetzt werden, haben sich Clozapin und Quetiapin bewährt.
- Überprüfung der Medikamente auf stark anticholinerge Nebenwirkungen, da gerade bei älteren Menschen gravierende Aufmerksamkeits- und Gedächtnisstörungen unter diesen Medikamenten auftreten können. Bei Parkinsonpatienten können sie psychotische Symptome auslösen und/oder aufrechterhalten (siehe Kapitel 10.4.2 – Delir).

10.3.5 Lewy-Body-Demenz

Für die Lewy-Body-Demenz (G31.82) existiert im ICD-10 GM-Version 2012 [82] keine Syndrombeschreibung.

Neuropathologisch finden sich bei dieser Demenzform eosinophile Einschlusskörperchen, sog. Lewy-Körperchen. Die Neuentwicklung der Alpha-Synuklein-Histochemie kann die Lewy-Körper besser nachweisen, neuropathologisch werden drei Stadien (hirnstammbetont, limbisch, neokortikal) unterschieden [72]. Darüber hinaus findet sich „ähnlich wie bei der Demenz vom Alzheimer-Typ ein ausgeprägtes cholinerges Defizit und ein schwerer neuronaler Zellverlust im Bereich des Nukleus basalis Meynert. Zusätzlich ist das dopaminerge Transmittersystem betroffen“ [72, S. 29].

Bei fortgeschrittenen Demenzstadien lassen sich klinisch kaum noch Unterschiede zwischen der Lewy-Körperchen-Demenz und der Demenz vom Alzheimer-Typ feststellen.

Klinische Symptomatik

Die klinischen Symptome einer Lewy-Body-Demenz sind der Demenz bei Parkinsonerkrankung sehr ähnlich. Die nosologische Trennung zwischen den beiden Demenzformen wird zunehmend angezweifelt. Es gibt ein Unterscheidungsmerkmal, das aber in Fachkreisen nicht unumstritten ist: Beginnt die Demenz innerhalb von 12 Monaten nach Beginn der extrapyramidalen Symptome, wird von einer Lewy-Body-Demenz ausgegangen, beginnt sie nach 12 Monaten, geht man von einer Demenz bei Parkinsonerkrankung aus [vgl. 72].

Nach Stoppe [72] finden sich bei der Lewy-Body-Demenz seltener Tremor, Rigor und Akinese. Im Gegensatz zur Parkinsonerkrankung treten eher axial betonte Haltungs- und Gangschwierigkeiten auf. Extrapyramidale Störungen sprechen bei der Lewy-Body-Demenz schlechter auf L-Dopa an als beim idiopathischen Parkinsonsyndrom.

Weitere Merkmale sind wiederholte Stürze, auch eine Folge der orthostatischen Hypotonie als auch eines hypersensitiven Carotis Sinus [72].

Eine Harninkontinenz tritt eher ein als bei der Demenz vom Alzheimer-Typ. Darüber hinaus besteht bei der Lewy-Body-Demenz eine Überempfindlichkeit gegenüber Neuroleptika. Leider kommt es aufgrund der psychotischen Symptomatik bei Unkenntnis des Krankheitsbildes einer Lewy-Body-Demenz oftmals zu Akutverordnungen konventioneller Neuroleptika, was zu schweren akinetischen und vegetativen Entgleisungen bis hin zu Todesfällen führen kann [73].

Klinisch-diagnostische Konsensuskriterien der Lewy-Body-Demenz [nach 42– Quelle 13]

I. Das zentrale Merkmal der LBD ist eine Demenz, die mit Funktionseinschränkungen im Alltag einhergeht. Die Gedächtnisfunktion ist beim Erkrankungsbeginn relativ gut erhalten. Aufmerksamkeitsstörungen, Beeinträchtigungen der exekutiven und visuo-perzeptiven Funktionen sind häufig.

II. Kernmerkmale sind:

- Fluktuation der Kognition, insbesondere der Aufmerksamkeit und Wachheit
- Wiederkehrende ausgestaltete visuelle Halluzinationen
- Parkinson-Symptome

III. Stark hinweisende Merkmale sind:

- Verhaltensstörungen im REM-Schlaf (Schreien, Sprechen, motorisches Ausagieren von Träumen)
- Ausgeprägte Neuroleptikaüberempfindlichkeit
- Verminderte dopaminerge Aktivität in den Basalganglien, dargestellt mit SPECT oder PET

Für die Diagnose „mögliche“ LBD muss das zentrale Merkmal zusammen mit einem Kernmerkmal vorkommen.
Wenn Kernmerkmale fehlen, genügt mindestens ein stark hinweisendes Merkmal für die Diagnose „mögliche“ LBD.
Für die Diagnose „wahrscheinliche“ LBD müssen mindestens zwei Kernmerkmale oder ein Kernmerkmal zusammen mit mindestens einem stark hinweisenden Merkmal erfüllt sein.

IV. Unterstützende Merkmale kommen häufig vor, haben aber zurzeit keine diagnostische Spezifität: wiederholte Stürze oder Synkopen, vorübergehende Bewusstseinsstörung, schwer autonome Dysfunktion (orthostatische Hypotension, Urininkontinenz), Halluzinationen in anderen Modalitäten, systematischer Wahn, Depression, Erhaltung des medialen Temporallappens (cCT, cMRT), verminderter Metabolismus, insbesondere im Okzipitallappen, pathologisches MIBG-SPECT des Myokards, verlangsamte EEG-Aktivität mit temporalen scharfen Wellen.

Gegen LBD sprechen:

- Zerebrovaskuläre Läsionen in der cCT oder cMRT oder fokal-neurologische Symptome
- Andere Erkrankungen, die das klinische Bild zureichend erklären können
- Spontane Parkinson-Symptome, die ausschließlich bei schwerer Demenz auftreten.

Medikamentöse Therapie

Es existiert für die antidementive Behandlung der Lewy-Body-Demenz kein zugelassenes Medikament. Trotz Hinweisen auf eine Wirksamkeit von Rivastigmin auf Verhaltenssymptome ist die Behandlung mit dieser Substanz eine Off-Label-Behandlung [13].

Praktische Hinweise vgl. [73; 41]

- Die cholinergen Kerngebiete im basalen Vorderhirn sind bei der LBD aufgrund der Mehrfachpathologie (Plaques, Neurofibrillen + Lewy-Körperchen) verstärkt betroffen, das cholinerge Defizit ist also ausgeprägter als bei der Alzheimer-Demenz. Cholinesterasehemmer sind deshalb vermutlich noch wirksamer für die kognitive Leistung und die Vermeidung von Verwirrtheitszuständen und Halluzinationen.
- Dopamin-Agonisten möglichst vermeiden. Ist eine Anti-Parkinsonmedikation notwendig, darf nur die minimal notwendige Menge von L-Dopa verabreicht werden.
- Die Symptome (z. B. Verwirrtheit mit Halluzinationen, leichte Parkinsonsymptome, fluktuierende kognitive Defizite) einer LBD sind immer Ausdruck eines cholinergen und/oder dopaminergen Defizits. Deshalb besteht bei jeder anticholinergen und antidopaminergen Substanz die Gefahr, eines der beiden Transmittersysteme aus dem Gleichgewicht zu bringen. Dies ist auch bei der Behandlung von autonomen Dysfunktionen wie der orthostatischen Regulationsstörung und der Blasenfunktionsstörung und deren medikamentöser Behandlung zu bedenken.

Fallbeispiel Lewy-Body-Demenz: Frau Rotraud T., 71 Jahre

Medizinische Anamnese:

Frau T. stellte sich im Beisein ihrer Tochter ambulant in unserer Gedächtnissprechstunde vor. Grund für die Vorstellung ist eine stark fluktuierende Gedächtnisleistung mit passagerer Verwirrtheit und teils optischen Halluzinationen szenischer Art. Nebendiagnostisch besteht eine KHK, arterieller Hypertonus und eine Gonarthrose links.

Medikation zum Zeitpunkt der Vorstellung:

Nitrospray

Sozialanamnese:
Frau T. ist geschieden, lebt mit ihrer Tochter zusammen in einer 4½ -Zimmerwohnung, die sie noch regelmäßig verlässt und auch wiederfindet. Frau T. arbeitete als Einzelhandelsverkäuferin. Nebenberuflich hat sie gemalt, das letzte Bild allerdings 2003.

Eigenanamnese:
Die Patientin beklagt ausgeprägte Müdigkeit. Sie habe starke Knieschmerzen und sei deshalb nicht mehr so gut zu Fuß.

Fremdanamnese:
Die Tochter beschreibt erhebliche Verwirrtheitszustände, die sich mit klaren Phasen abwechseln. In diesen Phasen wirkt die Mutter regelrecht weggetreten und hat Halluzinationen (sieht Personen in der Wohnung, die das Zimmer ausräumen). Zusätzlich fällt eine zunehmende Tagesmüdigkeit auf. Seit einem Jahr hat sie die geschäftlichen Angelegenheiten übernommen. Ihre Mutter hat auch Schwierigkeiten, Verabredungen einzuhalten und kauft mehrfach das Gleiche ein. Das Laufen ist auch schlechter geworden. Im letzten Jahr ist sie drei Mal gestürzt, konnte aber nie sagen, wie es passiert ist.

Labor (S3-Leitlinie Standard):
unauffällig

EKG:
Normofrequenter Sinusrhythmus, kein Blockbild, Indifferenztyp, keine Ischämiezeichen, V. a. linksventrikuläre Hypertrophie.

MRT:
Leichte temporo-parietal betonte symmetrisch kortikale Atrophie, kein Hinweis auf Blutung, Raumforderung oder Liquorzirkulationsstörung.

Körperlicher und neurologischer Status:
71-jährige Pat. in gutem AZ und EZ (BMI: 23,4), Teilprothese des Ober- und Unterkiefers. Schilddrüse nicht vergrößert, Gehör ungestört. Bewegungsapparat: schmerzhaftes li. Knie mit Valgusstellung, Varikosis beider Unterschenkel. Cor/Pulmo: VA über allen Lungenfeldern, Herztöne rein, 2/6-Systolikum über Erb, RR 190/90 mmHg, HF 67/min, regelmäßig, keine Ödeme, distale Pulse gut tastbar. Abdomen unauffällig. Keine Allergien, Appetit und Durst normal, Miktion und Stuhlgang ungestört. Angina pectoris-Beschwerden nur bei Aufregung, nie bei körperlicher Anstrengung, Schlaf ungestört, kein Alkohol oder Nikotin.

Hirnnervenstatus, bis auf leichte Anisokorie, unauffällig.

Symmetrischer Rigor mit Betonung der oberen Extremitäten, kein Tremor, unsicheres Gangbild, kleinschrittig mit Fallneigung nach hinten, gestörte posturale Reflexe bei ansonsten unauffälligem neurologischen Befund.

Psychischer/psychopathologischer Status:
Wache und bewusstseinsklare, personal und situativ gut, zeitlich und örtlich geografisch etwas unsicher orientierte Pat. Mimik und Gestik reduziert, Psychomotorik leicht verlangsamt. Grundstimmung gedrückt, aber ausreichend schwingungs- und gut kontaktfähig. Klinisch keine behandlungsbedürftige Depression, in der Untersuchung keine Hinweise auf wahnhaftes Erleben oder Halluzinationen. Interaktionen mit dem Untersucher freundlich-zugewandt, offen und vertrauensvoll, gut testmotiviert. Weitere kognitive Funktionen, Auffassungsgabe und Urteilsvermögen regelrecht.

Psychometrische Ergebnisse:
In der Demenz-Testbatterie CERAD-Plus zeigen sich alters- und bildungskorrigiert (13 Jahre Schul- und Berufsausbildung) in fast allen untersuchten Bereichen unterdurchschnittliche Leistungen.

Psychometrie:

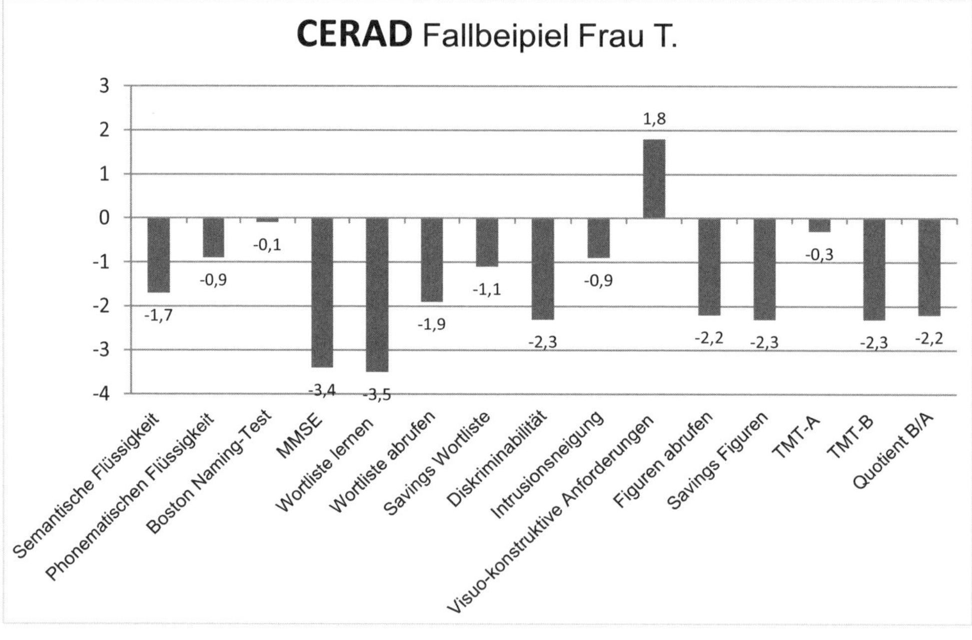

Abbildung 9: CERAD-Ergebnisse bei Lewy-Body-Demenz

Ein psychometrisches Depressionsscreening zeigt übereinstimmend mit dem klinischen Eindruck eine erhöhte psychische Belastung an (GDS-k: 5 P.).
Gemäß Clinical-Dementia-Rating-Skala (CDR: 1) entspricht die Alltagsrelevanz der kognitiven Defizite einer leichten Demenz.

Diagnosen:

Leichte Demenz am ehesten vom Lewy-Body-Typ	ICD F03; G31.82
KHK mit gelegentlichen AP-Beschwerden	ICD I25.9
Arterielle Hypertonie	ICD I10
Genu valgus bei V. a. Gonarthrose li.	ICD M17.9

Beurteilung und Procedere:
Psychometrische Leistungsdaten, Eigen- und Fremdanamnese erweisen einen demenziellen Prozess mit bislang noch relativ geringer Alltagsrelevanz, der sich seit ca. einem Jahr progredient entwickelt hat. Die wiederholt aufgetretenen Halluzinationen, starke Fluktuationen der kognitiven Leistungsfähigkeit sowie wiederholte Stürze und der MRT-Befund lassen sich klinisch am ehesten mit einer leichten Lewy-Body-Demenz in Einklang bringen.

Wir empfehlen, bezüglich der kardiovaskulären Risikofaktoren, eine adäquate Behandlung der arteriellen Hypertonie, z. B. mit einem ACE-Hemmer. Auch EKG-morphologisch lässt sich bereits eine linksventrikuläre Hypertrophie nachweisen. Zusätzlich empfehlen wir die Gabe von ASS 100 mg. Der Blutdruck sollte regelmäßig kontrolliert werden. Bei Lewy-Body-Demenz empfehlen wird die Gabe von Aricept® 5 mg 0–0–1 (Off-Label-Behandlung) und Steigerung nach vier Wochen auf 10 mg als Einmaldosis. Wir bitten, die Herzfrequenz und den Gewichtsverlauf zu kontrollieren. Frau T. ist derzeit noch in der Lage, Vollmachten zu erteilen und Verfügungen zu treffen. Diese Möglichkeit sollte genutzt werden. Wir empfehlen einen Kontrolltermin bei uns in drei Monaten.

10.3.6 Andere Demenzformen

Demenz bei Normaldruckhydrozephalus

Die Demenz bei Normaldruckhydrozephalus – Sonderform des kommunizierenden Hydrozephalus – zeigt sich klinisch mit den Trias: Gangstörung, Demenz und Harninkontinenz. Zur Diagnosefindung ist ein enger zeitlicher Zusammenhang aller drei Symptome wichtig. Das Gehen wirkt angestrengt, breitbasig und kleinschrittig [72]. Die Patienten sind psychomotorisch verlangsamt; es zeigen sich Fluktuationen der Wachheit und Aufmerksamkeit und ein reduzierter Sprachantrieb. Zudem wirken die Patienten emotional verflacht. Diagnostisch wegweisend ist die zerebrale Bildgebung, u. a. mit dem Nachweis erweiterter innerer, nicht aber äußerer, Liquorräume. Eine Verbesserung der Symptomatik, insbesondere der Wachheit und der Gangstörung, kann sich durch Lumbalpunktion und Ablassen von Liquor (30–40 ml) einstellen, was auch diagnostisch genutzt wird. Ggf. kommt bei diesen Patienten die therapeutische Anlage eines Ventrikel-Shunts in Frage. Leider sprechen die kognitiven Defizite (z. B. höhere Aufmerksamkeitsfunktionen, Gedächtnis) am wenigsten auf diese Behandlung an [72].

Prionkrankheiten

Als weitere neurodegenerative Demenzerkrankungen sind Prionkrankheiten, z. B. die Creuzfeldt-Jakob-Krankheit, zu nennen. Hierbei lassen sich erbliche Prionkrankheiten (familiäre CJD) von erworbenen Prionkrankheiten (z. B. neue Variante der CJD, die ihren Ursprung vermutlich in der Rinderseuche BSE hat) unterscheiden. Die Krankheitsbilder verlaufen in der Regel innerhalb kurzer Zeit letal [38], sind aber ähnlich wie M. Huntington oder M. Wilson sehr selten. Diese Demenzformen sind aber bei jüngeren Patienten mit raschen Verläufen und frühen extrapyramidalen und zerebellären motorischen Symptomen mit Tremor oder Rigor, Hyperkinesien etc. differenzialdiagnostisch von großer Bedeutung.

10.4 Abgrenzbare Syndrome – eine Auswahl

In diesem Kapitel sind zwei wichtige Differenzialdiagnosen, die Depression und das Delir relevant. Die Depressionen gehören neben den Demenzerkrankungen zu den häufigsten psychiatrischen Erkrankungen älterer Menschen. Depressionen werden eingehend behandelt, weil nicht nur Demenzpatienten, sondern auch deren Angehörige gefährdet sind, im Laufe der Erkrankung eine behandlungsbedürftige depressive Störung zu entwickeln.

Delirien werden häufig im Zusammenhang mit Abhängigkeitserkrankungen gebracht, es gibt aber viele andere Ursachen für Delirien, die gehäuft bei älteren, multimorbiden Menschen auftreten. Besonders vulnerabel für die Entwicklung eines Delirs sind Menschen mit Demenz.

10.4.1 Depression

Die Depression ist eine der wichtigsten Differenzialdiagnosen zur Demenz, da sie erfolgversprechend behandelt werden kann. In der Praxis zeigt sich häufig, dass Depressionen nicht erkannt werden. Insbesondere bei älteren Patienten ist die Fehlversorgung eklatant. Es werden nur etwa 10 % der Betroffenen angemessen therapiert [38].

Traurig oder depressiv

Die Differenzierung zwischen Trauerreaktionen und Depressionen ist nicht immer einfach, die Übergänge können fließend sein. Trauer ist eine normale menschliche Reaktion auf Verluste und enttäuschte Erwartungen. Beinahe jeder Mensch hat Verlusterfahrungen gemacht, sei es der Verlust nahestehender Angehöriger, oder der Verlust von Selbstständigkeit wegen körperlicher Erkrankungen oder Behinderungen. Es ist normal, dass Menschen darauf mit negativen Gefühlen reagieren. Halten diese Gefühle aber über einen längeren Zeitraum an und können sie von den Betroffenen und ihrer Umgebung in ihrer Intensität nicht mehr beeinflusst werden, liegt eine behandlungsbedürftige Depression vor. Die Diagnosestellung und medikamentöse und nicht-medikamentöse Behandlung sollte bei komplexen oder schweren Fällen in der kompetenten Hand eines Spezialisten – Psychiater, Psychotherapeuten oder Arzt mit entsprechenden Fachkenntnissen – verbleiben, leichtere Formen können vom Hausarzt behandelt werden.

Diagnostische Kriterien verschiedener Depressionsformen

Vorweg sei darauf hingewiesen, dass die frühere Trennung in „endogen“ und damit biologisch bedingt auf der einen, „neurotisch/reaktiv“ und damit psychisch bedingt auf der anderen Seite mangels ausreichender empirischer Evidenz mittlerweile aufgegeben wurde [61]. Heutzutage wird von einem multifaktoriellen Geschehen ausgegangen [52]. Selbst an leichteren depressiven Symptomen, die meist sehr deutliche Zusammenhänge mit Lebensereignissen und Umweltfaktoren erkennen lassen, dürfte eine gewisse biologische Komponente beteiligt sein. Andererseits lassen sich auch bei schweren Depressionen, die früher unikausal auf eine Störung des Transmitterstoffwechsels zurückgeführt wurden, regelmäßig relevante Ereignisse oder Erlebnisse mit Stressorpotenzial nachweisen.

Die ICD-10 [82] unterteilt Depressionen daher nur noch nach Schweregraden, wobei den leichteren Typen (Anpassungsstörung, Dysthymia) die depressiven Episoden als schwerere Formen gegenüberstehen.

F43.2	**Anpassungsstörungen** Hierbei handelt es sich um Zustände von subjektiver Bedrängnis und emotionaler Beeinträchtigung, die im Allgemeinen soziale Funktionen und Leistungen behindern und während des Anpassungsprozesses nach einer entscheidenden Lebensveränderung oder nach belastenden Lebensereignissen auftreten. Die Belastung kann das soziale Netz des Betroffenen beschädigt haben (wie bei einem Trauerfall oder Trennungserlebnissen) oder das weitere Umfeld sozialer Unterstützung oder sozialer Werte (wie bei Emigration oder nach Flucht). Sie kann auch in einem größeren Entwicklungsschritt oder einer Krise bestehen (wie Schulbesuch, Elternschaft, Misserfolg, Erreichen eines ersehnten Zieles und Ruhestand). Die individuelle Prädisposition oder Vulnerabilität spielt bei dem möglichen Auftreten und bei der Form der Anpassungsstörung eine bedeutsame Rolle; es ist aber dennoch davon auszugehen, dass das Krankheitsbild ohne die Belastung nicht entstanden wäre. Die Anzeichen sind unterschiedlich und umfassen depressive Stimmung, Angst oder Sorge (oder eine Mischung

	von diesen). Außerdem kann ein Gefühl bestehen, mit den alltäglichen Gegebenheiten nicht zurechtzukommen, diese nicht vorausplanen oder fortsetzen zu können. Störungen des Sozialverhaltens können insbesondere bei Jugendlichen ein zusätzliches Symptom sein. Hervorstechendes Merkmal kann eine kurze oder längere depressive Reaktion oder eine Störung anderer Gefühle und des Sozialverhaltens sein.
F34.1	**Dysthymia** Hierbei handelt es sich um eine chronische, wenigstens mehrere Jahre andauernde depressive Verstimmung, die weder schwer noch hinsichtlich einzelner Episoden anhaltend genug ist, um die Kriterien einer schweren, mittelgradigen oder leichten rezidivierenden depressiven Störung (F33.-) zu erfüllen.
F32.-	**Depressive Episode** Bei den typischen leichten (F32.0), mittelgradigen (F32.1) oder schweren (F32.2 und F32.3) Episoden leidet der betroffene Patient unter einer gedrückten Stimmung und einer Verminderung von Antrieb und Aktivität. Die Fähigkeit zu Freude, das Interesse und die Konzentration sind vermindert. Ausgeprägte Müdigkeit kann nach jeder kleinsten Anstrengung auftreten. Der Schlaf ist meist gestört, der Appetit vermindert. Selbstwertgefühl und Selbstvertrauen sind fast immer beeinträchtigt. Sogar bei der leichten Form kommen Schuldgefühle oder Gedanken über die eigene Wertlosigkeit vor. Die gedrückte Stimmung verändert sich von Tag zu Tag wenig, reagiert nicht auf Lebensumstände und kann von so genannten „somatischen" Symptomen begleitet werden, wie Interessenverlust oder Verlust der Freude, Früherwachen, Morgentief, deutliche psychomotorische Hemmung, Agitiertheit, Appetitverlust, Gewichtsverlust und Libidoverlust. Abhängig von der Anzahl und Schwere der Symptome ist eine depressive Episode als leicht, mittelgradig oder schwer zu bezeichnen.
	Inkl.: Einzelne Episoden von: ◆ depressiver Reaktion ◆ psychogener Depression ◆ reaktiver Depression (F32.0, F32.1, F32.2)
F33.-	**Rezidivierende depressive Störung (verkürzte Form)** Hierbei handelt es sich um eine Störung, die durch wiederholte depressive Episoden (F32.-) charakterisiert ist. In der Anamnese finden sich dabei keine unabhängigen Episoden mit gehobener Stimmung und vermehrtem Antrieb (Manie). Kurze Episoden von leicht gehobener Stimmung und Überaktivität (Hypomanie) können allerdings unmittelbar nach einer depressiven Episode, manchmal durch eine antidepressive Behandlung mitbedingt, aufgetreten sein.

Tabelle 18: Depressionen ICD-10 GM-Version 2012 ([82] verkürzte Darstellung)

In der ICD-10 werden depressive Episoden nach dem Schweregrad, dem Vorliegen somatischer oder psychotischer Symptome und dem Verlauf (monophasisch, rezidivierend/chronisch, bipolarer Verlauf) unterschieden.

Für die Beurteilung des Schweregrads einer depressiven Episode gelten nachfolgende Kriterien:

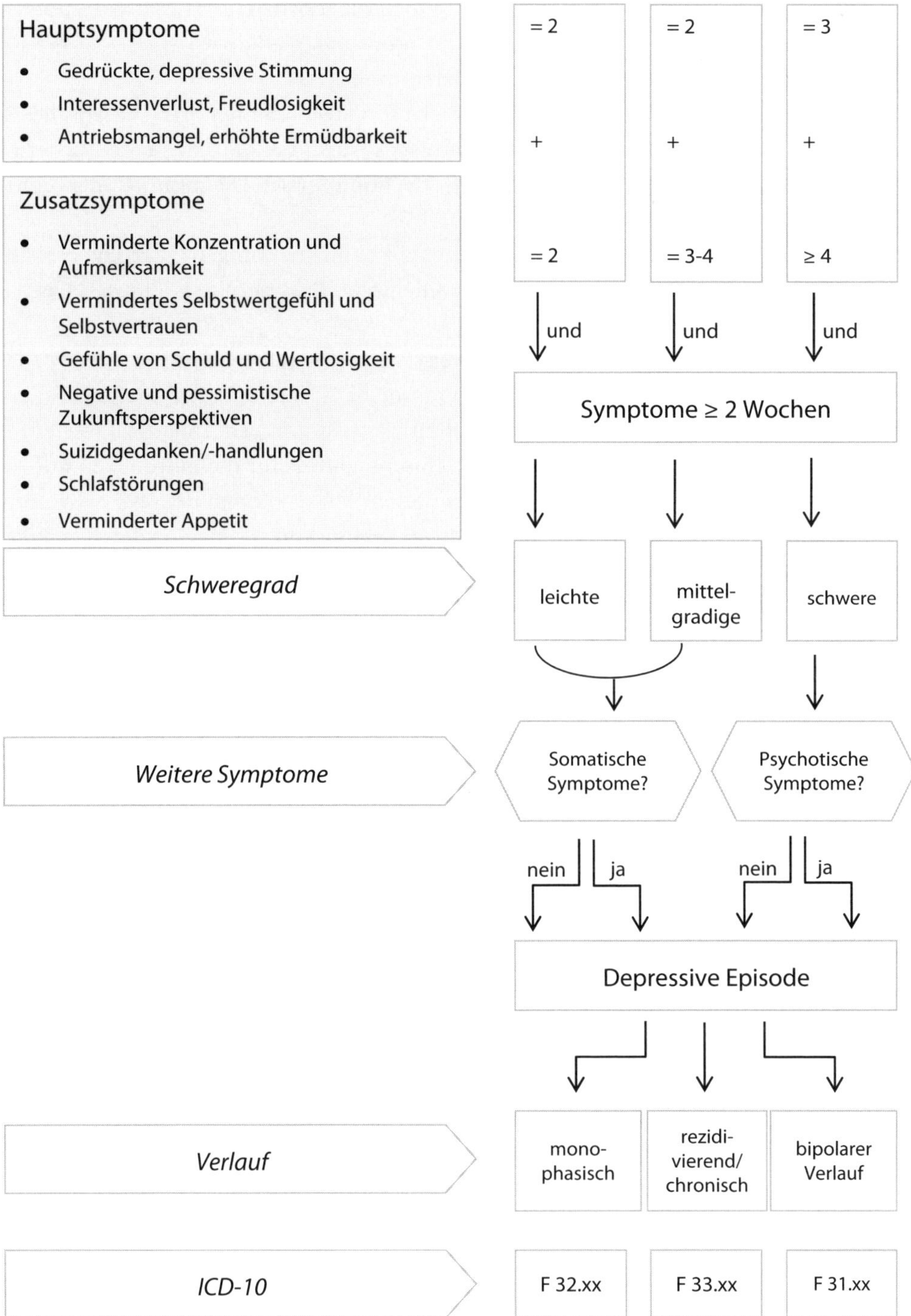

Abbildung 10: Diagnose depressiver Episoden nach IDC-10 [29]

Es wird beispielsweise eine schwere depressive Episode diagnostiziert, wenn drei Hauptsymptome und mindestens vier Zusatzsymptome vorhanden sind. Gerade bei einer schweren Episode können noch psychotische Symptome hinzukommen.

Für alle Schweregrade können zusätzlich typische somatische Symptome (somatisches Syndrom bei mindestens vier Symptomen) wie Interessenverlust, Freudlosigkeit, deutlicher Libidoverlust, deutlicher Appetitverlust, Morgentief, psychomotorische Hemmung oder Agitiertheit verschlüsselt werden.

Depressive Symptome können auch durch organische Erkrankungen (z. B. Hypothyreose, hepatische Enzephalopathie) oder durch Medikamente (z. B. Reserpin, ß-Blocker, Cortison) verursacht werden.

Ergeben sich in der Anamnese keine Hinweise auf organische Ursachen oder vorbestehende depressive Episoden, sind depressive Symptome bei Demenz in den meisten Fällen als reaktive depressive Störung infolge des wahrgenommenen kognitiven Abbaus zu werten. Eine Depression birgt sehr viel Leidensdruck und psychischen Stress für die Betroffenen und kann den kognitiven Abbauprozess beschleunigen. In diesem Sinne können depressive Symptome wie sozialer Rückzug, Interessenlosigkeit und Verminderung von Aktivitäten den Kompetenzverlust verstärken. Deshalb dient eine rechtzeitige Behandlung depressiver Störungen auch dem Erhalt der kognitiven Funktionen und der Alltagskompetenz.

Erkennen einer Depression

Besonders bei älteren Menschen werden Depressionen nicht erkannt. Das hat viele Gründe [59; 3]:

- Es gibt weniger Klagen über eine depressive Stimmung, weil viele depressive Symptome wie Antriebsverlust, Interessenverlust und Perspektivlosigkeit als Alterserscheinung akzeptiert oder als „normale" Reaktion auf Erkrankungen oder Verlusterfahrungen fehlinterpretiert werden. Das sind dann Äußerungen wie: „Na ja, das ist halt so im Alter, damit muss man sich abfinden." Mit einer dauernden, quälenden Verstimmtheit sollte sich aber niemand abfinden, egal ob er 30 oder 99 Jahre alt ist.
- Die Symptome sind im Alter oft atypisch und leicht ausgeprägt, Schuldgefühle, negatives Selbstbild und Wertlosigkeit kommen seltener vor. Depressive Patienten berichten seltener über typische Symptome und klagen mehr über unspezifische Symptome wie Kraftlosigkeit, Appetitlosigkeit oder Schmerzen. Von daher muss das Vorhandensein weiterer Symptome (Niedergeschlagenheit, Interessenlosigkeit) aktiv exploriert werden.
- Gefühle können ähnlich wie kognitive Defizite hinter einer Fassade versteckt werden. Die Betroffenen wirken affektverflacht und indifferent – es wird dann mit beinahe gleichgültiger Miene berichtet, dass vor zwei Wochen die Frau gestorben ist und dass man 60 Jahre verheiratet war. Manche wirken bei diesen Schilderungen nahezu unbeteiligt. Über Gefühle zu sprechen, ist in dieser Generation, insbesondere bei Männern,

nicht üblich. Über körperliche Erkrankungen zu sprechen, stellt für die meisten jedoch kein Problem dar. Und depressiv zu sein, heißt, psychisch krank zu sein, und das ist immer noch mit einem Stigma behaftet.

- Depressionen können sich auch hinter körperlichen Symptomen verbergen – man spricht dann auch von einer larvierten Depression. Die betroffenen Menschen klagen nicht über Niedergeschlagenheit, sondern über verschiedene körperliche Symptome, allen voran Schmerzen. Natürlich muss bei älteren und oftmals multimorbiden Patienten nach Schilderung von körperlichen Symptomen oder Schmerzen immer eine umfassende medizinische Diagnostik eingeleitet werden. Sollte sich aber keine Ursache finden bzw. sich die Ausprägung der geschilderten Symptome nicht nachvollziehen lassen, ist an eine depressive Störung oder eine andere psychiatrische Erkrankung (z. B. Somatisierungsstörung) zu denken und ggf. eine fachärztliche Abklärung einzuleiten.
- In der klinischen Arbeit begegnen uns immer Menschen, mit gereizter und/oder klagsamer Grundstimmung. Es wird über alles geklagt: das Essen, zu wenig Visiten, zu wenig Besuch von Angehörigen, zu unfreundliches Personal usw. Sicherlich sind solche Klagen nicht immer unbegründet, aber bei diesen Personen fällt die Häufigkeit deutlich auf. Erhebliche Einforderung von Zuwendung kann ebenfalls ein Symptom einer depressiven Erkrankung sein. Manche Patienten wirken auch sehr ängstlich und nervös und klammern sich regelrecht an den Arzt oder die Pflegekräfte.
- Screeningverfahren wie z. B. Geriatric-Depression-Scale (GDS-k – siehe Anhang) sollten bei Patienten, die einer Risikogruppe (z. B. Patienten mit chronischen Erkrankungen – siehe nächsten Absatz) angehören, eingesetzt werden.
- Bei jedem Patienten mit einer Depression sollte eine mögliche Suizidalität regelmäßig eingeschätzt werden.

Depression und Suizid

10–15 % aller depressiv Erkrankten sterben durch Suizid, wobei auch von einer hohen Dunkelziffer ausgegangen werden muss. Eine Hochrisikogruppe sind ältere, alleinstehende Männer [3].

Menschen mit schweren Depressionen befinden sich in einer ausweglosen Situation. Sie können sich nicht vorstellen, dass sich ihr Zustand irgendwann wieder verbessern wird. Das Erleben ist geprägt von Verzweiflung, Hilflosigkeit und Ausweglosigkeit [vgl. 1]. Sprichwörtlich gibt es für diese Menschen kein Licht am Ende des Tunnels. Dafür sprechen die hohen Selbstmordraten bei depressiven Menschen.

Die Risikofaktoren für einen Suizid sind zum Teil auch die Ursachen für eine depressive Störung im Alter:

- Schwere depressive Episode mit ausgeprägter Schuld- und Wertlosigkeitsproblematik.

- Rezidivierende depressive Episoden.
- Suizidversuche in der Vorgeschichte und/oder Suizide in der Familie.
- Direkte oder indirekte Suiziddrohung.
- Hohes Alter – wobei das Alter per se nicht der Risikofaktor ist, sondern dass verschiedene Risikofaktoren wie soziale Isolierung, eingeschränkte Ressourcen (auch finanzielle), chronische Erkrankungen oder Schmerzzustände kumulieren und in einer suizidalen Krise enden können.
- Soziale Isolierung – Ehepartner und Freunde sterben oder Kinder müssen aus beruflichen Gründen wegziehen. Die sozialen Netzwerke verkleinern sich, auch im Zuge der Trends zur Singlegesellschaft und zu niedriger Geburtenrate. Abhängigkeitserkrankungen sind als komorbide psychische Erkrankungen ein weiterer Risikofaktor für einen Suizid, insbesondere nach schweren Rauschzuständen, wenn die Ernüchterung eintritt.
- Unheilbare Krankheiten wie Krebserkrankungen, schwere Lungenerkrankungen, Schlaganfälle oder Demenzerkrankungen, bei denen Linderungs- und/oder Heilungschancen sehr gering sind, fördern Suizidgedanken. Gleiches gilt für chronische Erkrankungen mit starken Schmerzen – Osteoporose, Arthrose etc.
- Schwerwiegende Lebensereignisse wie der Verlust des Lebenspartners oder der Verlust der Autonomie, oftmals einhergehend mit Verminderung des Selbstwertgefühls. Das ist häufig bei Heimunterbringung der Fall. Eine hohe Pflegebelastung kann ebenfalls zu Suizidgedanken führen.

Wie Suizidalität erkennbar ist

Nach Pöldinger [55] sind Suizide zumeist das Ergebnis einer längeren Entwicklung. Es lassen sich verschiedene Phasen unterscheiden. Zu Beginn sind es lebensmüde Gedanken („Ach, wenn ich bloß schon tot wäre."), die sich allmählich als Suizidgedanken („Vielleicht sollte ich all dem wirklich ein Ende setzen.") festigen. Es folgt ein Stadium der Ambivalenz („Soll ich? Soll ich nicht?"). In dieser Phase suchen Betroffene nach Kontakt und Hilfe. Besteht subjektiv keine Hoffnung auf Hilfe, kommt es zur Suizidplanung („Ich werde mich umbringen. Wie mache ich das am besten?"). Dabei ist nicht nachvollziehbares Verschwinden von Verzweiflung und Unruhe ein Alarmsignal. Nachfolgende Äußerungen, die aufhorchen lassen müssen:

- „Ich falle allen nur noch zur Last."
- „Ich will einfach nur noch meine Ruhe haben."
- „Die werden schon noch sehen …"
- „Manchmal habe ich Gedanken, das ist eine richtige Sünde …"
- „Ohne meinen Glauben hätte ich längst aufgegeben."

- „Leben Sie wohl“ statt „auf Wiedersehen“.
- Aber möglicherweise auch: „Den Toilettenstuhl für zu Hause brauche ich nicht (mehr).“

Suizide lassen sich weder im ambulanten noch stationären Bereich immer verhindern, aber sobald der Verdacht auf eine depressive Störung besteht, muss immer nach Suizidgedanken gefragt werden. In den wenigsten Fällen antworten die Patienten abwehrend oder verärgert auf die Frage, die meisten sind froh, endlich mit jemandem über diese quälenden Gedanken zu sprechen. Die nachfolgenden Fragen haben sich in der Praxis bewährt.

- Ich habe den Eindruck, dass Sie im Moment keine rechte Lebensfreude mehr haben. Möchten Sie manchmal nur noch alles hinschmeißen und Ihre Ruhe haben?
- Viele Menschen zweifeln gelegentlich am Sinn des Lebens oder halten es für das Beste, nicht mehr zu leben. Kennen Sie das auch?
- Ist Ihnen schon mal der Gedanke gekommen, sich etwas anzutun?
- Haben Sie überlegt, wie Sie das anstellen könnten?
- Gehen solche Gedanken auch wieder vorbei?
- Haben Sie bereits Vorkehrungen getroffen?
- Haben Sie es früher schon einmal versucht?
- Was hat Sie bisher davon abgehalten?
- Was könnte Sie in Zukunft davon abhalten?
- Was hält Sie am Leben?

Wie schon in Kapitel 2.4 (Ängste und Verhalten) beschrieben, äußern Menschen mit Demenz im Frühstadium, teilweise auch nach Diagnosestellung, Suizidgedanken, die sich aber bei den meisten Patienten nur auf die fortgeschrittenen Stadien („Soweit möchte ich nicht kommen, da werde ich vorher eine Ende setzen.“) beziehen. Entwickeln diese Patienten aber zusätzlich eine behandlungsbedürftige depressive Störung, ist die regelmäßige Exploration von Suizidgedanken notwendig.

Differenzialdiagnostik Demenz/Depression

Die Differenzialdiagnose ist gerade bei frühen Demenzstadien nicht immer einfach. Neben einer differenzierten psychiatrischen Exploration, inkl. Fremdanamnese, kann die neuropsychologische Diagnostik, vor allem als Verlaufsdiagnostik (kognitives Profil vor und nach einer effektiven antidepressiven Behandlung) einen Beitrag leisten. Nachfolgend weitere Kriterien, die für eine depressive Erkrankung sprechen:

Differenzialdiagnostische Abgrenzung der Alzheimer-Demenz vom Demenzsyndrom bei Depression [30].

Folgende Kriterien sprechen für eine Depression:

- Affektive Erkrankung in der Vorgeschichte
- Relativ plötzlicher Beginn der kognitiven Einbußen
- Anhaltende depressive Verstimmung
- Subjektive Klagen über kognitive Störungen größer als objektive Befunde
- Fehlen von Aphasie, Apraxie und Agnosie
- Abklingen kognitiver Störungen unter erfolgreicher antidepressiver Therapie.

Behandlung der Depression

Unbehandelte Depressionen im Alter verlaufen häufig chronisch. Die Therapieprognose ist bei konsequenter antidepressiver Behandlung ähnlich gut wie bei jüngeren Erwachsenen [vgl. 59; 3]. Die Wahl der Behandlungsoptionen richtet sich nach der Symptomschwere, dem Erkrankungsverlauf sowie der Patientenpräferenz. Dabei untergliedert sich die Behandlung der Depression in drei Phasen: Akutphase, Erhaltungstherapie, Langzeit- bzw. Rezidivprophylaxe. Für jede dieser Phasen stehen verschiedenen Therapieoptionen zur Verfügung.

1) Medikamentöse Behandlung

Diese ist bei mittelschweren bis schweren depressiven Störungen, chronischem Verlauf und unvollständigem Ansprechen auf eine alleinige Psychotherapie indiziert. Neben der Behandlung mit Antidepressiva können bei schwerer Symptomatik (meist in der Akutphase) mit Agitation und/oder Wahnvorstellungen auch die Verordnung von Benzodiazepinen oder Neuroleptika notwendig werden. Bei bipolaren Störungen ist eine Dauerbehandlung mit Stimmungsstabilisatoren (Lithium, Valproinsäure oder atypischen Antipsychotika) indiziert.

2) Psychotherapie

Sie kann als alleinige Behandlung bei leichteren Depressionen wie etwa bei einer Anpassungsstörung, einer leichten depressiven Episode oder einer Dysthmia eingesetzt werden. Grundsätzlich ist sie bei allen Schweregraden sinnvoll. Bedauerlicherweise stehen immer noch wenige Psychotherapieplätze für ältere Menschen bereit, sodass die medikamentöse Behandlung oft die einzige Option ist.

3) Soziotherapie

Hierunter fallen alle Interventionen, die die sozialen Fähigkeiten der Patienten fördern. Dazu zählen ergotherapeutische Maßnahmen (z. B. Beschäftigungstherapie), Kunst-, Musik- oder Bewegungstherapie.

4) Kombinationstherapie
Sie ist sinnvoll bei unvollständigem Ansprechen einer medikamentösen Therapie, bei schwerer, chronischer Depression und ausgeprägten psychosozialen Problemen.

Praktische Hinweise bei der medikamentösen antidepressiven Behandlung [59; 14]

- Aktives beobachtendes Abwarten (watchful waiting) ist bei leicht ausgeprägten depressiven Erkrankungen (Anpassungsstörung, leichte depressive Episode) eine Möglichkeit, wenn davon ausgegangen werden kann, dass sich die Symptome zurückbilden. Das ist beispielsweise der Fall, wenn nach einem Sturz mit Femurfraktur und vorübergehender Immobilität die Selbstständigkeit durch einen positiven Rehabilitationsverlauf relativ schnell erreicht wird. Es sollte eine regelmäßige Überprüfung der Symptomatik erfolgen. Hat sich nach 14 Tagen keine Verbesserung oder sogar eine Verschlechterung eingestellt, sollte mit dem Patienten über eine medikamentöse Therapie entschieden werden.
- Patienten mit Depression und Vorliegen von hirnorganischen Erkrankungen können in gleicher Weise behandelt werden wie Patienten ohne hirnorganische Erkrankungen. Es sollen aber Wirkstoffe mit sedierender und anticholinerger Komponente vermieden werden.
- Die antidepressive Medikation sollte mit der niedrigsten, als „Anfangsdosis" bezeichneten, Tagesdosis begonnen werden.
- Die übrige Wirklatenz der Medikamente ist z. T. verlängert, Patienten und auch Angehörige müssen darüber informiert werden. Oftmals treten in den ersten Tagen die Nebenwirkungen auf, der antidepressive Effekt erst nach zwei bis drei Wochen.
- Der Therapieeffekt sollte in Abständen von zwei Wochen überprüft werden. Bei mangelndem Therapieerfolg sollte zunächst eine Dosissteigerung erfolgen. Erst bei unzureichendem Erfolg nach ca. drei bis vier Wochen ist auf ein anderes Präparat umzusteigen.
- Die Medikamente sollten nach vollständiger Remission der depressiven Symptome frühestens nach sechs Monaten abgesetzt werden. Die Patienten sollten über die Notwendigkeit der Fortführung nach Abklingen der akuten Symptome informiert werden.
- Die Therapie von mittelschweren bis schweren Depressionen bzw. therapieresistenten Depressionen sollte unter intensiver Beobachtung im Rahmen eines stationären oder teilstationären Aufenthalts erfolgen.
- Der Einsatz trizyklischer Antidepressiva wird bei älteren und v. a. kognitiv beeinträchtigten Patienten nicht bzw. nur in sehr begrenztem Maße empfohlen. Zudem steigern sie das Delirrisiko.
- Neuere Präparate (SSRI, SSNRI, SNRI) haben weniger zentrale anticholinerge und peripher anticholinerge Nebenwirkungen und ein geringeres Interaktionspotenzial.

Allerdings wurde u. a. das Antidepressivum Cipramil (Citalopram) mit einer QT-Intervall-Verlängerung in Zusammenhang gebracht und die Maximaldosierungen herabgesetzt. Besondere Vorsicht ist bei Patienten mit erhöhtem Risiko für eine Torsade-de-pointes-Tachykardie geboten. Zudem ist auf Begleiterkrankungen und Begleitmedikation zu achten, die z. B. zu einer Hyponatriämie, Hypokaliämie oder Hypomagnesiämie führen können. Es ist nicht auszuschließen, dass QT-Intervall-Verlängerungen auch bei anderen SSRI auftreten. Die Kombination mit einzelnen Parkinsonmedikamenten (MAO-B-Hemmer) erhöht das Risiko eines serotonergen Syndroms und ist kontraindiziert. Weitere Informationen (für die u. g. Medikamente) bitte den entsprechenden (aktualisierten) Produktinformationen entnehmen.

In der Praxis haben sich folgende Präparate bewährt:

Wirkstoff	Handelsname	Einstiegsdosis	Durchschn. Dosis	Maximale Dosis
Citalopram	Cipramil®	10–20	20	20 (40*)
Escitalopram	Cipralex®	10	10	10 (20*)
Sertralin	Zoloft®	25–50	100	200
Paroxetin	Paroxetin®	20	20	60
Duloxetin	Cymbalta®	30	60	120
Venlaflaxin	Trevilor®	37,5	150	375
Mirtazapin	Remergil®	15	45	60

* bei Patienten unter 65 Jahren 40 mg bzw. 20 mg

- Bei Schlafstörungen hat sich Mirtazepin bewährt.
- Bei zusätzlichen Schmerzen haben sich Duloxetin, Venlafaxin und Mirtazapin bewährt.
- Mirtazapin fördert den Appetit.

Tabelle 19: Antidepressiva

Therapiemonitoring

- Kontrollen des Blutbildes, der Leberenzyme, Kreatinin, Puls und EKG wird vor und während der Behandlung empfohlen.
- Gewichtskontrollen sind bei einigen Pharmaka (Mirtazapin und die meisten Trizyklika) wegen möglicher Gewichtszunahme notwendig. Das kann allerdings auch ein gewünschter Therapieeffekt sein.
- Das Absetzen der antidepressiven Medikation sollte in der Regel schrittweise über einen Zeitraum von vier Wochen erfolgen.

- Im Rahmen einer Multimedikation kann es vermehrt zu Interaktionen und Veränderungen der Pharmakokinetik und -dynamik kommen. Außerdem haben ältere Menschen vermehrt Medikamente mit potenziell depressiogener Wirkung.

Fallbeispiel Depression: Frau Martina D., 58 Jahre

Medizinische Anamnese:
Frau D. stellte sich auf Anraten ihres Ehemanns in unserer Gedächtnisambulanz vor und kommt allein zu dem Termin. Sie berichtet über Probleme im Rahmen der Wechseljahre und nimmt ein Hormonpräparat ein. Es sind keine weiteren körperlichen Erkrankungen vorhanden. Sie beklagt häufige Erkältungen und Infekte im letzten Jahr.

Medikation zum Zeitpunkt der Vorstellung:
Presomen comp. 1–0–0

Sozialanamnese:
Frau D. hat die mittlere Reife und eine kaufmännische Ausbildung. Bis 1992 hat sie die Buchhaltung in dem gemeinsamen Betrieb geführt. Das Ehepaar hat vier Kinder.

Eigenanamnese:
Frau D. berichtet gleich zu Anfang über die Demenzerkrankung ihrer Mutter, die sie über sieben Jahre gepflegt hat. Im Verlauf des Gesprächs äußerte sie die Sorge, dass sie die gleiche Krankheit bekommen könnte. Auf die Frage nach Gedächtnisproblemen gibt Frau D. an, dass sie Namen vergisst oder auch beim Einkaufen etwas vergisst. Ihr Mann wirft ihr vor, dass sie langsam ist. Ansonsten beklagt sie Wortfindungsstörungen. Bei Gesprächen muss sie manchmal nachfragen, wobei eine Untersuchung der Hörfähigkeit keine Auffälligkeiten ergab. Den Haushalt organisiert sie mit ihrem Mann zusammen. Sie haben einen großen Bekanntenkreis und laden in regelmäßigen Abständen viele Gäste zum Essen (bis zu 15 Personen) ein.

In der letzten Zeit hat sie Motivationsprobleme. Morgens kommt sie nicht so gut auf die Beine und hat Schwierigkeiten, ihr tägliches Arbeitspensum zu schaffen. Sie ist oft niedergeschlagen und fühlt sich wertlos. Seit einigen Monaten ist sie unruhig, nervös und hat Schlafstörungen.

Auf die Frage nach Sorgen antwortet sie, dass sie sich schon Gedanken über ihre Gesundheit macht. Sie fühlt sich nicht wohl, manchmal hat sie Herzrasen, allerdings wurde bei der körperlichen Untersuchung nichts gefunden. Eine weitere Quelle der Sorgen sind ihre Kinder. Aber sie sieht inzwischen ein, dass sie wenig verändern kann. Sie ist froh, dass beide wieder eine Arbeitsstelle haben bzw. wieder Geld verdienen und dass die familiären Konflikte (u. a. Konkurs der Firma) einigermaßen gelöst sind.

Auf die Frage nach aktuellen kritischen Lebensereignissen gab Frau D. an, dass sie den Verkauf ihrer Wohnung in Teneriffa sehr bedauert und dass sie letztes Jahr öfter krank gewesen ist. Im Zuge der letzten Erkältung vor einem halben Jahr hat sie schließlich das Rauchen aufgegeben. Alkohol trinkt sie seit acht Jahren gar nicht mehr.

Fremdanamnese:
Der Mann berichtet über Antriebslosigkeit und Interessenlosigkeit seit einiger Zeit. Gedächtnisprobleme zeigen sich nur beim Einkaufen. Sie vergisst Sachen und muss dann noch mal los. Sie ist auch in der Lage, komplexe geschäftliche Angelegenheiten zu erfassen und zu beurteilen. Sie erledigt noch immer die geschäftlichen Angelegenheiten ihres Sohnes, wobei sie das gerade in letzter Zeit immer mehr vor sich herschiebt. Das Autofahren ist nach wie vor kein Problem, sie ist eine routinierte und sichere Fahrerin, örtliche Orientierungsprobleme in unbekannter Umgebung hatte sie schon immer. Sie ist auch schon immer langsam gewesen. In letzter Zeit wirkt sie mitunter unkonzentriert und abwesend. Außerdem hat sie nicht mehr so viel Freude am Kochen. Einladungen hat sie gerade in den letzten Monaten mehrmals abgelehnt.

Persönlichkeits- oder Wesensveränderungen sind ihm nicht aufgefallen. Allerdings spricht sie auch nicht über ihre Probleme und schluckt vieles herunter. Wenn es Diskussionen oder Streit gibt, in letzter Zeit öfter wegen unwichtigen Dingen, ist er der aggressivere Part, während sie nicht so viel redet. Ein weiterer Diskussionspunkt, seit ca. einem halben Jahr, ist ihr geringes sexuelles Verlangen.

Auf die Frage nach kritischen Lebensereignissen in den letzten Jahren gab Herr D. an, dass sie im Zeitraum von 2001–2005 große finanzielle Probleme hatten.

Herr D. erzählte auch über die Zeit, als seine Frau ihre demenzkranke Mutter zu Hause gepflegt hat. Dies war für beide eine schwere Belastung, die letztendlich notwendige Heimunterbringung hat große Schuldgefühle bei seiner Frau erzeugt.

Diagnostik:
Labor (S3-Leitlinie Standard):
Unauffällig

Körperlicher und neurologischer Status:
Unauffällig

Psychischer/psychopathologischer Status:
Die Pat. ist zu allen Qualitäten orientiert, freundlich-zugewandt und kontaktfähig. Die Pat. äußert sich differenziert, es gibt keine Hinweise auf Wortfindungsstörungen oder Zeitgitterstörungen. Die Psychomotorik ist unauffällig. Die Auffassungsgabe und das Urteilsvermögen sind regelrecht. Ferner gibt es keine Hinweise auf Halluzinationen

oder Wahnvorstellungen. Nach klinischem Eindruck ist die Pat. eingeschränkt schwingungsfähig, eine genauere Exploration der Stimmung weist auf eine depressive Symptomatik hin. Im Vordergrund stehen Niedergeschlagenheit, Unruhe und Nervosität, Einschlafstörungen, reduzierter Antrieb und Grübeltendenz und fremdanamnestisch Libidoverlust. Es gab keine Hinweise auf Suizidalität.

Psychometrie:
Zur differenzierten Demenzabklärung kam die Demenz-Testbatterie CERAD zum Einsatz (hier dargestellt die Eingangs- und Verlaufsuntersuchung). Die Pat. erreichte, alters- und bildungskorrigiert, in vielen Bereichen grenzwertige, z. T. auch unterdurchschnittliche Werte (siehe Daten von Oktober 2007).

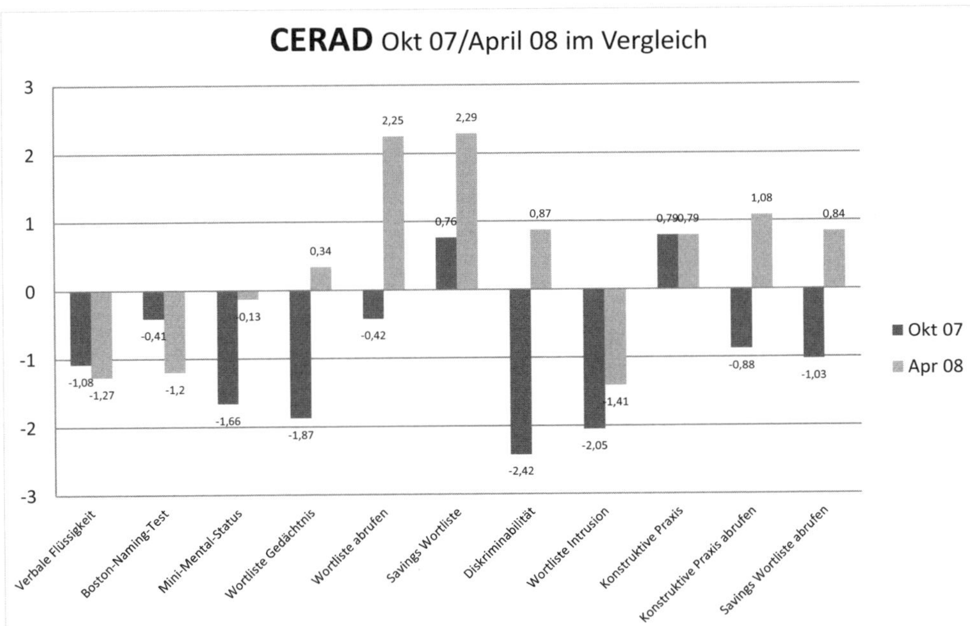

Abbildung 11: CERAD bei Depression

Eine Exploration der Stimmung mit einem halbstandardisierten, klinischen Verfahren weist auf eine mittelschwere depressive Symptomatik hin (MADR: 22 Punkte). Fremdanamnestisch lassen sich mit der Clinical-Dementia-Ratingscale keine alltagsrelevanten kognitiven Defizite (CDR: 0) objektivieren.

Diagnosen:

Leichte kognitive Störung	F06.7
Mittelschwere depressive Episode	F32.1

Beurteilung und Procedere:
In dem psychometrischen Leistungsprofil ergaben sich in allen untersuchten Bereichen grenzwertige bzw. unterdurchschnittliche Leistungen. Nach den fremdanamnestischen Informationen gibt es derzeit keine Hinweise auf eine nennenswerte Alltagsrelevanz der kognitiven Defizite. Die Ausprägung der kognitiven Defizite entspricht einer leichten kognitiven Störung. Eine genauere Exploration der Stimmung weist auf eine mittelschwere depressive Symptomatik hin. Dies äußert sich in gedrückter Stimmung, Antriebslosigkeit, pessimistischen Zukunftsperspektiven, vermindertem Selbstwertgefühl, Unruhezustände, Einschlafstörungen mit Grübeltendenz. Es wird von einer mittelgradigen depressiven Episode ausgegangen.

Es lassen sich in der Anamnese einige Stressfaktoren im Sinne von „daily hassles" (Sorge um Kinder, eheliche Konflikte, gesundheitliche Probleme) explorieren, die eine depressive Entwicklung fördern können. Ein weiterer Auslöser der depressiven, aber auch körperlichen Symptome könnte im Rahmen von Hormonschwankungen begründet sein, wobei die Einnahme von Presomen depressive Symptome hervorrufen bzw. verstärken kann.

Frau D. wurde über die Möglichkeiten einer medikamentösen wie psychologischen Behandlung der depressiven Symptomatik beraten. Aus psychologischer Sicht ist eine ambulante Psychotherapie indiziert, um die aktuellen Konfliktsituationen zu bearbeiten, den Selbstwert zu steigern und Verständnis über die Struktur der Abwehrmechanismen zu schaffen. Zusätzlich ist die Verordnung eines schlaffördernden Antidepressivums (z. B. Mirtazapin) indiziert. Es wurde Informationsmaterial über ambulante Psychotherapeuten ausgehändigt. Eine Wiedervorstellung in sechs Monaten wurde empfohlen.

Eine Wiedervorstellung der Patientin nach sieben Monaten zeigte unter ambulanter Psychotherapie und Einnahme von 30 mg Mirtazapin eine Remission der depressiven Symptomatik (MADR: 6 Punkte) und eine Normalisierung der Gedächtnisleistungen (siehe CERAD-Profil April 2008).

Dieses Beispiel zeigt, dass depressive Erkrankungen kognitive Defizite verursachen, die sich nach erfolgreicher antidepressiver Behandlung wieder zurückbilden. Es kann aber auch sein, dass sich nach einer antidepressiven Behandlung das kognitive Profil nicht verbessert bzw. sogar verschlechtert, sodass eine erweiterte Demenzdiagnostik erfolgen sollte.

10.4.2 Delir

Delirante Zustände sind eine wichtige differenzialdiagnostische Fragestellung, weil gerade ältere Menschen aus verschiedenen Ursachen (z. B. Infektionen, Exsikkose, Polypharmazie, Anlegen eines neuen Blasenkatheters) ein erhöhtes Risiko haben, ein Delir zu entwickeln. Beim Vorliegen einer Demenz oder einer anderen Hirnschädigung steigt die Wahrscheinlichkeit des Auftretens eines Delirs [37] erheblich. Auch traumatische Einweisungsdiagnosen wie eine Schenkelhalsfraktur können bei älteren Menschen zur Entwicklung eines Delirs führen. Bis zu 15 % der älteren Patienten entwickeln im Verlauf eines Krankenhausaufenthalts ein Delir, nach größeren Operationen leiden bis zu 50 % unter deliranten Symptomen [38].

F05.-	Delir, nicht durch Alkohol oder andere psychotrope Substanzen bedingt Definition: Ein ätiologisch unspezifisches hirnorganisches Syndrom, das charakterisiert ist durch gleichzeitig bestehende Störungen des Bewusstseins und der Aufmerksamkeit, der Wahrnehmung, des Denkens, des Gedächtnisses, der Psychomotorik, der Emotionalität und des Schlaf-Wach-Rhythmus. Die Dauer ist sehr unterschiedlich und der Schweregrad reicht von leicht bis zu sehr schwer.	
	Inkl.:	Akut oder subakut: Exogener Reaktionstyp Hirnorganisches Syndrom Psychoorganisches Syndrom Psychose bei Infektionskrankheit Verwirrtheitszustand (nicht alkoholbedingt)
	Exkl.:	Delirium tremens, alkoholbedingt oder nicht näher bezeichnet (F10.4)
F05.0	Delir ohne Demenz	
F05.1	Delir bei Demenz Definition: Diese Kodierung soll für Krankheitsbilder verwendet werden, die die oben erwähnten Kriterien erfüllen, sich aber im Verlauf einer Demenz entwickeln (F00-F03).	
F05.8	Sonstige Formen des Delirs Inkl.: Delir mit gemischter Ätiologie Postoperatives Delir	
F05.9	Delir, nicht näher bezeichnet	

Tabelle 20: Delir nach den Kriterien der ICD-10 GM-Version 2012 [82]

Delirien können lebensbedrohlich sein, von daher hat die Suche nach den Auslösern bzw. den zugrunde liegenden Erkrankungen und die rasche Behandlung oberste Priorität. Das Delir ist oft mit einem verlängerten Krankenhausaufenthalt und gehäuftem Auftreten von Behandlungskomplikationen wie Dekubiti, Infektionen oder Stürzen assoziiert [70].

Ursachen

Ätiologisch ist immer von einer multifaktoriellen Genese auszugehen.

Prädisposition	+	exogene Noxe →	Delir
Hohe Vulnerabilität		schwache Noxe	
Hohes Lebensalter Demenz Somatische Komorbidität Hör- und Sehbehinderung Dehydratation Anämie Malnutrition Niedriges Serumalbumin Depression, Ängstlichkeit, Alkoholismus Benzodiazepingebrauch Schmerz Leichte kognitive Störung Einsamkeit Niedrige Intelligenz		Fremde Umgebung Körperliche Beschränkung Immobilisation Störung des Biorhythmus Psychoaktive Medikamente Entzugssyndrom Elektrolytentgleisung Akute Infektion Arterielle Hypotonie Hypo- und Hyperglykämie Organversagen Re-Operation, Blutverlust Intensivpflichtigkeit Anticholinergika Chirurgischer Eingriff	
Niedrige Vulnerabilität		potente Noxe	

Tabelle 21: Multifaktorielles Modell der Entstehung eines Delirs Fischer & Assem-Hilger [17].

Nach diesem Modell ist ein Umgebungswechsel zwar eine schwache Noxe, in Verbindung mit einer hohen Vulnerabilität wie dem Vorliegen einer Demenz kann sie aber bereits ein Delir auslösen. Je potenter die Noxen, desto größer ist die Wahrscheinlichkeit auch bei niedriger Vulnerabilität, ein Delir zu entwickeln. In diesem Sinne können Menschen mit leichter kognitiver Störung nach einer Operation oder nach der Gabe von Anticholinergika ein Delir entwickeln. In der Geriatrie treffen oftmals viele prädisponierende Faktoren (Alter, Demenz, Multimorbidität) zusammen, deshalb ist das Delirrisiko bei diesen Patienten deutlich erhöht.

Biochemische und physiologische Mechanismen

Nach Frühwald & Heppner [25] spielen die Neurotransmitter Acetylcholin und Dopamin bzw. Defizite oder Überschuss dieser Botenstoffe eine zentrale Rolle bei der Entwicklung eines Delirs [vgl. 37]. Darüber hinaus können Störungen des Hirnmetabolismus wie Hypoxien zu Störungen der genannten Transmitterkonzentrationen führen. Als weitere Ursache sind zu nennen: Chronischer Stress bei Krankheit, Trauma oder schweren Infektionen, die den Zytokin- und Cortisol-Spiegel erhöhen, das wiederum führt zur Blockade hippocampaler

Serotoninrezeptoren und als Folge zu deliranten Symptomen [25]. Darüber hinaus können kardiopulmonale Störungen (kardiale Arrhythmie, Ateminsuffizienz, Myokardinfarkt) Systemerkrankungen (z. B. Neoplasie, Körpertemperatur-Dysregulation), Drogen und Toxine (Insektizide, Kohlendioxid, Kohlenmonoxid) ein Delir auslösen [2].

Es werden „verschiedene andere Modelle zur Entstehung eines Delirs diskutiert, die zum Beispiel in Zusammenhang mit Zytokinen (Interleukin I) oder dem Endorphinmetabolismus stehen. Bezüglich der Polypharmazie werden insbesondere, und dies in Übereinstimmung mit den genannten Modellen, Medikamente mit anticholinerger Wirkung, wie Antihistaminika, einzelne Parkinsonmedikamente, Neuroleptika und trizyklische Antidepressiva als hochdelirogen eingeschätzt. Auch Dopaminagonisten und L-Dopa spielen eine Rolle in der Delirgenese [vgl. 37, S. 98].

Substanz	Präparat	Carnahan et al. [8]	Rudolp et al. [63]	Chew et al. [9]
Amitriptilin	Saroten	+++	+++	+++
Desipramin	Petylyl	+++	++	
Doxepin	Aponal	+++		+++
Imipramin	Tofranil	+++		
Nortriptylin	Nortrilen	+++	+++	++
Trimipramin	Stangyl	+++	++	
Atropin	Atropin	+++	+++	+++
Butylscopolamin	Buscopan	+++	+++	+++
Darifenacin	Emselex	+++		
Oxybutynin	Dridase	+++	+++	++
Flavoxat	Spasuret	+++		
Scopolamin	Scopoderm	+++		
Tolterodin	Detrusitol	+++	++	+++
Clozapin	Leponex	+++		+++
Fluphenazin	Dapotum	+	+++	
Perphenazin	Decentan	+	+++	
Thioridazin	Melleril	+++	+++	+++
Cyproheptadin	Peritol	++	+++	
Dimenhydrinat	Vomex	+++		
Diphenhydramin	Betadorm	+++	+++	
Hydroxyzin	Atarax	+++	+++	++
Promethazin	Atosil	+++	+++	
Ophenadrin	Norflex	+++		
Trihexyphenidyl	Artane	+++		

Tabelle 22: Anticholinerges Potenzial von Arzneimitteln* [78, S. 34 – verkürzte Version]

* Aufgeführt sind nur die Substanzen, die in mindestens einer der Studien die höchste Risikobewertung (+++) erhielten, und die in Deutschland auf dem Markt sind.

Die Gabe anticholinerger Medikamente, z. B. Tolterodin, zusammen mit einem Acetylcholinesterasehemmer heben die Wirkung nicht etwa auf, sondern es kommt zu einem plötzlichen und extremen Abfall des Acetylcholinspiegels, was wiederum ein Delir auslösen kann [15].

Basisdiagnostik

Zur Basisdiagnostik bei Verdacht auf ein Delir gehören die Anamnese und Fremdanamnese (z. B. prämorbides kognitives Niveau, Stürze), neurologischer und körperlicher Befund (z. B. auch abdominelle Beschwerden, Hydrations- und Ernährungszustand), Temperaturmessung, Blutbild, Elektrolyte, Glucose, Leberwerte, Retentionswerte, arterielle Blutgasanalyse, Schilddrüsenwerte, CRP, Vitamin B12, Urinanalyse, Digitalisspiegel, ggf. andere Medikamentenspiegel, EKG, Röntgen-Thorax, fakultativ auch EEG, Liquoruntersuchung und Bildgebung zerebraler Strukturen [24; 37].

Symptome, Formen und Verlauf

Leitsymptome des deliranten Syndroms sind Störungen von Bewusstsein und Kognition. Fakultativ sind Halluzinationen und Wahngedanken, Angst, Schreckhaftigkeit, Euphorie oder Teilnahmslosigkeit. Zu unterscheiden ist zwischen der hypoaktiven Form, der hyperaktiven Form und Mischformen des Delirs. Erstere kann bei unzureichender Exploration als depressive Störung missinterpretiert werden, da sich eine generelle Verlangsamung mit apathischem Erscheinungsbild zeigt. Metabolische Entgleisungen (z. B. Leberfunktionsstörung bzw. hepatische Enzephalopathie) führen zu einem hypoaktiven Delir, Drogenentzug und anticholinerge Toxizität dagegen oft zu einer hyperaktiven Form [15]. Die hyperaktive Form ist von Unruhezuständen mit Agitiertheit, gereizten bis teilweise aggressiven Reaktionen und vegetativen Entgleisungen geprägt. Oftmals besteht eine erhebliche Selbstgefährdung. Mit ca. 50 % der Fälle ist das gemischte Delir am häufigsten [37]. Diese Form ist gekennzeichnet durch einen Wechsel von psychomotorischer Unruhe bis hin zur Bewegungsarmut. Im Rahmen des gemischten Delirs können hyperaktive und hypoaktive Symptome bei einem Patienten ineinander übergehen oder in rascher Folge alternieren [64]. Die Dauer eines Delirs schwankt zwischen weniger als einer Woche und zwei Monaten. Gerade bei älteren Patienten, Patienten mit Demenz und bei deliranten Zuständen im Rahmen eines Karzinoms oder einer chronischen Lebererkrankung kann es zu längeren Verläufen kommen [2; 20]. Es ist auch nicht auszuschließen, dass ein Delir bei älteren Menschen in eine Demenz übergeht [vgl. 15]. Mit zunehmendem Alter steigt das Risiko einer unvollständigen Spontanremission [20].

Prodromalsymptome wie Ruhelosigkeit, Rededrang, Ängstlichkeit, Ablenkbarkeit oder Schlafstörungen können bei manchen Patienten auftreten und nach Abklingen des Delirs noch über einen längeren Zeitraum beobachtet werden [15].

Eine weitere Differenzierung zwischen dem postoperativen Delir (POD) und der postoperativen kognitiven Dysfunktion (POCD) ist erwähnenswert, da die Symptomatik bei der POCD diskreter ist und in ihrer Ausprägung der leichten kognitiven Störung nach ICD10

(F06.7) entspricht [69]. Sie kann dafür aber über Wochen bis Monate fortbestehen und es besteht die Gefahr einer Chronifizierung. Singler et al. [69] identifizieren Hüft- und Kniegelenksersatz (Cement-Implantation-Syndrom) und Markraumbohrung als Ursache für das Auftreten zerebraler Mikroembolien und somit als Risikofaktor für die Entwicklung einer POCD.

Differenzialdiagnostik Delir/Demenz/Depression

Tabelle 23 zeigt eine Zusammenfassung von Symptomen, die eine Unterscheidung zwischen Demenzen, Delir und Depression erleichtern können [27].

	Delir	Demenz	Depression
Beginn	Plötzlich	Schleichend	Meist langsam
Tagesschwankungen	Stark: luzide Intervalle, nachts schlechter	Kaum	Oft abends besser
Bewusstsein	Gestört	Klar	Klar
Kognition	Desorientiert	Global gestört	Meist ungestört
Psychomotorik	Gesteigert oder reduziert	Meist nicht verändert	Eher reduziert
Schlaf-/Wach-Rhythmus	Gestört bis zur Inversion	Fragmentierter Schlaf	Früherwachen
Affektivität	Angst, Schreckhaftigkeit	Eher depressiv Affektinkontinenz	Depressiv
Körperliche Symptome	Tachykardie, Schwitzen, Tremor	Meist keine	Meist keine

Tabelle 23: Unterscheidungskriterien Delir – Demenz – Depression [27]

Ergänzend ist bei der o. g. Gegenüberstellung festzustellen, dass Symptome wie Tagesschwankungen, Halluzinationen und Bewusstseinstrübungen auch bei der Lewy-Body-Demenz oder der Demenz bei Parkinson vorkommen. Ferner ist die Kognition bei einer Demenz im Frühstadium nicht global gestört, deshalb ist die Differenzierung von einer Depression auch sehr schwierig. Darüber hinaus fallen Patienten mit Delir affektiv neben Ängstlichkeit auch durch Ratlosigkeit, Reizbarkeit, manchmal auch Euphorie oder Abwehrverhalten auf.

Im Klinikalltag lohnt sich der Einsatz einer Kurzform der CAM (Confusion Assessment Method – [32]; übersetzt durch [6] siehe Anhang).

Therapie

Angesichts der unterschiedlichen Auslöser kann es keine einheitliche Therapie geben. Zunächst ist die Primärprävention wichtig [25], d. h. zuerst die Risikopatienten identifizieren (ältere Menschen, vorbestehende Herzinsuffizienz oder COPD – [vgl. 69]), kausale Faktoren erkennen und vermeiden (z. B. Alkohol- oder Benzodiazepinabusus, Exsikkose) und Prodromalsymptome rechtzeitig erkennen. Praxiserfahrungen zeigen, dass eine akute Verwirrtheit oftmals der klinischen Manifestation der Ursache, z. B. einem Harnwegsinfekt, vorausgeht.

Zur Behandlung des akuten Delirs müssen zunächst die auslösenden Faktoren behandelt bzw. kompensiert werden. So lassen sich z. B. Mangelerscheinungen substituieren (Flüssigkeitszufuhr), Vitalwerte überwachen, Infekte antibiotisch behandeln, metabolische Störungen (z. B. Elektrolyte oder BZ) korrigieren oder delirauslösende Medikamente ersetzen bzw. absetzen. Die Praxis zeigt aber oft, dass sich die deliranten Symptome nicht zeitgleich mit der Normalisierung der Laborwerte zurückbilden.

Folgende nicht-medikamentöse Maßnahmen haben sich bewährt:

- Reizabschirmung (v. a. Lärm und zu viele Personen)
- Zuwendung und validierender Umgang
- Reorientierung mittels Hilfsmittel (Uhr, Kalender)
- Biografiearbeit
- Ablenkung und Beschäftigung
- Mobilisation
- Kompensation sensorischer Defizite (Brille, Hörgeräte)
- Prävention selbstgefährdenden Verhaltens. Auf fixierende Maßnahmen sollte nach Möglichkeit verzichtet werden, sie führen zu noch mehr Unruhe und Verletzungsgefahr.
- Die Betreuung in einem multidisziplinären Team, in dem die Pflege besonders gefordert ist, und ggf. eine 1:1-Betreuung mit dauerhafter Beaufsichtigung und individueller Förderung (das geht über eine Sitzwache hinaus) sollte angestrebt werden [37]. Wenn möglich, sollten vertraute Angehörige einbezogen werden.

Eine pharmakologisch-symptomatische Therapie des Delirs ist nach Kratz [37, S.100] angezeigt, „wenn der Schweregrad der deliranten Symptome eine vitale Gefährdung des Patienten darstellt“. Dazu gehören psychotische Symptome, die einen erheblichen Leidensdruck für Patienten darstellen oder anhaltende Agitation mit und ohne Aggression mit Selbst- und Fremdgefährdung.

Für die symptomatische medikamentöse Therapie des Delirs haben sich folgende Präparate bewährt: [24; 37; 5]

Wirkstoff	Dosis/Tag	Wirkung/Nebenwirkung
Haloperidol	1–10 mg 0,5–1 mg Startdosis	Gute Wirkung bei produktiv-psychotischer Symptomatik und psychomotorischer Erregung. Geringe pulmonale und kardiale Nebenwirkungen. Kaum anticholinerge Wirkung, geringes orthostatisches Risiko. Risiko zerebrovaskulärer Ereignisse ist erhöht. Erhöhtes Risiko extrapyramidaler Nebenwirkungen und akuter Dystonie, Krampfschwelle senkend; delirogene Potenz durch Steigerung des Glukosebedarfs.
Risperidon	0,5 bis max. 2–3 mg	Antipsychotisch, mäßig sedierend, geringe anticholinerge Wirkung, geringes Risiko extrapyramidaler Nebenwirkungen und Dyskinesien. Zerebrovaskuläre Ereignisse, häufig orthostatische Dysregulation.
Clozapin	6,25 bis max. 100 mg ältere Pat. max. 50 mg	Bei Delir bei Parkinson Demenz Mittel der 1. Wahl; Lewy-Body-Demenz (Off-label).
Quetiapin	25–150 mg	Möglicher Einsatz bei Lewy-Body-Demenz/M. Parkinson (Off-label).
Melperon	3 x 25 mg	Stark sedierender Effekt, geringe antipsychotische Wirkung.
Pipamperon	3 x 20–40 mg	Stark sedierender Effekt, geringe antipsychotische Wirkung.
Clomethiazol	3 x 1–2 Kps oder 5–10 ml Mixtur	Einsatz vor allem bei Alkoholentzugsdelir oder bei starken Unruhezuständen, wenn kardio-pulmonale Erkrankungen ausgeschlossen sind. Sedierend, anxiolytisch und antiepileptisch, Atemdepression, respiratorische Insuffizienz, bronchialsekretionssteigernd und abhängigkeitserzeugend.
Oxazepam	10–20 mg	Atemdepression mit respiratorischer Insuffizienz, Sedierung mit Sturzgefahr, abhängigkeitserzeugend.

Tabelle 24: Symptomatische medikamentöse Therapie des Delirs

Bitte zusätzlich immer die (aktualisierte) Produktinformation der Hersteller hinsichtlich Nebenwirkungen, Kontraindikationen und Interaktionen beachten.

Praktische Hinweise [vgl. 38; 37; 25]

- Für alle Medikamente gilt, sich unter Beobachtung der Wirkung und Nebenwirkungen von ganz niedrigen Dosierungen an die wirksame Dosis heranzutasten.
- Die Berücksichtigung der veränderten Pharmakokinetik und Pharmakodynamik bei älteren Menschen ist bei allen Medikamenten notwendig. Es ist sowohl die cholinerge als auch die dopaminerge Neurotransmission als eingeschränkt anzusehen. Bei Menschen mit Demenz treten extrapyramidale Nebenwirkungen häufiger auf.

- Bei akutem Delir mit Wahn und Halluzinationen und/oder starker Agitation hat sich Haldoperidol bewährt, allerdings hat Haloperidol eine hohe Potenz extrapyramidale Symptome auszulösen. Bei niedriger Dosis (< 3 mg) keine erhöhte Nebenwirkungsrate im Vergleich zu atypischen Antipsychotika.
- Bei weniger dramatischer Symptomatik ist die Gabe von Risperidon als atypisches Antipsychotikum für Demenzpatienten geeignet unter Berücksichtigung der kardiovaskulären NW.
- Patienten mit psychomotorischer Unruhe können von niederpotenten Antipsychotika mit geringer anticholinerger Wirkung wie Melperon oder Pipamperon profitieren.
- Die sedierende Medikation sollte nur eine vorübergehende Maßnahme zum Selbstschutz und zur Verringerung des Leidensdrucks sein, sie darf nicht immobilisierend sein.
- Benzodiazepine eignen sich in den meisten Fällen nicht zur symptomatischen Behandlung des Delirs, außer bei Entzugssyndromen. Wenn überhaupt, dann sollten Benzodiazepine mit kürzeren Halbwertzeiten eingesetzt werden, langwirksame Benzodiazepine bergen ein erhöhtes Delirrisiko.
- Für den Einsatz von Clomethiazol bei Entzugssyndromen muss die Gefahr einer Abhängigkeit bedacht werden, zudem besteht eine Kontraindikation durch die bronchialsekretionssteigernde Wirkung und die Atem- und Kreislaufdepression.
- Bei stark ausgeprägten Delirien kann eine Kombination von Haloperidol und Melperon bzw. Pipamperon effektiv sein.
- Es häufen sich Hinweise (bislang gibt es aber keine kontrollierten Studien, Stand 2012), dass Acetylcholinesterasehemmer zur Behandlung des Delirs bei Demenz wirksam sein können. Bei anticholinerg induzierten Delirien kann die Gabe ebenfalls zur Rückbildung beitragen.

10.4.3 Abhängigkeitssyndrome und Medikamentennebenwirkungen

Eine Drogen- (z. B. Kokain, Ectasy, Schnüffelsubstanzen), Alkohol- und Medikamentenanamnese (z. B. Benzodiazepine, Valproat, Lithium) gehört zum Basisprogramm einer Demenzdiagnostik [49]. Dabei können die Substanzen per se eine kognitive Verschlechterung bis hin zu einer Demenz mit sich bringen (z. B. langjähriger chronischer Alkohol- oder Benzodiazepinmissbrauch), oder sie können bei einer vorbestehenden Demenz zu einer symptomatischen Verschlechterung führen. „Die kognitive Leistungsfähigkeit ist mit der Anzahl der verordneten Medikamente korreliert. Bei Patienten mit einer bereits bestehenden Demenz führen Medikamentennebenwirkungen häufig zu einer symptomatischen Verschlechterung" [49, S. 214]. Dies gilt insbesondere für Medikamente mit anticholinerger Potenz bzw. Nebenwirkung (vgl.

Kapitel 10.4.2 – Delir), die bei zahlreichen internistischen Krankheiten verschrieben werden. Kognitive Störungen, die durch eine Substanzabhängigkeit ausgelöst werden, zeigen nach Abstinenz oftmals eine deutliche Besserung [49]. Bei abruptem Absetzen besteht immer die Gefahr eines Entzugsdelirs.

10.4.4 Leichte kognitive Störung

In der Frühdiagnostik stellt sich immer wieder das Problem der Unterscheidung von altersbedingt normalen Abbauprozessen, leichter kognitiver Beeinträchtigung bzw. Störung und dem Beginn einer Demenzerkrankung unterschiedlicher Ätiologien. Die Übergänge sind fließend und die einzelnen Entitäten lassen sich nur mit aufwendigen neuropsychologischen und medizinischen Untersuchungen aufzeigen.

Definition und klinische Symptomatik

Die mittlerweile intensive wissenschaftliche Diskussion und umfangreiche Forschung zum Thema der leichten kognitiven Störung kann in diesem Buch nicht aufgegriffen werden. Komplizierend dabei ist nicht nur die Entwicklung verschiedener Konzepte mit uneinheitlichen Kriterien (z. B. Mild Cognitive Impairment, Age-associated Memory Impairment, Late-life Forgetfulness), sondern auch die unterschiedlichen Aussagen zur Prävalenz, Prognose (Konversionsrate für die Entwicklung einer Demenz) und Behandlung. In der Praxis dominiert das Konzept der Mild Cognitive Impairment [MCI; 53; weiterentwickelt 54; 77]. In diesen beiden Konzeptionen zeigen sich in der Anamnese subjektive Beschwerden über mnestische Defizite und/oder fremdanamnestische Angaben über kognitive Defizite. Die kognitiven Testleistungen liegen unterhalb der Norm einer altersangeglichenen Vergleichsgruppe. Die wichtigste Differenzierung zur Demenz ist aber die fehlende Alltagsrelevanz der kognitiven Defizite bzw. eine minimal beeinträchtigte Alltagkompetenz. Da es sich bei der leichten kognitiven Störung bzw. Beeinträchtigung eben nicht um eine nosologische Einheit handelt, variieren gerade in Hinblick auf die Prognose die Konversationsraten erheblich. Nimmt man ausschließlich Studien, die die Kriterien des MCI nach Petersen et al. [53] nutzen, variiert die Konversationsrate MCI/Demenz bereits zwischen 27,5 und 51 % [für eine Zusammenfassung verschiedener Studien zur Konversationsrate vgl. 66].

Eine Sonderstellung nimmt die in der ICD-10 kodierte leichte kognitive Störung (F06.7) ein, die aufgrund einer schweren körperlichen bzw. internistischen Erkrankung auftreten kann und in dieser Konzeption nicht, soweit gerade bei älteren Menschen beurteilbar, als Folge einer primär degenerativen Hirnerkrankung auftritt [vgl. Schröder & Pantel, 2011]. Nach einer „Interdiziplinären Längsschnittstudie des Erwachsenenalters über die Bedingungen gesunden und zufriedenen Altwerdens“ (ILSE) zeigte sich bei den Anfang 60-Jährigen eine Prävalenz von LKB (leichte kognitive Beeinträchtigung) von 13,4 %, die nach 14 Jahren auf 28,3 % stieg.

Neben dem erhöhten Demenzrisiko dieser Patientengruppen weisen die Autoren [66] v. a. auf die Notwendigkeit einer sorgfältigen somatischen Abklärung kognitiver Beeinträchtigungen bei älteren Menschen hin (vgl. Kapitel 10.2.2 – Diagnostische Instrumente).

In der ICD-10 gibt es bislang keine Kodierung für das MCI, im Sinne eines Vorstadiums einer Demenz, sodass häufig die ICD-10-Kodierung für die leichte kognitive Störung (F06.7) verwandt wird.

Therapie

Es gibt in absehbarer Zeit weder kausale noch symptomatisch wirksame medikamentöse Therapien des MCI [66; 19]. Es werden allgemeine Maßnahmen zur Sekundärprophylaxe (vgl. Kapitel 9 – Prävention), wie z. B. gesunde Ernährung und die adäquate Therapie somatischer Erkrankungen wie arterieller Hypertonus oder Diabetes, empfohlen.

Im ambulanten Setting bzw. in der Hausarztpraxis wird die Diagnose MCI eine untergeordnete Rolle spielen. Die fehlende Alltagsrelevanz kognitiver Defizite führt in seltensten Fällen dazu, dass Betroffene oder Angehörige eine Abklärung wünschen. Im klinischen Setting, z. B. im Rahmen des geriatrischen Assessments kann bei auffälligen Resultaten eine erweiterte Diagnostik (i. d. R. eine differenziertere neuropsychologische Diagnostik) erfolgen, wenn die Patienten dies wünschen. Werden kognitive Defizite objektiviert, wird in einem weiteren Schritt eine ätiologische Zuordnung erfolgen. Oftmals lassen sich somatische Ursachen (z. B. Niereninsuffizienz, Medikamentennebenwirkungen) für eine leichte kognitive Störung im Sinne der ICD-10-Definition finden. Idealerweise wird das im ärztlichen Gespräch mit dem Hinweis auf die potenzielle Reversibilität angesprochen. Solange eine Prognose im Einzelfall nicht möglich ist und keine Therapiemöglichkeiten bestehen, profitieren die Betroffenen von einer routinemäßigen MCI-Diagnostik nicht.

10.4.5 Sonstige abgrenzbare Syndrome

Amnestische Syndrome sind ebenfalls von Demenzen diagnostisch abzugrenzen. Das Hauptkennzeichen ist die isolierte Beeinträchtigung des Kurz- und/oder Langzeitgedächtnisses bei ansonsten intakten kognitiven Funktionen. Das Ultrakurzzeitgedächtnis, prüfbar z. B. durch die Zahlenspanne, ist beim amnestischen Syndrom oft erhalten, ebenso die Fähigkeit zu rechnen oder visuo-konstruktive Fähigkeiten. Ausgeprägte Gedächtnisstörungen führen häufig zu Konfabulationen (erfundene Ereignisse oder Erlebnisse). Diese Symptomatik ist nicht selten charakteristisch für das alkoholbedingte Korsakow-Syndrom. Allerdings gibt es noch eine ganze Reihe anderer Ursachen für das amnestische Syndrom, z. B. Zustand nach Schädel-Hirn-Trauma, Schlaganfall, hypoxische Schädigung (z. B. im Rahmen einer Reanimation). Ein bithalamischer Hirninfarkt kann schwere, chronische Gedächtnisstörungen ohne weitere kognitive Defizite verursachen. Darüber hinaus zeigt sich in der Praxis, dass schlaganfallbedingte kognitive Störungen z. T. reversibel sind und nicht in jedem Fall in einen progredienten Abbauprozess im Sinne einer vaskulären Demenz münden. Somit ist die Diagnose einer „vaskulären Demenz mit plötzlichem Beginn" erst sicherzustellen, wenn die kognitiven Defizite auch sechs Monate nach dem cerebralen Ereignis den Kriterien eines Demenzsyndroms entsprechen.

10.5 Pharmakologische Therapie einzelner psychischer Symptome und Verhaltensstörungen

Psychische Begleitsymptome oder Verhaltensstörungen (auch BPSD – Behavioral and Psychological Symptoms of Dementia) wie Depressionen, Unruhe oder aggressives Verhalten im Rahmen einer Demenz sind nicht nur auf die hirnorganischen Veränderungen zurückzuführen, sondern es sind bei der Entstehung auch immer psychologische und soziale Faktoren zu berücksichtigen (vgl. Kapitel 2.4 – Ängste und Verhalten und 6 – Spezifische Probleme bei fortgeschrittenen Stadien). Die hirnorganischen Veränderungen, die funktionelle Defizite wie Gedächtnisstörungen oder Desorientierung mit sich bringen, verringern die Anpassungsfähigkeit und erhöhen somit die Vulnerabilität, Verhaltenssymptome zu entwickeln. Wie bereits in Kapitel 6 beschrieben, steht beim Auftreten von Verhaltenssymptomen eine individuelle Bedingungsanalyse an erster Stelle, um auslösende Faktoren (z. B. Schmerz oder Angst als Grund für Unruhe) zu identifizieren und entsprechende Maßnahmen einzuleiten. Pharmakologische Interventionen sollten dabei immer das „Mittel letzter Wahl" sein. Das ist der Fall, wenn psychosoziale Faktoren nicht oder nicht ausreichend verfügbar sind, ein erheblicher Leidensdruck besteht oder wenn Eigen- und Fremdgefährdung nicht anders abwendbar sind. Die erhöhte Belastung pflegender Angehöriger oder auch professioneller Pflegekräfte ist mit einzubeziehen, allein aus diesem Grund ist aber keine pharmakologische Intervention indiziert.

Empfehlungen der S3 Praxisleitlinie Demenz [13 – Nr. 53 - 66] auf einen Blick

Allgemeine Prinzipien

- Es ist bei der Auswahl der Medikamente auf anticholinerge Nebenwirkungen und Sedierungspotenzial zu achten.
- Die Gabe von Antipsychotika führt bei Menschen mit Demenz zu einem erhöhten Risiko der Mortalität und zerebrovaskulärer Ereignisse (Aufklärungspflicht gegenüber dem Patienten bzw. gesetzlichem Vertreter).
- Die Behandlung soll über einen möglichst kurzen Zeitraum mit geringstmöglicher Dosis erfolgen, und der Behandlungsverlauf muss engmaschig kontrolliert werden.

Depression

- Antidepressiva sind bei Menschen mit Demenz wirksam; es sollte aber bei der Ersteinstellung und Umstellung auf trizyklische Antidepressiva verzichtet werden (ausführliche Darstellung siehe Kapitel 10.4.1).

Agitation, gesteigerte Psychomotorik und Aggression

- Risperidon ist bei aggressivem und agitiertem Verhalten wirksam, Aripripazol kann als Alternative empfohlen werden, ist aber eine Off-Label-Behandlung.
- Bei schwerer psychomotorischer Unruhe wird ein zeitlich begrenzter Therapieversuch mit Risperidon (Off-Label-Behandlung) empfohlen.
- Haloperidol wird nicht zur Behandlung von Agitation empfohlen, zur Behandlung von aggressivem Verhalten kann unter Beachtung der Risiken (siehe oben) der Einsatz erwogen werden.
- Carbamazepin wird nach fehlendem Ansprechen anderer Therapien empfohlen, es ist aber auf Medikamenteninteraktionen zu achten. Eine Behandlung mit Valporat wird nicht empfohlen.
- Olanzapin wird aufgrund des anticholinergen Nebenwirkungsprofils nicht empfohlen.
- Ein Behandlungsversuch bei agitiertem Verhalten mit Citalopram kann gerechtfertigt sein, ist aber eine Off-Label-Behandlung.

Enthemmung

- Es kann keine Behandlungsempfehlung gegeben werden.

Psychotische Symptome

- Eine Behandlung mit Risperidon (0,5–2 mg) wird empfohlen; für andere atypische Antipsychotika gibt es keine Evidenz.
- Bei Patienten mit Lewy-Körper-Demenz, Parkinson-Demenz und verwandten Erkrankungen sind klassische und viele atypische Neuroleptika kontraindiziert, da sie Parkinson-Symptome verstärken und Somnolenz-Attacken auslösen können. Mittel erster Wahl ist Clozapin, zweite Wahl Quetiapin.

Apathie

- Es kann keine Behandlungsempfehlung gegeben werden.

Schlafstörungen

- Es kann keine Behandlungsempfehlung gegeben werden.

Weitere Empfehlungen zur medikamentösen Behandlung von Verhaltensauffälligkeiten aus der Praxis und aus klinischen Studien (Einzelitem-Analysen)

- Memantine oder Acetylcholinesterasehemmer [11] wirken sich positiv auf Apathie aus.
- 1 mg Risperidon ging mit Abnahme nächtlicher motorischer Aktivität einher [44].
- Mirtazapin (7, 5 mg) hat einen positiven Einfluss auf Schlafstörungen.
- In Hinblick auf die Behandlung von Verhaltensauffälligkeiten bei frontotemporaler Demenz mit Parkinson-Symptomen ist zu bedenken, dass hier mit einer Neuroleptikaüberempfindlichkeit zu rechnen ist, und es zu schweren extrapyramidal motorischen Störungen (EPMS) kommen kann, die evtl. auch prolongiert verlaufen.
- Angstsymptome treten bei Patienten mit Demenz häufig auf. Benzodiazepine und Antipsychotika sollten grundsätzlich vermieden werden, sind aber bei ausgeprägter und quälender Angstsymptomatik, die durch andere Behandlungsstrategien nicht beherrschbar sind, im Einzelfall gerechtfertigt. Auch bei hypoaktivem Delir bei Demenz können ausgeprägte Angstsymptome zu einem erheblichen Leidensdruck führen und die Pflege und Mobilisation der Patienten erschweren. Das äußert sich z. B. in panischem Festhalten oder der Unfähigkeit zu laufen.
- Für die Behandlung von Delirien bei Demenz (auch der Einsatz von niedrig-potenten Neuroleptika wie Melperon oder Pipamperon) siehe Kapitel 10.4.2.

Literatur

1. Althaus, D., Hegerl, U., & Reiners, H. (2006): Depressiv? Zwei Fachleute und ein Betroffener beantworten die 111 wichtigsten Fragen. München: Kösel-Verlag.
2. American Psychiatric Association (1999): Practise guideline for the treatment of patients with delirium. Am J Psychiatry: 156 (May Suppl).
3. Baghai, T. C. (2011): Depressionen im Alter. Neurogeriatrie 2: 70–72.
4. Bartels, C. (2005): Demenz bei degenerativen Systemerkrankungen. In: C. W. Wallesch & H. Förstl (Hrsg.): Demenzen. 195–209.
5. Benkert, O., & Hippius, H. (2007): Kompendium der Psychiatrischen Pharmakotherapie. 6. Auflage. Heidelberg: Springer-Verlag.
6. Bickel, H. (2007): Deutsche Version der Confusion Assessment Method (CAM) zur Diagnose eines Delirs. Psychosom Konsiliarpsychiatr 1(3): 224–228.
7. Burn, D. J. (2002): Depression in Parkinson' disease. Eur Journal of Neurology: 9 44–54.

8. Carnahan, R. M., Lund, B. C., Perry, P. J., Pollock, B. G., & Culp, K. R. (2006): The Anticholinergic Drug Scale as a measure of drug-related anticholinergic burden: association with serum anticholinergic activity. Journal of Clinical Pharmacology 46 (12): 1481–6.
9. Chew, M. L., Mulsant, B. H., Pollock, B. G., Lehman, M. E., Greenspan, A., Mahmoud, R. A., Kirshner, M. A., Sorisio, D. A., Bies, R. P., & Gharabawi, G. (2008): Anticholinergic activity of 107 medications commonly used by older adults. Journal Am Geriatr Soc 56 (7): 1333–41.
10. Cummings, J. L., Mega, M., Gray, K., Rosenberg-Thompson, S., Carusi, D. A., & Gornbein, J. (1994): The Neuropsychiatric Inventory: Comprehensive assessment of psychopathology in dementia. Neurology, 44: 2308–2314.
11. Cummings, J. L., Mackell, J., Kaufer, D. (2008): Behavioral effects of current Alzheimer's disease treatments: a descriptive review. Alzheimers Dement. 4 (1): 49–60.
12. Demenz-Report (Hrsg.): Berlin-Institut für Bevölkerung und Entwicklung (2011) 1. Auflage.
13. DGPPN. DGN (2010): Diagnose und Behandlungsleitlinie Demenz. Interdisziplinäre S3 Praxisleitlinien. Berlin Heidelberg: Springer-Verlag.
14. Deutsche Gesellschaft für Psychiatrie, Psychotherapie und Nervenheilkunde (DGPPN) (Hrsg.) (2010): Nationale VersorgungsLeitlinie – Unipolare Depression (Interdisziplinäre S3-Praxisleitlinien) [Taschenbuch] Berlin Heidelberg: Springer-Verlag.
15. Eisfeld, I. S., & Ebert, A. D. (2005): Demenz und Verwirrtheit (Delir) In: C. W. Wallesch & H. Förstl (Hrsg.): Demenzen. 250–265.
16. Erzigkeit, H. (1989): SKT. Ein Kurztest zur Erfassung von Gedächtnis- und Aufmerksamkeitsstörungen. Weinheim: Beltz.
17. Fischer, P., Assem-Hilger, E. (2003): Delir/Verwirrtheitszustand. In: Förstl, H. (Hrsg.): Lehrbuch der Gerontopsychiatrie und -psychotherapie. Stuttgart: Thieme Verlag, S. 394–408.
18. Förstl, H. (Hrsg.) (2001): Demenzen in Theorie und Praxis. Berlin, Heidelberg: Springer-Verlag.
19. Förstl, H., Kurz, A., & Hartmann, T. (2011): Alzheimer-Demenz. In: H. Förstl (Hrsg.): Demenzen in Theorie und Praxis. 3. Auflage. Berlin, Heidelberg: Springer-Verlag, S. 47–72.
20. Förstl, H., & Bickel, H. (2011): Verwirrtheitszustände. In: H. Förstl (Hrsg.): Demenzen in Theorie und Praxis. 3. Auflage. Berlin, Heidelberg: Springer-Verlag, S. 191–210.
21. Förstl, H., & Kleinschmidt, C. (2011): Demenz. Diagnose und Therapie. Stuttgart: Schattauer GmbH.
22. Folstein, M. F., Folstein, S. E., & McHugh, P. R. (1975): „Mini-Mental-State“: a practical method for grading the cognitive state of patients for the clinician. Journal of Psychiatric Research, 12: 189–198.
23. Francis, J., Martin, D., Kapoor, N. W. (1990): A prospective study of delirium in hospitalized elderly. J Am Med Assoc 263: 1097–1101.
24. Frölich, L., Schneider, F., & Zimmer, B. (2008): Hirnorganische Störungen. In: F. Schneider & W. Niebling (Hrsg.): Psychische Erkrankungen in der Hausarztpraxis. Heidelberg: Springer-Verlag, S. 393–418.
25. Frühwald, T., & Heppner, H. J. (2010): Therapieansätze und medikamentöse Intervention. Geriatrie Journal 2: 34–37.
26. Goetz, C. G., Emre, M., Dubois, B. (2008): Parkinson's disease dementia: definitions, guidelines, and research perspectives in diagnosis. Ann neurol. 64 Suppl 2: 81–92.
27. Gutzmann, H. (2005): Delir. In: Bergener, M., Hampel, H., Möller, H. J., & Zaudig, M. (Hrsg.): Gerontopsychiatrie. Grundlagen, Klinik und Praxis. Stuttgart: WVG, S. 503–521.

28. Haberl, R. L., & Schreiber, A. K. (2005): Vaskuläre Demenzen. In: C. W. Wallesch & H. Förstl (Hrsg.): Demenzen. 221–229.
29. Härter, M., Möller, O., Schneider, F., Niebling, W. (2008): Affektive Störungen. In: F. Schneider & W. Niebling (Hrsg.): Psychische Erkrankungen in der Hausarztpraxis. Heidelberg: Springer-Verlag, S. 231–255.
30. Haupt, M. (2004): Depressive Störungen im Alter – Kofaktoren, Kosyndrome und Komorbidität. NeuroGeriatrie, 1 (1): 25–31.
31. Hindmarch, I., Lehfeld, H., de Jongh, P., & Erzigkeit, H. (1998): The Bayer Activities of Daily Living Scale (B-ADL). Dementia Geriatric Cognitive Disorder, 9 (Suppl 2): 20–26.
32. Inouye, S. K. (2003): The Confusion Assessment Method (CAM): Training Manual and Coding Guide. Yale University School of Medicine. http://elderlife.med.yale.edu/pdf/The%20Confusion%20 Assessment%20 Method.pdf. Cited 22 April 2007.
33. IQWiG (2007): Cholinesterasehemmer bei Alzheimer Demenz. Abschlussbericht A05-19A. Köln. Institut für Qualität und Wirtschaftlichkeit im Gesundheitswesen (IQWiG).
34. Jackson, M., & Lowe, J. (1996): The new neuropathology of degenerative frontotemporal dementias. Acta Neuropathol (Berl) 91 (2): 127–134.
35. Jorm, A. F. (1994): A short form for the Informant Questionnaire on Cognitive Decline in the Elderly (IQCODE): Development and cross-validation. In: Psychological Medicine, 24 (1) 145–153.
36. Kessler, J., Calabrese, P., Kalbe, E., & Berger, F. (2000): DemTect: Ein neues Screening-Verfahren zur Unterstützung der Demenz-Diagnostik. Psycho, 26: 343–347.
37. Kratz, T. (2007): Delir bei Demenz. Zeitschrift für Gerontologie und Geriatrie. 40 (2): 96–103.
38. Lämmler, G., Herms, J., & Hanke, B. (2003): Demenz. In: E. Steinhagen-Thiessen & B. Hanke (Hrsg.): Neurogeriatrie. Berlin: Blackwell, Kapitel 1 (S. 3–85).
39. Levy, G., Tang, M. X., Cote, L. J., Louis, E. D., Alfaro, B., Mejia, H., Stern, Y., Marder, K. (2002): Do risk factors for Alzheimer's disease predict dementia in Parkinson's disease? An exploratory study. Mov. Disordl, 17: 250–7.
40. McKeith, I. G., Galaski, D., Kosaka, K., et al. (1996): Consensus guidelines for the clinical and pathologic diagnosis of dementia with Lewy Bodies (DLB). Neurology: 47, 1113–1124.
41. McKeith, I. G., Del Ser, T., Spano, P., et al. (2000): Efficacy of rivastigmine in dementia with Lewy bodies: a randomized, double-blind, placebo-controlled international study. Lancet 356: 2031–2036.
42. McKeith, I. G., et al. (2005): Diagnosis and management of dementia with Lewy bodies. Neurology 65:1863–1872.
43. McKhann, G., Drachman, D., Folstein, M., Katzman, R., Price, D., Stadlan, E. M. (1984): Clinical diagnosis of Alzheimer's disease: report of the NINCDS-ADRDA Work Group under the auspices of Department of Health and Human Service Task Force on Alzheimer's Disease. Neurology. 34 (7): 939–944.
44. Meguro, K., Meguro, M., Tanaka, Y., Akanuma, K., Yamaguchi, K., & Itoh, M. (2004): Risperidone is effective for wandering and disturbed sleep/wake patterns in Alzheimer's disease. J Geriatr Psychiatry Neurol. 17: (2): 61–67.
45. Monsch, A. U., Thalmann, B., Schneitter, M., Spiegel, R., & Stähelin, H. B. (1997): Die CERAD Neuropsychologische Testbatterie – ein gemeinsames minimales Instrumentarium zur Demenzabklärung. Poster präsentiert beim dritten Treffen der Memory Clinics im deutschsprachigen Europa, Zürich, Schweiz.

46. Morris, J. C., Heyman, A., Mohs, R. C., et al. (1989): The Consortium to Establish a Registry for Alzheimer's Disease (CERAD) Part I. Clinical and neuropsychological assessment of Alzheimer's Disease. Neurology, 39: 1159–1165.
47. Morris, J. C. (1993): The Clinical Dementia Rating (CDR): Current version and scoring rules. Neurology, 43: 2412–2414.
48. Montgomery, S., & Asberg, M. (1979): „A new depression scale designed to be sensitive to change." British Journal of Psychiatry 134 (4): 382–389.
49. Müller, R., & Zilker, T. (2011): Medikamenten-, Drogen- und Alkoholabhängigkeit. In: H. Förstl (Hrsg.): Demenzen in Theorie und Praxis. 3. Auflage. Berlin, Heidelberg: Springer-Verlag.
50. National Institute for Health and Clinical Excellence demenia (2007): A NICE-SCIE Guidance on supporting people with dementia and their carers in health and social care. Vol National Clinical Practice Guideline Number 42 Great Britian. Alden Press.
51. Neary, D., Snowden, J. S., Gustafson, L., et al. (1998): Frontotemporal lobar degeneration: a consensus on clinical diagnostic criteria. Neurology 51 (6): 1546–1554.
52. Nickel, M. (2009): Depressive Erkrankungen. Wien: Springer-Verlag.
53. Petersen, R. C., Smith, G. E., Waring, S. C., Ivnik, R. J., Tangalos, E. G., & Kokmen, E. (1999): Mild cognitive impairment: clinical characterization and outcome. Arch Neurol 56: 303–308.
54. Petersen, R. C. (2004): Mild cognitive impairment as a diagnostic entity. J Intern Med 256: 183–94.
55. Pöldinger, W. (1968): Die Abschätzung der Suizidalität. Bern: Huber.
56. Reid, W. G., Hely, M. A., Morris, J. G. L., Broe, G. A., Adena, M., Sullivan, D. J. O., Williamson, P. M. (1996): A longitudinal study of Parkinson's disease: clinical and neuropsychological correlates of dementia. J Clin Neurosci. 3: 327–333.
57. Reisberg, B., Ferris, S. H., deLeon, M. J., & Crook, T. (1982): The global deterioration Scale (GDS) for assessment of primary degenerative dementia. American Journal of Psychiatry, 139: 1136–1139.
58. Reisberg, B., Borenstein, J., Salob, S. P., Ferris, S. H., Franssen, E., & Georgotas, A. (1987): Behavioural symptoms in Alzheimer's disease: phenomenology and treatment. Journal of Clinical Psychiatry, 48: (suppl. 5) 9–15.
59 Reischies, F. M. (2003): Depression. In: E. Steinhagen-Thiessen & B. Hanke (Hrsg.): Neurogeriatrie. Berlin Wien: Blackwell Verlag GmbH, S. 89–131.
60. Riepe, M. W. (2011): Demenzen. Kognitive Störungen. Therapietabellen. Neurologie/Psychiatrie Nr. 46. 1. Auflage. Pentenried: Westmayer Verlags-Gmbh.
61. Rohde, A., & Marneros, A. (2001): Die vielen Gesichter der Depression. Bremen: UNI-MED.
62. Roman, G. C., Tatemichi, T. K., Erkinjuntti, T., et al. (1993): Vascular dementia: diagnostic criteria for research studies. Report oft the NINDS-AIREN International Workshop. Neurology, 43 (2): 250–260.
63. Rudolph, J. L., Salow, M. J., Angelini, M. C., & McGlinchey, R. E. (2008): The anticholinergic risk scale and anticholinergic adverse effects in older persons. Arch Intern Med 168 (5): 508–513.
64. Sandberg, O., Gustafson, Y., Brännström, B., Bucht, G. (1999): Clinical profile of delirium in older patients. J Am Geriatr Soc 47:1300–1306.
65. Schlegel, J. (2005): Neuropathologie der Demenzen. In: C. W. Wallesch & H. Förstl (Hrsg.): Demenzen. Stuttgart: Thieme, S. 43–57.
66. Schröder, J., & Pantel, J. (2011): Die leichte kognitive Beeinträchtigung. Stuttgart: Schattauer GmbH.

67. Sheikh, J., & Yesavage, J. (1996): Geriatric Depressions Scale: recent findings and development of a short version. In: T. Brink (Hrsg.): Clinical Gerontology. A Guide to Assessment and Intervention. New York: Howarth.
68. Shulman, K., et al. (1993): Clock-Drawing and dementia in the community: a longitudinal study. International Journal of Geriatric Psychiatry, 8: 487–496.
69. Singler, K., Hafner, M., & Sieber, C. (2010): Delir – Epidemiologie und Pathophysiologie. Geriatrie Journal, 2: 33–34.
70. Singler, B. (2010): Das postoperative Delir. Geriatrie Journal, 2: 41–42.
71. Spiegel, R., Brunner, C., Ermini-Fünfschilling, D., Monsch, A., Notter, M., Puxty, J., & Tremmel, L. (1991): A new behavioural assessment scale for geriatric out- and inpatients: the NOSGER (Nurses' Oberservations Scale for Geriatric Patients). Journal of the American Geriatrics Society, 39: 339–347.
72. Stoppe, G. (2006): Demenz. München: Ernst Reinhardt Verlag.
73. Wallesch & Förstl (2005): Demenz mit Lewy-Körperchen. In: C. W. Wallesch & H. Förstl (Hrsg.): Demenzen. Stuttgart: Thieme, S. 175–180.
74. Weih, M., Sidiropoulos, C., & Wiltfang, J. (2007): Frontotemporale Demenz. Psychiatrie und Psychotherapie. (2): 89–103.
75. Weyer, G., Ihl, R., & Schambach, M. (1992): Alzheimer Disease Assessment Scale. Dt. Bearbeitung, Weinheim: Beltz Test Gmbh.
76. Whitehouse, P. J., & George, D. (2009): Mythos Alzheimer. Was sie schon immer über Alzheimer wissen wollten, Ihnen aber nicht gesagt wurde. 1. Auflage. Bern: Verlag Hans Huber.
77. Winblad, B., Palmer, K., Kivipelto, M., Jelic, V., Fratiglioni, L., Wahlund, L. O., Nordberg, A., Bäckman, L., Albert, M., Almkvist, O., Arai, H., Basun, H., Blennow, K., de Leon, M., DeCarli, C., Erkinjuntti, T., Giacobini, E., Graff, C., Hardy, J., Jack, C., Jorm, A., Ritchie, K., van Duijn, C., Visser, P., & Petersen, R. C. (2004): Mild cognitive impairment-beyond controversies, toward a consensus: report of the International Working Group on Mild Cognitive Impairment. J Intern Med 256: 240–6.
78. Wolter, D. K. (2010): Das Delir im Alter – zehn häufige Missverständnisse. Geriatrie Journal (5): 31–35.
79. Yesavage, J. A., Brink, T. L., Rose, T. L., Lum, O., Huang, V., Adey, M., & von Leirer, O. (1983): Development and validation of a geriatric depressions screening scale: a preliminary report. J Psychiatr Res, 17: 37–49.
80. Zaudig, M., & Hiller, W. (1996): SIDAM-Handbuch. Strukturiertes Interview für die Diagnose einer Demenz vom Alzheimer-Typ, der vaskulären Demenz und Demenzen anderer Ätiologien nach DSM-III-R; DSM-IV und ICD-10. Bern: Huber.
81. Ziegler, U., & Doblhammer, G. (2009): Prävalenz und Inzidenz von Demenz in Deutschland – eine Studie auf Basis von Daten der gesetzlichen Krankenversicherungen von 2002. Das Gesundheitswesen 71: 281–290.
82 http://www.dimdi.de/static/de/klassi/diagnosen/icd10/htmlgm2012/block-f30-f39.htm.

11 Rechtliche Fragestellungen

Jeder Mensch sollte für Ernstfälle des Lebens rechtzeitig Verfügungen treffen. Besondere Bedeutung gewinnt dieser Aspekt bei demenzieller Erkrankung, denn die Möglichkeit zur Vorsorge setzt kognitive Fähigkeiten voraus, die in fortgeschrittenen Stadien nicht mehr gegeben sind. Verschiedene Regelungsmöglichkeiten stehen zur Verfügung. Der interessierte Leser sei auf die umfassende Übersicht von Raack & Thar [7] verwiesen, die auch für die nachfolgenden Kapitel als Orientierung diente.

11.1 Vorsorgevollmacht

Die Vorsorgevollmacht ist eine schriftliche Willenserklärung, durch die eine oder mehrere Vertrauenspersonen – die sog. „Bevollmächtigten" – die in der Vollmacht genannten Aufgaben für den Vollmachtgeber wahrnehmen können, wenn dieser hierzu nicht mehr in der Lage ist, etwa bei dauerhafter Störung der Geistestätigkeit im Rahmen einer fortgeschrittenen Demenz. Der Bevollmächtigte soll also erst ab einem bestimmten Zeitpunkt handeln können. Das Bundesministerium der Justiz (BMJ) empfiehlt in seiner Broschüre zum Betreuungsrecht [1] allerdings, diese Einschränkung nicht in die Vollmacht selbst aufzunehmen. Formulierungen wie: „Wenn ich nicht mehr in der Lage sein sollte, meine Angelegenheiten selbst zu regeln und meinen Willen zu äußern, bevollmächtige ich ..." sind ungünstig, weil Dritte, denen die Vollmacht vorgelegt wird, in der Regel nicht beurteilen können, ob dieser Zustand schon eingetreten ist. So könnte ein Vermieter bezweifeln, dass der Bevollmächtigte tatsächlich die Wohnung kündigen kann. Ein Pflegeheim wiederum könnte unsicher sein, ob der Bevollmächtigte wirklich schon berechtigt ist, für den Vollmachtgeber einen Heimvertrag zu unterschreiben.

In der Regel hat der Vollmachtgeber klare Vorstellungen, ab wann der Bevollmächtigte handeln soll, z. B. wenn er auf Grund einer fortgeschrittenen Demenz selbst nicht mehr dazu in der Lage ist. Wer eine Vorsorgevollmacht ausstellt, sollte derartige Einschränkungen mit dem Bevollmächtigten besprechen und am besten in einem gesonderten Schriftstück festhalten.

Natürlich sind auch Vorsorgevollmachten gültig, in denen ausdrücklich ein bestimmter Zeitpunkt vermerkt ist, zu dem der Bevollmächtigte handeln soll. Sollte der Vollmachtgeber im Verlauf objektiv handlungsunfähig werden und dies nicht einsehen oder der Vollmacht widersprechen, müsste ein psychiatrisches Gutachten eingeholt werden. Es empfiehlt sich daher, die Frage der Handlungsfähigkeit gleich in die Vollmacht aufzunehmen und dort festzulegen, dass zur Klärung ein psychiatrisches Gutachten eingeholt werden muss. Das Original der Vorsorgevollmacht sollte sicher hinterlegt werden, z. B. bei einem Notar. Es wird erst gegen Vorlage des psychiatrischen Gutachtens ausgehändigt. Selbstverständlich muss der Bevollmächtigte über seine Bevollmächtigung und die näheren Umstände informiert sein. Der Vollmachtgeber lässt sich dies am besten durch eine Unterschrift bestätigen.

Eine Vorsorgevollmacht erfordert ein hohes Maß an Vertrauen zum Bevollmächtigten, der zudem für seine Aufgabe geeignet sein muss, z. B. die Organisierung medizinischer Behandlungen oder die Verwaltung eines Vermögens. Als Bevollmächtigte kommen neben Angehörigen und engen Freunden auch Rechtsanwälte oder Vereins- oder Berufsbetreuer in Betracht. Wenn der Vollmachtgeber infolge einer Erkrankung den Bevollmächtigten nicht mehr überwachen und die Vollmacht auch nicht mehr widerrufen kann, kann eine Kontrolle durch Dritte notwendig werden. Falls beispielsweise der Bevollmächtigte gleichzeitig Erbe ist, könnten Zweifel entstehen, ob er die Interessen des Vollmachtgebers über die eigenen Interessen als Erbe stellt. Sofern die Vollmacht keine Bestimmungen zur Kontrolle enthält, kann das Gericht bei entsprechenden Hinweisen einen Kontrollbetreuer einsetzen.

Eine Vorsorgevollmacht ist auch mündlich wirksam; dann stellt sich allerdings das Beweisproblem, sodass im Allgemeinen eine schriftliche Vollmacht verlangt wird. Soll die Vollmacht auch die Einwilligung in eine medizinische Behandlung, eine Unterbringung oder unterbringungsähnliche Maßnahmen wie die Anbringung eines Bettgitters beinhalten, muss sie zwingend schriftlich abgefasst sein.

11.2 Generalvollmacht

Juristische Laien sind häufig der Ansicht, eine Generalvollmacht sei umfassender als eine Vorsorgevollmacht. Tatsächlich verhält es sich jedoch umgekehrt. Mit der Generalvollmacht kann der Bevollmächtigte den Vollmachtgeber zwar mit der Vertretung in allen Angelegenheiten betrauen. Mit einer solchen pauschalen Regelung wird er alle finanziellen, vertraglichen und sonstigen rechtlichen Dinge regeln können. Verschiedene gerade bei Krankheit wichtige Entscheidungen kann ein Generalbevollmächtigter aber nicht treffen:

- Der Generalbevollmächtigte kann keiner ärztlichen Untersuchung, Behandlung oder einem Eingriff zustimmen, wenn hierbei Lebensgefahr besteht, z. B. bei einer Herzoperation, oder wenn ein länger andauernder Gesundheitsschaden zu erwarten ist, z. B. bei einer Amputation.
- Der Generalbevollmächtigte kann für den Vollmachtgeber nicht in eine zu dessen Schutz notwendige geschlossene Unterbringung, z. B. in einer gerontopsychiatrischen Klinik, oder in eine andere freiheitsentziehende Maßnahme, z. B. das Anbringen eines Bettgitters, einwilligen.

Eine Vollmacht auch für diese Situationen erfordert, dass diese Punkte ausdrücklich mit in die Vollmachtsurkunde aufgenommen werden. Dann wird die Generalvollmacht faktisch zur

Vorsorgevollmacht. Nähere Ausgestaltungen – z. B. wie der Bevollmächtigte in bestimmten Krankheitssituationen entscheiden soll, ob bei Pflegebedürftigkeit ambulante oder stationäre Pflege gewünscht wird – sollten wie bei der Vorsorgevollmacht nicht in die eigentliche Vollmacht aufgenommen werden, sondern gesondert festgehalten werden.

Mit Ausnahme der Betreuungsverfügung können Vollmachten nur von geschäftsfähigen Personen erteilt werden. Diese Voraussetzung ist im leichten Stadium der Demenz fast immer noch gegeben, im mittleren meist schon nicht mehr.

Ob die Geschäftsfähigkeit noch besteht oder nicht, kann auf Grund einer medizinischen oder psychologischen Untersuchung attestiert werden. Wer eine Vollmacht erteilen will, kann sich an Musterdokumenten orientieren, z. B. einer Broschüre des BMJ [1]. Sind größere Vermögenswerte zu verwalten oder sollen mehrere Personen bevollmächtigt werden, empfiehlt es sich, anwaltlichen Rat für die Formulierung einzuholen. Einer notariellen Beurkundung oder Beglaubigung bedarf die Vollmacht nur, wenn auch Immobilien oder Anteile an Personen- oder Kapitalgesellschaften zum Vermögen gehören. Darüber hinaus bietet eine notarielle Beurkundung oder Beglaubigung aber immer größere Sicherheit; spätere Zweifel an der Wirksamkeit der Vollmacht können dadurch vermieden werden. Die Kosten sind nicht allzu hoch, bei notarieller Beurkundung zwischen 10 € und maximal 403,50 € bei Vermögen über 500.000 €. Bei reiner Beglaubigung der Unterschrift liegen die Kosten wertabhängig zwischen 10 und 130 €. Der Notar lässt die Vorsorgevollmacht dann automatisch ins Zentrale Vorsorgeregister der Bundesnotarkammer eintragen. So wird vermieden, dass unnötigerweise eine gesetzliche Betreuung eingerichtet wird, nur weil niemand weiß, dass schon eine ausreichende Vollmacht vorliegt. Das Vormundschaftsgericht würde nämlich bei der Prüfung, ob eine gesetzliche Betreuung nötig ist, automatisch dieses Register abfragen. Allerdings kann man auch eine ohne Notar erteilte Vorsorgevollmacht dort eintragen lassen.

Wird eine Vorsorgevollmacht ohne Notar abgefasst, sollte diese, solange die Geschäftsfähigkeit gegeben ist, in regelmäßigen Abständen, etwa alle zwei Jahre, erneut unterschrieben werden. So wird deutlich, dass der Inhalt der Vollmacht nach wie vor den Wünschen des Vollmachtgebers entspricht.

11.3 Die Betreuungsverfügung

Die Betreuungsverfügung ist eine Alternative zur Vorsorgevollmacht. Wer keine Vorsorgevollmacht erteilen möchte, kann mit einer Betreuungsverfügung auf die Auswahl eines gerichtlichen Betreuers Einfluss nehmen, falls einmal eine gerichtliche Betreuung notwendig werden sollte. Man kann eine oder mehrere Personen benennen, die im Falle eigener Hilflosigkeit später gerichtlich als Betreuer bestellt werden soll(en) bzw. andere explizit ausschließen. Man kann dem gewünschten Betreuer Vorgaben machen, z. B. hinsichtlich der Lebensgestaltung oder der Regelung der finanziellen Angelegenheiten. Da der gesetzliche Betreuer vom Gericht kontrolliert wird, können Betreuungsverfügungen auch von geschäftsunfähigen Personen verfasst werden, solange ihr Inhalt sinnvoll scheint und dem Wohle des Betreuten nicht zuwiderläuft. Letztlich ist das Wohl des betreuten Menschen der Beurteilungsmaßstab und im Zweifelsfall höher zu bewerten als konkrete Anordnungen der Betreuungsverfügung.

Die Betreuungsverfügung ist formfrei, sollte nach Möglichkeit jedoch schriftlich abgefasst und durch eine eigenhändige Unterschrift des Ausstellers bestätigt sein. Der Aussteller muss selbst Sorge dafür tragen, dass ein Gericht die Verfügung im Bedarfsfall erhält, z. B. mit Hilfe einer Notiz bei seinen Ausweispapieren, an welchem Ort er sie hinterlegt hat. Nur in Bayern kann die Betreuungsverfügung direkt beim für den Wohnsitz zuständigen Amtsgericht hinterlegt werden.

11.4 Die Patientenverfügung

Die Patientenverfügung, früher „Patiententestament" genannt, legt fest, welche medizinischen Untersuchungen und Behandlungen gewünscht sind oder nicht [2]. Dies gilt für alle ärztlichen Maßnahmen, unabhängig davon, ob diese der Lebensverlängerung oder Lebenserhaltung dienen. Volljährige können darin festlegen, ob und wie sie später behandelt werden wollen, wenn sie ihren Willen selbst nicht mehr äußern können. Die Verfügung ist bindend für Betreuer und Bevollmächtigte. Diese müssen prüfen, ob die dort formulierten Festlegungen dem Willen des Betroffenen in der aktuellen Lebens- und Behandlungssituation entsprechen. Gibt es keine Patientenverfügung oder treffen die dort getroffenen Festlegungen nicht auf die aktuelle Situation zu, ist der mutmaßliche Patientenwille zu ermitteln. Die Entscheidung für oder gegen eine medizinische Maßnahme wird im Gespräch zwischen behandelndem Arzt und Betreuer bzw. Bevollmächtigtem gleichberechtigt vorbereitet. Nach Möglichkeit sollten weitere Vertrauenspersonen zu Rate gezogen werden. Das Betreuungsgericht ist nur einzubeziehen, wenn über folgenschwere Entscheidungen kein Konsens erzielt werden kann.

Die Patientenverfügung ist an geltende Gesetze gebunden. Somit ist die Anordnung von passiver oder indirekter Sterbehilfe (Unterlassen medizinischer Bemühungen um eine Lebensverlängerung, Inkaufnahme einer möglichen Lebensverkürzung durch Analgetika) wirksam. Darüber hinausgehende Formulierungen sind nichtig, da aktive Sterbehilfe in Deutschland ein strafbares Tötungsdelikt ist.

Voraussetzung für eine Patientenverfügung ist die Einwilligungsfähigkeit. Ob diese gegeben ist, kann immer nur in Abhängigkeit vom jeweiligen Sachverhalt beurteilt werden: So wird auch ein Patient mit mittelschwerer Demenz die Einwilligung zur Einnahme einer Tablette gegen Kopfschmerzen geben können, nicht aber die Einwilligung zum Erhalt einer künstlichen Herzklappe. Eine bleibende Erinnerung ist nicht erforderlich. Der Arzt muss sich aber vergewissern, dass der Patient den jeweiligen Sachverhalt zum Zeitpunkt der Einwilligung versteht. Hilfreich vor einem geplanten Eingriff sind etwa folgende Fragen: „Was soll gemacht werden? Warum soll es bei Ihnen gemacht werden?“ In Bezug auf die Patientenverfügung ist die Einwilligungsfähigkeit bei leichter Demenz in der Regel noch gegeben.

Eine Patientenverfügung verlangt die schriftliche Form. Um die Ernsthaftigkeit zu unterstreichen, sollte man sie am besten als freiformulierten Text gestalten und regelmäßig erneuern bzw. erneut unterschreiben, etwa vor einer Operation. Da es sich um Anordnungen von größter Tragweite handelt, sollten Einzelheiten erst nach reiflicher Überlegung und Beratung, z. B. durch den Hausarzt, festgelegt werden.

Hinterlegt werden sollte die Patientenverfügung beim Notar oder einer Person des Vertrauens. Auch der Hausarzt sollte eine Kopie erhalten.

11.4.1 Zur Problematik von Patientenverfügungen bei Demenz

Im § 1901a BGB hat der Gesetzgeber die Wirksamkeit und Reichweite von Patientenverfügungen gesetzlich geregelt, mit dem Ziel, das Selbstbestimmungsrecht der Patienten zu stärken.

Selbstbestimmung bis zum Lebensende – das wünscht sich wohl jeder Mensch. Kann aber eine Patientenverfügung gerade bei Demenz dieses Ziel immer verwirklichen? So fragt etwa die Deutsche Alzheimer Gesellschaft [3], ob sich ein Gesunder den späteren Zustand einer Demenz überhaupt vorstellen kann. Viele Patientenverfügungen werden verfasst in der irrigen Annahme, dass ein lebenswertes Leben mit Demenz gar nicht möglich sei. In der täglichen Begleitung von Menschen mit Demenz zeigt sich nicht selten eine erhebliche Diskrepanz zwischen aktuellen, lebensbejahenden Willensbekundungen und festgelegten Willensäußerungen aus gesunden Zeiten [5]. Klar wird, dass die Erstellung einer Patientenverfügung nicht leichtfertig angegangen werden darf. Verständlich ist auch, dass sich manche Menschen selbst nach einer Beratung durch Ärzte, Rechtsanwälte oder Seelsorger damit überfordert fühlen. Die Erstellung einer Patientenverfügung ist deshalb keine Pflicht, sondern nur ein Recht, das jeder in Anspruch nehmen kann. Eine Patientenverfügung kann auch jederzeit formlos widerrufen werden.

Eine Patientenverfügung sollte nicht nur festlegen, was man nicht möchte, sondern eigene Werte und Wünsche für die Versorgung aufzeigen. Gerade standardisierte Formulare, bei denen man auf die Schnelle Gewünschtes ankreuzen und Nichtgewünschtes streichen kann, sind in dieser Hinsicht problematisch. Doch selbst eine individuell verfasste Patientenverfügung muss zum Zeitpunkt ihres Einsatzes nicht mehr dem aktuellen Willen des Patienten entsprechen. Grundsätzlich ist der aktuelle Wille dem vorausverfügten zwar immer überlegen, doch stellt sich gerade bei schwergradiger Demenz die Frage der Interpretation möglicher Willensbekundungen. Kann der unmittelbare Wille nicht mehr geäußert werden, sollte der mittelbar geäußerte Wille von mehreren vertrauten Personen erkundet werden, die diesen Willen dann bezeugen.

Konkret wird der behandelnde Arzt zunächst prüfen, welche medizinische Maßnahme indiziert ist und welche Alternativen ggfs. möglich sind. Dann muss der aktuelle Wille des

Patienten ermittelt werden, was gerade bei fortgeschrittener Demenz schwierig ist. Mehr als auf sprachliche Äußerungen wird es hier möglicherweise auf die Verhaltensbeobachtung ankommen, auf Gestik, Mimik oder Körperhaltung. Wendet sich ein Mensch etwa wiederholt vom Essen ab? Oder versucht er immer wieder erfolglos zu trinken? Ist kein aktueller Wille sicher zu ermitteln, wird der vorausverfügte Wille maßgeblich unter der Prämisse, dass die Regelungen der Patientenverfügung auf die konkrete Situation anwendbar sind (vgl. Kapitel 8.4 – Ermittlung des Patientenwillens).

Die Ermittlung des aktuellen Patientenwillens ist gerade bei fortgeschrittener Demenz sehr schwierig und kann die in die Beurteilung eingebundenen Personen – Ärzte, Pflegekräfte, gesetzliche Betreuer oder Bevollmächtigte, Angehörige – überfordern. Insbesondere im Fall einer alleinstehenden Person mit nur einem ehrenamtlichen Betreuer oder Berufsbetreuer wäre ein Gremium wünschenswert, das Unterstützung bei schwierigen Entscheidungen leisten kann, etwa des Legens einer PEG oder der Frage eines Behandlungsabbruchs. Im Falle einer schweren Demenz sollte sich ein solches Gremium neben den direkt Beteiligten – behandelnder Arzt, Bezugspflegekraft, Betreuer/Bevollmächtigter – idealerweise aus einem Seelsorger, einem Juristen und einem erfahrenen Angehörigen oder einem Vertreter einer regionalen Alzheimer-Gesellschaft zusammensetzen.

11.5 Geschäftsfähigkeit

Fallgeschichte

Prof. K., der an einer noch leichtgradigen Alzheimer-Krankheit leidet, hat Rechtsgeschäfte getätigt, die Zweifel an seiner Geschäftsfähigkeit aufkommen lassen. Der Patient lebt in einem Haus, das vor Jahren der Schwiegertochter übertragen wurde. Sohn und Schwiegertochter befinden sich mittlerweile in Scheidung; die Schwiegertochter hat bereits angekündigt, das Haus gemeinsam mit ihrer Tochter zukünftig selbst nutzen zu wollen. Vor wenigen Monaten kam es nach Ansicht der Kinder des Patienten zu einer überzogenen Mieterhöhung. Während die Familie im Auftrag des Patienten (!) noch die Rechtmäßigkeit der Forderung prüfte, hatte dieser längst schriftlich der Mieterhöhung zugestimmt. Die Familie befürchtet nun, dass der Patient auch einem Auszug zustimmen werde. Die Schwiegertochter komme nämlich regelmäßig vorbei und mache „Druck". Prof. K. selbst wirkt besorgt und äußert wörtlich: *„Ich habe die Befürchtung, jetzt wird meine nicht mehr 100%ige Geschäftsfähigkeit ausgenutzt!"* Patient und Angehörige bitten daher um eine Begutachtung in Hinblick auf Urteilsvermögen und Geschäftsfähigkeit.

Geschäftsunfähig sind Minderjährige unter 7 Jahren sowie Personen, die sich in einem Zustand krankhafter Störung der Geistestätigkeit befinden, der eine freie Willensbestimmung ausschließt und seiner Natur nach nicht nur vorübergehend ist. Willenserklärungen geschäftsunfähiger Personen sind rechtlich unwirksam. Anders als die Einwilligungsfähigkeit ist die Geschäftsfähigkeit nicht abhängig von der Komplexität des Sachverhalts: Entweder ist man geschäftsfähig für alle Arten von Rechtsgeschäften oder für kein einziges. Im Falle von Prof. K. lässt sich klar schlussfolgern, dass keine Geschäftsfähigkeit mehr gegeben ist. Mangels Geschäftsfähigkeit kann er auch keine Vorsorgevollmacht oder Generalvollmacht mehr erteilen. Um den Patienten vor unüberlegten Entscheidungen zu schützen, wird mit seiner Zustimmung die Einleitung eines gesetzlichen Betreuungsverfahrens angeregt. Das Einverständnis des Betroffenen ist zwar der Idealfall, die Einschaltung des Betreuungsgerichts ist jedoch nicht daran geknüpft.

11.6 Gesetzliche Betreuung

Sind die Voraussetzungen zur Erteilung einer Vorsorge- oder Generalvollmacht nicht mehr gegeben, greift das Betreuungsrecht. Die Voraussetzungen der gesetzlichen Betreuung sind in § 1896 des BGB geregelt. Dort heißt es u. a.:

> (1) Kann ein Volljähriger auf Grund einer psychischen Krankheit oder einer körperlichen, geistigen oder seelischen Behinderung seine Angelegenheiten ganz oder teilweise nicht besorgen, so bestellt das Betreuungsgericht auf seinen Antrag oder von Amts wegen für ihn einen Betreuer …
>
> (2) Ein Betreuer darf nur für Aufgabenkreise bestellt werden, in denen die Betreuung erforderlich ist. Die Betreuung ist nicht erforderlich, soweit die Angelegenheiten des Volljährigen durch einen Bevollmächtigten, der nicht zu den in § 1897 Abs. 3 bezeichneten Personen gehört, oder durch andere Hilfen, bei denen kein gesetzlicher Vertreter bestellt wird, ebenso gut wie durch einen Betreuer besorgt werden können …

Die demenziellen Erkrankungen werden dabei den psychischen Krankheiten zugeordnet.

Das Ziel des Betreuungsrechts ist, dem betreuten Menschen ein selbstbestimmtes Leben unter Achtung seiner Grundrechte zu ermöglichen. Diesem Ziel ist der Betreuer als gesetzlicher Vertreter des Betreuten verpflichtet, und nur deshalb kontrolliert das Gericht den Betreuer. Nur für die rechtlichen Angelegenheiten, die ein volljähriger Mensch ganz oder teilweise nicht mehr eigenverantwortlich regeln kann, wird ein Betreuer als rechtlicher Vertreter vom Betreuungsgericht eingesetzt. Eine Betreuung ist nicht erforderlich, soweit die Angelegenheiten durch einen Bevollmächtigten oder andere Hilfen ebenso gut besorgt werden können. Auch in Fällen, in denen sich Gesunde ebenfalls der Hilfe anderer Menschen bedienen würden, etwa eines Steuerberaters oder eines Anwalts, ist keine Betreuung erforderlich. Ähnlich verhält es sich mit Unterstützung aus dem persönlichen Umfeld oder karitativer Organisationen. Für die Einrichtung einer Betreuung muss ein sogenanntes „Rechtsfürsorgebedürfnis" gegeben sein: Der Betroffene ist nicht in der Lage, für ihn wichtige Angelegenheiten selbst zu besorgen. Er ist beispielsweise überfordert, die Aufklärung des Arztes über notwendige medizinische Behandlungen zu verstehen und sich für eine bestimmte Option zu entscheiden.

> Betreuung heißt nicht automatisch „Geschäftsunfähigkeit". In § 104 BGB heißt es dazu: Geschäftsunfähig ist:
>
> 1. wer nicht das siebente Lebensjahr vollendet hat,
> 2. wer sich in einem die freie Willensbestimmung ausschließenden Zustand krankhafter Störung der Geistestätigkeit befindet, sofern nicht der Zustand seiner Natur nach ein vorübergehender ist.

Der geschäftsfähige Betreute kann weiterhin ungehindert am Rechtsverkehr teilnehmen, etwa Zeitschriftenabonnements oder Versicherungen abschließen. Ist der Betreuer der Ansicht, dass der Betreute sich hiermit schädigt, weil er beispielsweise seine wirtschaftlichen Möglichkeiten überschätzt, muss er den entsprechenden Vertrag kündigen und rückabwickeln. Damit dies möglich ist, muss er allerdings den Nachweis der Geschäftsunfähigkeit des Betreuten erbringen, was in der Praxis schwierig ist. Ergeben sich während des laufenden Betreuungsverfahrens deutliche Hinweise auf eine erhebliche Gefahr, dass der Betreute sich selbst oder sein Vermögen erheblich schädigt, kann das Gericht deshalb einen „Einwilligungsvorbehalt" aussprechen. Der Betreute benötigt dann für Willenserklärungen, die in den Geltungsbereich des Einwilligungsvorbehalts fallen, die Einwilligung des gesetzlichen Betreuers. Die Aufhebung oder Rückabwicklung nachteiliger Verträge ist dann ohne Schwierigkeiten möglich. Im Falle des Prof. K. war eine solche „erhebliche Gefahr" klar erkennbar, weshalb vom Betreuungsgericht ein Einwilligungsvorbehalt angeordnet wurde.

11.7 Testierfähigkeit

Von der Geschäftsfähigkeit ist wiederum die Testierfähigkeit zu unterscheiden. Die Testierfähigkeit ist gewissermaßen eine Sonderform der Geschäftsfähigkeit. Geschäftsunfähigkeit bedeutet nicht automatisch auch Testierunfähigkeit, geht es bei der Testierfähigkeit doch nur um das konkrete Verstehen dieses Rechtsgeschäfts, d. h. der Bedeutung einer Testamentserrichtung. Testierfähigkeit wird vorausgesetzt, solange nicht das Gegenteil bewiesen ist [4]! Der Testierende, der spätere „Erblasser", muss in der Lage sein, sich frei von Einflüssen Dritter ein klares Urteil zu bilden und die Gründe für und wider seiner Verfügung abzuwägen. Schon bei mittelschwerer Demenz dürfte meist keine Testierfähigkeit mehr gegeben sein. Hier hilft auch kein Notar, weil er die Frage der Testierfähigkeit fachlich nicht beurteilen kann. Wer sicher gehen möchte, kann als Testierender seine Testierfähigkeit psychiatrisch untersuchen lassen. Ex post ist der Nachweis einer Testierunfähigkeit zum Zeitpunkt der Testamentserrichtung kaum noch zu führen.

11.8 Ablauf des Betreuungsverfahrens

Der betroffene Mensch kann selbst die Betreuung beantragen. Alle anderen Personen haben kein Antragsrecht, sondern können die Einleitung einer Betreuung nur anregen. In der Regel wird die Betreuung von Dritten angeregt, beispielsweise Angehörigen oder Institutionen. Die Beantragung oder Anregung erfolgt schriftlich oder zu Protokoll bei der Rechtsantragsstelle jedes Amtsgerichts. Zuständig für die Entscheidung ist das für den Wohnort der zu betreuenden Person zuständige Amtsgericht. Während der Prüfung bedient sich der Betreuungsrichter in der Regel der Hilfe der Betreuungsstelle, die ihre Erkenntnisse im jeweiligen Fall im sogenannten Sozialbericht zusammenfasst. Ist die Anregung der Betreuung durch Dritte erfolgt, wird zunächst der Betroffene darüber informiert, dass die Anregung auf Einrichtung einer gesetzlichen Betreuung beim Betreuungsgericht eingegangen ist. Zumeist gibt das Gericht auch den nächsten Bezugspersonen, etwa dem Ehepartner, Gelegenheit sich zu äußern.

Falls zur Wahrnehmung der Rechte des Betroffenen erforderlich, bestellt das Gericht einen Verfahrenspfleger. Der Verfahrenspfleger kann eigene Anträge stellen und die Einbeziehung vom Gericht nicht berücksichtigter Sachverhalte verlangen. Er kann dem Betroffenen das gerichtliche Verfahren erklären und den Willen des Betroffenen gegenüber dem Gericht zum Ausdruck bringen. Ein Verfahrenspfleger ist zwingend erforderlich, wenn ein Betreuer für alle Angelegenheiten bestellt werden soll, auch wenn es sich um die Erweiterung einer bereits eingerichteten Betreuung auf alle Angelegenheiten handelt.

Im Rahmen der Sachaufklärung durch das Gericht muss ein Gutachten über die Notwendigkeit der Maßnahme eingeholt werden, das in der Regel von einem Facharzt für Psychiatrie oder einem Arzt mit Erfahrung auf dem Gebiet der Psychiatrie erstattet werden soll. Im Mittelpunkt steht dabei nicht die medizinische Einordnung einer bestimmten Erkrankung. Entscheidend sind vielmehr deren Auswirkungen auf die eigenverantwortliche Regelung der Angelegenheiten des Betroffenen. Erst daraus ergibt sich, ob eine Betreuung überhaupt erforderlich ist, und wenn ja, welchen Umfang die Aufgabenkreise haben sollen und wie lange die Betreuung überhaupt bestehen soll. Das Gutachten darf sich dabei nicht nur auf das Aktenstudium stützen; der Betroffene muss persönlich untersucht werden. Auch Erkenntnisse des sozialen Umfelds, wie von Angehörigen oder Pflegekräften, sollen berücksichtigt werden, insbesondere die durch die Betreuungsstelle gewonnenen Informationen. Die Betreuungsstelle soll das Gericht bei der Feststellung des aufklärungsbedürftigen Sachverhalts unterstützen. Zwar legt das Gericht üblicherweise den Rahmen der erwarteten Aufklärung fest; innerhalb ihres Kompetenzbereichs ist die Betreuungsstelle dennoch eigenverantwortlich tätig.

Schließlich muss das Gericht den Betroffenen anhören, nach Möglichkeit in seiner üblichen Umgebung. Dabei kann das Hinzuziehen eines Sachverständigen sinnvoll sein. Der Betroffene kann seinerseits die Anwesenheit einer Vertrauensperson verlangen. Auch dem Verfahrenspfleger ist die Anwesenheit zu gestatten. Auf die Anhörung kann verzichtet werden, wenn nach Aktenlage die Person ihren Willen nicht mehr kundtun kann oder nach ärztlichem Gutachten der betroffenen Person erhebliche gesundheitliche Nachteile durch die Anhörung entstehen. Aber auch in diesem Fall muss sich das Gericht einen persönlichen Eindruck vom betroffenen Menschen verschaffen.

Kommt das Gericht zum Entschluss, dass eine gesetzliche Betreuung erforderlich ist, legt es die Aufgabenbereiche fest. Die betreute Person erhält nur in den Bereichen Unterstützung, die sie nicht mehr selbst regeln kann, wie:

- Die finanziellen Angelegenheiten (Vermögenssorge): z. B. Geltendmachung von Einkommensansprüchen, Geltendmachung von Leistungen aus der Pflegeversicherung, Verwaltung von Immobilien.
- Die Personensorge: Im Rahmen der Personensorge können als Aufgabenkreise u. a. festgelegt werden: Gesundheitssorge/Sicherstellung der ärztlichen Heilbehandlung, Bestimmung des Aufenthalts, Organisation ambulanter Hilfen, Anordnung freiheitsentziehender Maßnahmen, Abschluss eines Heimvertrags.
- Alle Angelegenheiten. Nur in diesem Fall erlischt das Wahlrecht des Betreuten.
- Das Recht zur Entgegennahme und Bearbeitung der Post muss immer gesondert beschlossen werden. Die Postkontrolle sollte dabei auf diejenige Post beschränkt werden, die sich erkennbar auf die vom Gericht festgelegten Aufgabenkreise bezieht.

Die Entscheidung wird in einem Beschluss begründet. Sie beinhaltet den Namen des jeweiligen Betreuers, seine Aufgabenkreise, bei einem Einwilligungsvorbehalt die einwilligungsbedürftigen Willenserklärungen sowie die Zeitdauer der Betreuung.

Jede Betreuung ist befristet und muss nach spätestens sieben Jahren überprüft werden. In besonders dringenden Fällen kann zur Klärung der Notwendigkeit der Betreuung ein Eilverfahren beantragt werden. Das Verfahren wird dann auf eine persönliche Anhörung und ein ärztliches Attest verkürzt. In bestimmten Fällen wird auch auf die Anhörung verzichtet, z. B. wenn ein medizinischer Eingriff dringend indiziert wäre, der Patient aber nicht mehr einwilligungsfähig ist. Per einstweiliger Anordnung wird dann ein vorläufiger Betreuer bestellt. Eine Eilbetreuung darf die Dauer von sechs Monaten nicht überschreiten.

Die vom Betreuungsgericht bestellten Betreuer erhalten ein Einführungsgespräch mit dem zuständigen Rechtspfleger. Ausgenommen davon sind Vereins- oder Behördenbetreuer oder Personen, die die Betreuung im Rahmen ihrer Berufsausübung führen, da von diesen das nötige Wissen erwartet werden kann. Der Betreuer erhält eine Bestellungsurkunde, auf der die Aufgabenkreise benannt sind. Die Bestellung des Betreuers wird allerdings nicht erst mit dessen Verpflichtung durch den zuständigen Rechtspfleger wirksam, sondern bereits mit der Bekanntgabe des Beschlusses an den Betreuer, in der Regel durch die Versendung des Beschlusses. Der Betreuer muss das Gericht in regelmäßigen Abständen, in der Regel einmal pro Jahr, über seine Aktivitäten informieren, z. B. den Stand des Vermögens offenlegen. Dabei sind die Prüfkriterien für Angehörige weniger streng als für Berufsbetreuer. Der Betreuer muss das Gericht auch informieren, wenn Umstände vorliegen, die für eine Aufhebung oder Erweiterung der Betreuung sprechen. Bei demenziell erkrankten Betreuten wird Letzteres die Regel sein, falls dem Betreuer nicht von vornherein schon alle Aufgabenkreise übertragen wurden.

Der Betreuer ist im Wesentlichen derjenige, der für den Betreuten „organisiert", z. B. den Einsatz einer Sozialstation, nicht derjenige, der im pflegerischen Sinne betreut. Dabei muss er die Wünsche des Betreuten berücksichtigen, es sei denn, diese gefährden sein Wohl oder können dem Betreuer nicht zugemutet werden. Ein Beispiel für Letzteres wäre beispielsweise der Wunsch des Betreuten, seine beträchtlichen Ersparnisse in der Wohnung aufzubewahren, während der Betreuer gesetzlich verpflichtet ist, das Vermögen anzulegen.

11.9 Arzt-Betreuer-Kontakt und freiheitsentziehende Maßnahmen

Im Rahmen der ärztlichen Heilbehandlung muss der Betreuer als der gesetzliche Vertreter des Patienten aufgeklärt und informiert werden. Der Arzt muss jedoch dafür Sorge tragen, dass die betreute Person ihre Einwilligung nach Möglichkeit selbst erteilen kann. Bei allen medizinischen Entscheidungen sind etwaige frühere Festlegungen eines nicht mehr einwilligungsfähigen Patienten zu berücksichtigen. Die Einwilligung des Betreuers in eine Untersuchung, eine Behandlung oder einen ärztlichen Eingriff bedarf der Genehmigung des Betreuungsgerichts immer dann, wenn die begründete Gefahr besteht, dass der Betreute auf Grund der Maßnahme stirbt oder einen schweren oder länger dauernden gesundheitlichen Schaden erleidet, etwa bei einer Amputation. Eine Genehmigung durch das Betreuungsgericht ist auch erforderlich, wenn Arzt und Betreuer uneinig darüber sind, welche Entscheidung tatsächlich dem Willen der betreuten Person entspricht.

Auch unterbringungsähnliche Maßnahmen wie Fixierungen oder Bauchgurte müssen durch den Betreuer angeordnet werden [6]. In diesem Zusammenhang sei betont, dass auch Bettgitter eine unterbringungsähnliche Maßnahme sind, die der Genehmigung des Betreuers bedürfen, wenn sie das eigenständige Aufstehen und Verlassen des Bettes verhindern sollen. Ärzte, Pflegekräfte und auch Angehörige haben kein Anordnungsrecht. Der Betreuer muss seine Maßnahme jedoch durch das Gericht genehmigen lassen. Pflegeheime und Krankenhäuser sind verpflichtet, sich von der Rechtmäßigkeit der Anordnung des Betreuers durch die Vorlage der gerichtlichen Genehmigung zu überzeugen.

Bei Selbst- oder Fremdgefährdung kann die Unterbringung in einer geschlossenen psychiatrischen Einrichtung auch außerhalb eines Betreuungsverfahrens gerichtlich angeordnet werden. Die Voraussetzungen einer solchen Unterbringung bestimmen sich nach landesrechtlichen Regelungen (Unterbringungsgesetz, Freiheitsentziehungsgesetz, PsychKG). Zuständig für die Antragstellung bei Gericht ist jeweils die landesrechtlich bestimmte Behörde, die bei besonderer Dringlichkeit die Unterbringung auch schon vor einer gerichtlichen Anordnung vollziehen kann. Die – wenn auch im Inhaltskern meist nur geringfügig – voneinander abweichenden Gesetzesbestimmungen der einzelnen Bundesländer darzustellen, würde den Rahmen dieses Buches sprengen. Das Verfahren, in dem das Gericht eine Unterbringung, ggfs. auch durch einstweilige Verfügung, anordnen bzw. behördliche Eilmaßnahmen genehmigen kann, ist in den §§ 312 ff. FamFG geregelt.

Literatur

1. Bundesministerium der Justiz (Hrsg.) (2009): Betreuungsrecht.
2. Bundesministerium der Justiz (Hrsg.) (2010): Patientenverfügung.
3. Deutsche Alzheimer Gesellschaft e. V. (2012): Empfehlungen zum Umgang mit Patientenverfügungen. Download www.deutsche-alzheimer.de/index.php?id=37.
4. Klie, T. (2010): Streitfall Testament. demenz.Leben 07: 18–20.
5. Klie, T. (2009): Patientenverfügungen sind keine Patentlösungen. Demenz 01: 53–54.
6. Klie, T. (2011): FAQ: Häufig gestellte Fragen zum Thema Fixierung. Bausteine.demenz 10: 2–3.
7. Raack, W., & Thar, J. (2009): Leitfaden Betreuungsrecht. Ratgeber für Betreuer, Angehörige, Betroffene, Ärzte und Pflegekräfte. 5., aktualisierte Auflage. Köln: Bundesanzeiger Verlag.

12 Sozialleistungen

Aufgrund der demografischen Entwicklung und des medizinischen Fortschritts ist mit immer mehr älteren und auch pflegebedürfigen Menschen zu rechnen. Das erhöht den Kostendruck innerhalb der gesetzlichen Kranken- und Pflegeversicherung und führte in den letzten Jahren regelmäßig zu Reformen. Die nachfolgend aufgeführten Leistungen entsprechen dem Stand vom Mai 2012, die nächste Reform ist aber bereits in Arbeit. Aktuelle Informationen können beim Bundesgesundheitsministerium (Adresse siehe Kapitel 13) erfragt werden.

Ausführliche Beratungen zu Sozialleistungen bei demenziellen Erkrankungen können Patienten bei Pflegestützpunkten oder auch regionalen Beratungsstellen erhalten. Wie schon bei anderen Problemen im Rahmen der Demenzdiagnostik und -behandlung sind auch bei den Sozialleistungen die Hausärzte oftmals erste Ansprechpartner für ihre Patienten. Darüber hinaus haben Hausärzte neben der Verordnung von Medikamenten oder Heil- und Rehabilitationsbehandlungen auch die Möglichkeit bei Krisensituationen durch Überweisungen in eine Geriatrie oder Gerontopsychiatrie, Betroffenen und deren Angehörigen zu helfen.

12.1 Krankenversicherung

Zahlreiche Heil- und Rehabilitationsbehandlungen im ambulanten wie stationären Setting werden bei Demenzpatienten von den Krankenkassen übernommen.

12.1.1 Leistungen im ambulanten Bereich

Die Krankenkassen übernehmen die Kosten für Behandlungspflege. Hierunter fällt auch die Überwachung der Medikamenteneinnahme, falls keine Angehörigen zur Verfügung stehen.

Dazu gehören Behandlungen wie Krankengymnastik, physikalische Therapie, Ergotherapie, Logopädie und Psychotherapie (Letzteres nur für Verhaltenstherapie, tiefenpsychologisch fundierte Psychotherapie und Psychoanalyse)

12.1.2 Leistungen im stationären Bereich – Geriatrie

Geriatrische Einrichtungen sind auf multimorbide Patienten spezialisiert. Dabei berücksichtigt das Behandlungskonzept körperliche, mentale, funktionelle und soziale Bedingungen akuter wie chronischer Erkrankungen. Die Geriatrie zeichnet sich durch Interdisziplinarität aus. Das Ziel einer geriatrischen Behandlung ist nicht die Heilung, sondern die Wiederherstellung und der Erhalt von Selbstständigkeit im Alltag. Die Basis einer geriatrischen Behandlung ist das geriatrische Assessment. Zunächst kann der Arzt mit einem standardisierten Fragebogen (siehe Anlage – Geriatrisches Screening nach Lachs [7]) Beschwerden oder Leistungseinbußen in den Bereichen Sehen, Hören, Beweglichkeit (Arme und Beine), Harn- und Stuhlinkontinenz, Ernährung, Kognition, Affekt, Alltagsaktivitäten, soziale Unterstützung, Sturzgefahr, Medikation und Schmerz erfassen.

Zeigen sich in diesem Screening Auffälligkeiten kommt das Basisassessment zum Einsatz, dass aus der Bestimmung des Barthel-Index [8], Mini-Mental-State-Examination (MMSE), Geriatrischer Depressionsskala (GDS), Uhrenzeichentest, einem Sozialfragebogen, dem Mobilitätstest nach Tinetti [11], dem Timed up und go test [9] und der Messung der Handkraft [nach 1] besteht. Anhand der Ergebnisse des Basisassessments ergibt sich der Bedarf nach weiterführender Diagnostik, z. B. eine differenzierte Demenz und/oder Depressionsdiagnostik und die Erstellung eines Gesamtbehandlungsplans. Der schließt auch die weitere Versorgung nach der Entlassung mit ein.

Die Einweisung von Menschen mit Demenz in eine geriatrische Einrichtung sollte dann erfolgen, wenn sich eine geriatrische Diagnostik und Behandlung nicht im häuslichen Umfeld durchführen lässt, sich aber die Notwendigkeit einer umfassenden Abklärung und Behandlung abzeichnet. Siegel [10, S. 449] führt folgende Gründe für eine stationäre geriatrische Demenztherapie auf:

- Fehlende körperliche Belastbarkeit des Patienten
- Fehlende seelische Belastbarkeit des Patienten
- Fehlende Mobilität
- Instabiles soziales Umfeld
- Fehlen potenzieller Helfer
- Ungeeignetes Wohnumfeld
- Keine geeignete ambulante Rehabilitationseinrichtung vorhanden
- Weite Wege zur ambulanten Therapie
- Schlechte wirtschaftliche Verhältnisse

Für die Zuweisung in geriatrische Einrichtungen (bundesweite Adressen geriatrischer Kliniken siehe Kapitel 13 – Hilfreiche Adressen) gibt es derzeit keine bundeseinheitlichen Richtlinien. Siegel [10] empfiehlt einen informellen Kontakt zu wohnortnahen geriatrischen Einrichtungen, die oftmals die Antragsstellung bei den zuständigen Krankenkassen übernehmen. Das Einweisungsprozedere unterscheidet sich nach dem Status der Einrichtung, so kann die Einweisung in eine Akutgeriatrie direkt durch den Hausarzt erfolgen. Bei Kliniken, die ausschließlich in der Rehabilitation angesiedelt sind, ist eine Direkteinweisung aus der hausärztlichen

Praxis oder Notfallambulanz nicht möglich. D. h. eine Überweisung kann durch einen vorausgegangenen Krankenhausaufenthalt erfolgen, oder es wird aus der hausärztlichen Betreuung heraus ein Antrag auf eine stationäre geriatrische Rehabilitation gestellt. Darunter fallen auch stationäre Rehabilitationsmaßnahmen in spezialisierten Kliniken bzw. Alzheimertherapiezentren (Adressen siehe Anhang).

Zur effektiven Diagnostik und Behandlung in einer geriatrischen Einrichtung sind vorliegende Befunde und Diagnosen unverzichtbar. Diese Informationen sollten mit klaren Zielvorstellungen bei der Einweisung vorliegen. Hier zeigt sich wieder die wichtige Rolle des Hausarztes als Casemanager.

Für Demenzpatienten mit herausfordernden Verhaltensweisen oder schweren psychopathologischen Begleitsymptomen (Angst, Agitiertheit, Aggression, Hinlauftendenz, paranoide Wahnvorstellungen) und/oder akuter Selbst- (z. B. durch Desorientierung und Gefahr des Verlaufens) und Fremdgefährdung (z. B. Brandgefahr bei unzweckmäßiger Handhabung von Elektrogeräten) ist die Einweisung in eine gerontopsychiatrische Station notwendig. Ferner können Patienten zur Differenzialdiagnostik bei komplizierten Krankheitsbildern, einhergehend mit Multimorbidität, eingewiesen werden [6].

12.1.3 Leistungen im stationären Bereich – Gerontopsychiatrie

Gerontopsychiatrische Fachabteilungen gliedern sich je nach Größe in mehrere Stationen (z. B. geschützte Demenzstation, offene Depressionsstation) und haben oftmals eine Institutsambulanz, z. T. auch eine Tagesklinik [6]. Typische Einweisungsgründe sind [6, S.457]:

- Umkehr des Tag-Nacht-Rhythmus mit nächtlicher Unruhe und Weglaufgefahr und Müdigkeit/Apathie am Tag.
- Verkennung von Angehörigen/Betreuern als Fremde und heftige Ablehnung der notwendigen Hilfe („Aggressivität“).
- Meist optische Halluzinationen mit störenden fremden Menschen oder paranoiden Wahninhalten (v. a. Bestehlungswahn, übersteigertes Misstrauen).
- Verschlechterung des Krankheitsbildes, möglicherweise durch unbekannte Begleiterkrankungen, Medikamentenunverträglichkeit oder Unfallfolgen („Bagatelltrauma“: Subduralhämatom) bedingt.
- Unfähigkeit der Nahrungsmittel- und Flüssigkeitsaufnahme durch zunehmende Apraxie (vorher mit den Angehörigen besprechen, ob wirklich eine PEG-Sonde erwünscht ist).

Die o. g. Situationen sowie spezifische Merkmale des Patienten und/oder des Krankheitsbildes Demenz (Stressfaktor Umgebungswechsel) ziehen in der Regel nach sich, dass sich der Patient gegen eine Einweisung ausspricht oder sich mit allen Mitteln wehren wird. Eine Ausnahme könnten Patienten mit leichten Demenzstadien und schweren depressiven Symptomen mit Suizidalität sein. Ist eine Einweisung indiziert, was immer sorgfältig zu prüfen und am besten auf dem Einweisungsschein mit Stichworten zu dokumentieren (z. B. Patient verlässt im Winter nachts ständig im Nachthemd die Wohnung) ist, sind drei Wege möglich [6, S. 462]:

1. im Rahmen des Betreuungsrechts,
2. im Rahmen der Unterbringungsgesetze (UBG) oder der Gesetze zur Behandlung psychisch Kranker (Psych-KG), die in den einzelnen Bundesländern verschieden sind (und teilweise auch unterschiedliche Bezeichnungen tragen – Anmerkung Autoren),
3. mit einer sog. „Vorsorgevollmacht" bzw. Generalvollmacht mit dem Aufgabenbereich der Gesundheitsfürsorge und dem Recht der geschlossenen Unterbringung.

Sowohl den Angehörigen als auch dem einweisenden Arzt muss klar sein, dass es sich hierbei nur um eine kurzfristige Intervention handeln kann. In diesem Sinne ist frühzeitig die weitere Versorgung nach Entlassung zu thematisieren und zu planen.

Es muss auch allen Beteiligten klar sein, dass eine Besserung bzw. nachhaltige Stabilisierung nur in enger Zusammenarbeit aller Beteiligten (Angehörige, Pflegedienste etc.) mit dem Hausarzt als Casemanager möglich sein wird.

12.2 Pflegeversicherung

Die Pflegeversicherung ist neben der gesetzlichen Kranken-, Unfall-, Renten-, und Arbeitslosenversicherung eine 1995 verabschiedete Pflichtversicherung.

Sie dient der Absicherung des Risikos der Pflegebedürftigkeit und hat die Aufgabe, Pflegebedürftigen Hilfen zu leisten, die wegen der Schwere der Pflegebedürftigkeit auf solidarische Unterstützung angewiesen sind [vgl. 2].

Ab 2013 tritt das Pflege-Neuausrichtungs-Gesetz (PNG) in Kraft, durch das die ambulante Versorgung demenzkranker Menschen verbessert werden soll.

Träger der Pflegeversicherung sind die Pflegekassen, die als Körperschaft des öffentlichen Rechts den Krankenkassen angegliedert sind und in eigener Verantwortung arbeiten. Jedes Mitglied einer Krankenversicherung muss auch pflegeversichert sein.

12.2.1 Leistungen der Pflegekassen

Von der Pflegeversicherung erhält der Antragsteller eine Sach- oder eine Geldleistung [vgl. 2; 3]. Beide Leistungen können auch kombiniert bezogen werden. Die Höhe der Leistung richtet sich nach der Pflegestufe. Die Eingruppierung in die Pflegestufe richtet sich nach dem zeitlichen Aufwand, der für pflegerische Maßnahmen benötigt wird.

Leistungen der Pflegeversicherung müssen bei der Pflegeversicherung beantragt werden [vgl. 2; 3]. Eine rückwirkende Antragstellung ist nicht möglich.

Sachleistung

Die Sachleistung wird für Hilfen bei der Grundpflege und der hauswirtschaftlichen Versorgung eingesetzt [vgl. 2] und bei Demenzkranken mit erheblich eingeschränkter Alltagskompetenz auch für die Betreuung (geplant ab 2013 [vgl. 4]).

Im Rahmen des PNG sollen neue Leistungen mit der Bezeichnung „häusliche Betreuung" eingeführt werden. Darunter fallen Hilfen, die den Angehörigen den Alltag erleichtern, wie z. B. Spazierengehen oder Vorlesen. Neben den Leistungskomplexen können ab 2013 Pflegebedürftige zur bedürfnisgerechten Betreuung mit ihren Pflegediensten Zeitvolumen verienbaren.

Sachleistung wird ausschließlich für den Einsatz anerkannter Pflegedienste und Pflegeeinrichtungen gewährt und direkt mit diesen verrechnet.

Geldleistung

Die Geldleistung wird dem Pflegebedürftigen als Pflegegeld zu seiner Verfügung gezahlt [vgl. 2]. Er kann damit eine private Betreuung finanzieren, z. B. durch seine Angehörigen. Das Pflegegeld ist steuerfrei und ist eine materielle Anerkennung für die Mühen des Pflegenden.

Leistungen nach Pflegestufen:

		Pflegestufe 0	Pflegestufe I, mind. 90 Min/Tag	Pflegestufe II, mind. 180 Min/Tag	Pflegestufe III, mind. 300 Min/Tag	Härtefälle
Häusliche Pflege	**Sachleistung**, wird von einem ambulanten Pflegedienst erbracht		450 € monatlich	1.100 € monatlich	1.550 € monatlich	1.918 € monatlich
	Geplant ab 2013: Demenzkranke erhalten	225 € monatlich	665 € monatlich	1.250 € monatlich		
Häusliche Pflege	**Pflegegeld** erhält der Betroffene selbst, der dies an die pflegende Person weitergibt		235 € monatlich	440 € monatlich	700 € monatlich	
	Geplant ab 2013: Demenzkranke erhalten	120 € monatlich	305 € monatlich	525 € monatlich		
Kurzzeitpflege	Vollstationäre Betreuung, maximal vier Wochen		bis 1.550 € im Jahr	bis 1.550 € im Jahr	bis 1.550 € im Jahr	
Verhinderungspflege	Maximal vier Wochen; häusliche Betreuung durch sonstige Personen, nicht nahe Verwandte		bis 1.550 € im Jahr	bis 1.550 € im Jahr	bis 1.550 € im Jahr	
Vollstationäre Pflegeheimkosten	Pflegeaufwendungen monatlich, pauschal		1.023 € monatlich	1.279 € monatlich	1.550 € monatlich	1.918 € monatlich
Ergänzende Leistungen für Pflegebedürftige mit erheblichem allgemeinen Betreuungsbedarf						
	Grundbetrag:		1.200 € im Jahr	1.200 € im Jahr	1.200 € im Jahr	
	Erhöhter Betrag:		2.400 € im Jahr	2.400 € im Jahr	2.400 € im Jahr	

Tabelle 25 [vgl. 3; 4]

Der Unterschied: Die Sachleistung wird höher bezuschusst. Über die Geldleistung kann der Empfänger frei verfügen. Die Leistungen erhalten Demenzpatienten zusätzlich (geplant ab 2013 [vgl. 4]) zu den Leistungen aus dem Pflegeleistungsergänzungsgesetz.

Ein maximaler Leistungsbetrag von 150 % kann durch das Einbinden der Tages- oder Nachtpflege erhalten werden: Bleibt die Tages- oder Nachtpflege ≤ 50 %, bleiben Geld- oder Sachleistung in voller Höhe erhalten. Ist die Tages- oder Nachtpflege ≥ 50 %, werden Geld- oder Sachleistung nur um den übersteigenden Anteil gekürzt (z. B. bei 60 % Tagespflege – 90 % Geldleistung, 150 % gesamt).

12.2.2 Festlegen der Pflegestufe

Festgestellt wird die Pflegebedürftigkeit durch den MDK [vgl 2, S. 80] (medizinischer Dienst der Krankenkasse) oder durch einen unabhängigen Gutachter (ab 2013), der bei einem Hausbesuch den Umfang der Pflege ermittelt und den Kranken in die Pflegestufen eingruppiert (Antragsformulare bei Krankenkasse und Pflegeversicherung) [vgl. 2; 3]. Der Pflegebedürftige hat einen Anspruch auf die Übermittlung des Pflegegutachtens (geplant ab 2013, [vgl. 4]).

Hilfreich beim Vorliegen einer Demenz ist ein ärztliches Attest über die vorhandenen Diagnosen sowie ein Pflegetagebuch. Für den Fall einer vollstationären Unterbringung sollte ebenfalls ein ärztliches Attest über Körperpflege, Mobilität und Ernährung beigelegt werden.

Hauptkriterium bei der Bewilligung von Pflegeleistungen ist der zeitliche Aufwand, der für folgende Tätigkeiten benötigt wird:

- Körperpflege: Waschen, Duschen, Baden, Zahnpflege, Kämmen, Rasieren, Blasen- oder Darmentleerung.
- Ernährung: mundgerechtes Zubereiten oder Aufnahme der Nahrung.
- Mobilität: selbstständiges Aufstehen und Zubettgehen, An- und Auskleiden, Gehen, Stehen, Verlassen und Wiederaufsuchen der Wohnung zum Beispiel für Arztbesuche, Behördengänge – nicht für Spaziergänge.
- Die Pflegestufe I entspricht einer erheblichen Pflegebedürftigkeit. Der Versicherte wird in die Pflegestufe I eingruppiert, wenn er insgesamt mindestens 90 Minuten Hilfe am Tag benötigt. Davon entfallen mindestens 45 Minuten auf die „Verrichtungen des täglichen Lebens" und mindestens weitere 45 Minuten auf „hauswirtschaftliche Verrichtungen".
- Die Pflegestufe II entspricht einer Schwerpflegebedürftigkeit. Versicherte werden in diese Stufe eingruppiert, wenn sie durchschnittlich 180 Minuten am Tag Hilfe benötigen. Davon entfallen mindestens 120 Minuten auf die Grundpflege. Außerdem muss der Versicherte mehrfach in der Woche bei der hauswirtschaftlichen Versorgung Unterstützung benötigen.
- Die Pflegestufe III entspricht einer Schwerstpflegebedürftigkeit. Eingruppiert in diese Pflegestufe werden Versicherte, die mindestens 300 Minuten (fünf Stunden) am Tag Hilfe benötigen – wobei mehr als 240 Minuten auf die Grundpflege entfallen müssen –,

bis zu einer Betreuung rund um die Uhr, also auch nachts. Zu der Grundpflege kommt zusätzlich mehrfach in der Woche Hilfe bei der hauswirtschaftlichen Versorgung.

- Ein Härtefall wird bei besonders gelagerten Einzelfällen anerkannt – wenn ein außergewöhnlich hoher Pflegeaufwand vorliegt, der das für Pflegestufe III übliche Maß weit übersteigt.

12.2.3 Zur Problematik der Pflegeversicherung bei Demenz

Die Eingruppierung in die Pflegestufen erfolgt durch das Abfragen eines Prüfkatalogs. Dadurch wird festgelegt, welche Kapazitäten vorhanden sind und wo Unterstützung erforderlich ist. Es wird aber nicht die reale Größe des Aufwands festgestellt. Z. B. benötigt ein Mensch mit Demenz mehr Zeit, um sich anzuziehen oder sich die Zähne zu putzen. Hinzu kommt, auch wenn er körperlich noch in der Lage sein sollte, sich anzuziehen, so kann es doch sein, dass er während der gesamten Zeit Unterstützung benötigt – jemanden der seine Handlung koordiniert, überprüft und ihn auf den nächsten Schritt der Handlung hinweist. Durch die vorgegebene Wertung nach dem bisherigen Prüfkatalog findet keine reale Bewertung der physischen und psychischen Fähigkeiten bzw. Defizite statt, solange nicht der reale Zeitaufwand, sondern ein fiktiver in die Bewertungskriterien einfließt. Die Gesamtsituation hinsichtlich des ständigen Assistenzbedarfs und der Assistenzbereitschaft wird bislang nicht ausreichend berücksichtigt.

Menschen mit Demenz haben mal einen guten, mal einen schlechten Tag. Findet die Überprüfung zur Einstufung in die Pflegestufen an einem „guten Tag" statt, entspricht das Ergebnis nicht der realen Situation. Hinzu kommt, dass als Verleugnungsstrategie oder im Rahmen einer Persönlichkeitsveränderung Defizite entweder nicht zugegeben werden oder das Bewusstsein dafür nicht vorhanden ist. Wenn bei der Befragung nicht die Aussagen der Angehörigen, Ärzte oder Therapeuten hinzugezogen werden, kann so ein falsches Bild bezüglich der verbliebenen Fähigkeiten entstehen. Als Folge ist die Einstufung falsch. Deshalb sollten Gutachten und Dokumentationen von Angehörigen (Pflegetagebuch), Ärzten, Pflegepersonal und Therapeuten einbezogen bzw. im Falle eines Widerspruchs bei Ablehnung einer Pflegestufe mit eingereicht werden.

Die geplante Pflegereform (PNG) greift die Problematik der bedarfsgerechten Einstufung von Demenzpatienten auf, dennoch fehlt bislang eine umfassende Überarbeitung der Einstufungskriterien, die, wenn sie den Bedürfnissen der zu Pflegenden gerecht werden sollen, zu noch höheren Pflegesätzen führen müsste.

12.2.4 Pflegeleistungsergänzungsgesetz

Pflegebedürftige, die bisher nicht die Voraussetzung für eine Einstufung in die Pflegestufe I erfüllt haben, können in Pflegestufe 0 [vgl. 2, S. 57] eingestuft werden und eine Betreuungsleistung in Anspruch nehmen.

Betreuungsleistung

Betreuungs- und aufsichtsintensive Pflegebedürftigen wie demenziell erkrankten Menschen steht eine Betreuungsleistung zur Verfügung: Ein Grundbetrag in Höhe von 100 €/Monat (1200 €/Jahr) bei geringerem allgemeinen Betreuungsaufwand oder ein erhöhter Betrag in Höhe von 200 € monatlich (2400 €/Jahr) [vgl. 2; 3].

Der Betrag dient der Erstattung von Aufwendungen im Zusammenhang mit der Inanspruchnahme von Leistungen der Tages- oder Nachtpflege, der Kurzzeitpflege von zugelassenen Pflegediensten (gilt nur für Angebote der allgemeinen Anleitung und Betreuung, z. B. Vorlesen oder Anleitung zum Malen) oder von nach Landesrecht anerkannten niedrigschwelligen Betreuungsangeboten.

Die Kosten werden im Nachhinein erstattet.

Eine Liste mit den anerkannten Betreuungs- und Entlastungsangeboten wird von den zuständigen Pflegekassen und bei den Sozialministerien der Bundesländer bereitgestellt.

Begutachtungskriterien

Um die Leistungen erhalten zu können, muss ein „erheblicher allgemeiner Betreuungsbedarf" anerkannt werden. Dieser Betreuungsbedarf wird anhand 13 möglicher Fähigkeitseinschränkungen eingeschätzt. Voraussetzung ist, dass die Beeinträchtigung über ein halbes Jahr hinweg besteht und täglich zu einem Beaufsichtigungs- und Betreuungsbedarf führt.

Bereich 1–9

1. Unkontrolliertes Verlassen des Wohnbereiches („Weglauftendenz").
2. Verkennen oder Verursachen gefährdender Situationen.
3. Unsachgemäßer Umgang mit gefährlichen Gegenständen oder potenziell gefährdenden Substanzen.
4. Tätlich oder verbal aggressives Verhalten in Verkennung der Situation.
5. Im situativen Kontext inadäquates Verhalten.
6. Unfähigkeit, die eigenen körperlichen und seelischen Gefühle oder Bedürfnisse wahrzunehmen.
7. Unfähigkeit zu einer erforderlichen Kooperation bei therapeutischen oder schützenden Maßnahmen als Folge einer therapieresistenten Depression oder Angststörung.

8. Störungen der höheren Hirnfunktionen (Beeinträchtigungen des Gedächtnisses, herabgesetztes Urteilsvermögen), die zu Problemen bei der Bewältigung von sozialen Alltagsleistungen geführt haben.
9. Störungen des Tag- und Nacht-Rhythmus.

Bereich 10–13

10. Unfähigkeit, eigenständig den Tagesablauf zu planen und zu strukturieren.
11. Verkennen von Alltagssituationen und unangemessenes Reagieren in Alltagssituationen.
12. Ausgeprägtes labiles oder unkontrolliert emotionales Verhalten.
13. Zeitlich überwiegend Niedergeschlagenheit, Verzagtheit, Hilflosigkeit oder Hoffnungslosigkeit auf Grund einer therapieresistenten Depression.

Für den Grundbetrag (100 €) müssen mindestens zwei Fähigkeitseinschränkungen gegeben sein, davon eine aus dem Bereich 1–9. Für den erhöhten Betrag (200 €) muss zusätzlich ein Kriterium aus dem Bereich 1–5, 9 oder 11 gegeben sein.

Auch immobile und bettlägrige Menschen mit Demenz haben Anspruch auf diese Leistungen.

Die zusätzliche Betreuungsleistung wird nur auf Antrag gewährt und wenn der MDK durch ein Gutachten mindestens die Pflegestufe 0 festgestellt hat. Auch empfiehlt der MDK in einem Gutachten, ob dem Pflegebedürftigen der Grundbetrag oder der erhöhte Betrag zusteht. Da die Beurteilung oft schwierig ist, empfiehlt es sich, den Antrag auf den erhöhten Betrag zu stellen.

Die Kosten werden im Nachhinein erstattet. In einem Jahr nicht in Anspruch genommene Gelder können auf das folgende Halbjahr übertragen werden.

Es können nur solche zusätzlichen Betreuungsleistungen angeboten bzw. in Anspruch genommen werden, die vom jeweiligen Bundesland anerkannt sind, z. B.:

- die Teilnahme an Betreuungsgruppen für Demenzkranke,
- der Einsatz von ehrenamtlichen Laienhelfern zur stundenweisen Entlastung pflegender Angehöriger,
- Tagesbetreuung in Kleingruppen,
- Einzelbetreuung durch anerkannte Helferinnen und Helfer,
- Familienentlastende und familienunterstützende Dienste.

Darüber hinaus werden bei Inanspruchnahme von Tagespflege, Nachtpflege oder Kurzzeitpflege auch die sonst von der Erstattung ausgenommenen Kosten für Unterkunft und Verpflegung sowie für die Investitionskosten erstattet.

12.2.5 Qualitätssicherungsbesuch

Pflegende Angehörige werden in ihrer Pflege von einem ambulanten Pflegedienst ihrer Wahl, von neutralen, unabhängigen Beratungsstellen mit pflegefachlicher Kompetenz oder von den von Landesverbänden der Pflegekassen anerkannten Pflegeberatern, in Form von Gesprächen unterstützt und beraten [vgl. 2, S. 77]. Die Beratung dient der Sicherstellung einer ausreichenden pflegerischen Versorgung. Beraten wird im Rahmen der Qualitätssicherungsbesuche, die bei den Pflegestufen I und II alle sechs Monate und bei Pflegestufe III alle drei Monate stattfindet. Pflegebedürftige mit erheblichem Bedarf an allgemeiner Beaufsichtigung und Betreuung sind berechtigt, den Beratungseinsatz innerhalb der genannten Zeiträume zweimal in Anspruch zu nehmen. Die Kosten für die Qualitätssicherung übernimmt die Pflegekasse.

Ist der pflegende Angehörige nicht ausreichend in der Lage, die häusliche Pflege zu gewährleisten, verliert er den Anspruch auf das Pflegegeld. Die Pflege wird dann von einem professionellen Anbieter fortgeführt.

12.2.6 Poolen/Gemeinsamer Sachleistungsbezug mehrerer Pflegebedürftiger

Pflegebedürftige können ihre Sachleistung zusammenlegen und gemeinsam nutzen. Das bietet sich bei Ehepaaren an, bei Wohngemeinschaften [vgl. 2, S. 47] oder wenn die Pflegebedürftigen im gleichen Haus oder in der gleichen Straße wohnen. Pflege, hauswirtschaftliche Versorgung und soziale Betreuung werden hier zusammengelegt. Das „Poolen" von Leistungen dient der Wirtschaftlichkeit und bringt mehr Zeit für Zuwendung.

Wohngruppen

Pflegebedürftige in selbstorganisierten Wohngruppen erhalten für eine Kraft zur Organisation und Sicherstellung der Pflege eine monatliche Pauschale in Höhe von 200 €. Bei einer Neugründung erhält jeder Pflegebedürftige zur Umgestaltung der Wohnung 2.500 € bis maximal 10.000 € pro Wohngruppe (geplant ab 2013 [vgl. 4]).

12.2.7 Pflegestützpunkte

Pflegestützpunkte sind Anlaufstellen zur Beantwortung offener Fragen, zur Beratung bei Widerspruchsverfahren und zur individuellen Einschätzung der Pflegesituation [vgl. 2; 3]. Sie wurden von der Kranken- und Pflegeversicherung eingerichtet, von denen der Antragsteller auch Adressen von nahegelegenen Pflegestützpunkten erhält. Die Beratung kann in den Stützpunkten, aber auch zu Hause stattfinden.

12.2.8 Ersatzpflege

Angehörige, die einen Menschen mit Demenz mit einer Eingruppierung in einer Pflegestufe pflegen (gilt nicht für Pflegestufe 0, jedoch können Betreuungsleistungen, die während der Kurzzeitpflege geleistet werden, im Rahmen des Pflegeleistungsergänzungsgesetz auch bei Pflegestufe 0 verrechnet werden), haben zu ihrer Entlastung Anspruch auf „Ersatzpflege“. Dazu gehören Kurzzeitpflege [vgl. 2, S. 53] und Verhinderungspflege [vgl. 2, S. 67].

Kurzzeitpflege und Verhinderungspflege müssen im Voraus bei der Pflegekasse beantragt werden. Sie werden für maximal vier Wochen gewährt und nur unter der Voraussetzung, dass die Pflegesituation seit sechs Monaten besteht.

Diese Leistungen können wochen-, tage- oder im Falle der Verhinderungspflege auch stundenweise in Anspruch genommen werden. Pro Jahr und pro Angebot können derzeit 1.550 € beantragt werden.

Bislang wurde das Pflegegeld, das während Leistungen der Kurzzeit- oder Verhinderungspflege in Anspruch genommen wurde, nicht weitergezahlt. Geplant ist, das Pflegegeld ab 2013 zur Hälfte weiter auszuzahlen [vgl. 4].

Kurzzeitpflege

Die Kurzzeitpflege ist ein Angebot an Menschen mit einem erheblichen Pflegebedarf und dient der Bewältigung von Krisensituationen bei der häuslichen Pflege, wenn Angehörige selbst ins Krankenhaus müssen, Urlaub benötigen, oder im Anschluss an einen Krankenhausaufenthalt von Pflegebedürftigen. Sie umfasst die Grundpflege, die medizinische Behandlungspflege und die soziale Betreuung; nicht enthalten sind Unterkunfts- und Verpflegungskosten (Hotelkosten).

Sie wird bis zu einem Betrag von bis zu 1.550 € für maximal vier Wochen geleistet, vollstationär in einer Pflegeeinrichtung. Die Pflegeeinrichtung berechnet den Tagessatz i. d. R. nach Pflegeaufwand, daher entsprechen 1.550 € nicht exakt vier Wochen Kurzzeitpflege. Zusätzlich wird von den Einrichtungen ein Tagessatz von 20 bis 50 € berechnet.

Verhinderungspflege

Ebenfalls zur Entlastung pflegender Angehöriger dient die Verhinderungspflege. Dies ist die Finanzierung einer Ersatzpflegekraft aus dem privaten Umfeld (Familienmitglieder sind ausgeschlossen; bei ihnen ist der Betrag auf die Pflegestufen begrenzt) oder von einem Pflegedienst, die einspringt, wenn die Pflegeperson aufgrund Krankheit, Urlaub oder sonstigen Gründen – dazu gehört auch die Ausübung von Freizeitaktivitäten – an der Pflege gehindert ist. Allerdings muss die Pflegesituation seit sechs Monaten bestehen. Die Kosten werden ebenfalls bis maximal 1.550 € erstattet.

Ist die Pflegeperson weniger als acht Stunden verhindert, handelt es sich um sogenannte „stundenweise Verhinderungspflege". Dabei wird das Pflegegeld nicht gekürzt und der Zeitraum wird nicht auf die zeitliche Höchstdauer von 28 Tagen angerechnet.

12.2.9 Vollstationäre Versorgung

Die vollstationäre Pflege (Heimunterbringung) wird gewährt, wenn eine häusliche oder teilstationäre Pflege nicht möglich ist [vgl. 2, S. 51]. Die Notwendigkeit wird außer bei Pflegestufe III vom MDK überprüft. Die Pflegekasse zahlt entsprechend der Pflegestufen einen pauschalen Sachleistungsbetrag für Pflegeaufwand, medizinische Behandlungspflege und die soziale Betreuung. Nicht abgedeckt sind die Hotelkosten (Unterbringung und Verpflegung) sowie Investitionskosten oder Kosten für besondere Komfortleistungen.

Der von den Pflegekassen zu übernehmende Betrag darf 75 Prozent des tatsächlichen Heimentgeltes nicht übersteigen.

12.2.10 Teilstationäre Pflege (Tages- oder Nachtpflege)

Teilstationäre Pflege wird gewährt, wenn die häusliche Pflege nicht in ausreichendem Maße zur Verfügung gestellt werden kann [vgl. 2, S. 52], wie z. B. bei berufstätigen Angehörigen. Der Pflegebedürftige kann tagsüber oder nachts in einer Einrichtung über mehrere Stunden betreut werden. In der Regel werden die Pflegebedürftigen morgens abgeholt und nachmittags wieder nach Hause gebracht.

Die Pflegekasse übernimmt die Pflegekosten, die Aufwendungen der sozialen Betreuung und die Kosten der medizinischen Behandlungspflege. Die Verpflegung muss i. d. R. privat finanziert werden, wenn nicht eine demenzielle Erkrankung vorliegt; dann können diese Kosten im Rahmen der „Leistungen für Pflegebedürftige mit erheblichem allgemeinen Betreuungsbedarf" erstattet werden.

Die Leistungen für die teilstationäre Pflege sind nach Pflegestufen gestaffelt und betragen maximal für die Pflegestufe I 450 €, Pflegestufe II 1.100 € und Pflegestufe III 1.550 €.

Die Tages- oder Nachtpflege kann mit anderen ambulanten Sachleistungen und/oder dem Pflegegeld kombiniert werden. Werden die Leistungen kombiniert, dürfen 150 % des Höchstbetrages nicht überschritten werden. Z. B. bei 50 % für Tages- und Nachtpflege verbleiben 100 % für Pflegegeld oder Pflegesachleistung. Bei 40 % Tages- und Nachtpflege wird das Pflegegeld nicht auf 110 % erhöht, es bleibt bei 100 %.

Wenn weitere finanzielle Mittel für die Pflege nötig sind, diese aber privat nicht aufgebracht werden können, kann das Sozialamt einspringen, soweit die wirtschaftlichen Voraussetzungen zum Bezug von Sozialhilfe erfüllt sind.

12.2.11 Anspruch auf Pflegezeit

Die Pflegezeit [vgl. 2, S. 69] ermöglicht Arbeitnehmern (Beamte sind ausgenommen, hier gelten die beamtenrechtlichen Vorschriften) sich für bis zu sechs Monate freistellen zu lassen, in Teilzeit zu arbeiten oder sich kurzfristig bis zu zehn Tage freistellen zu lassen, um nahe Angehörige mit mindestens Pflegestufe I zu pflegen, ohne dadurch den Arbeitsplatz zu gefährden.

Nahe Angehörige sind Ehegatten, Lebenspartner, Partner einer eheähnlichen Gemeinschaft, Großeltern, Eltern, Geschwister, Kinder, Adoptiv- und Pflegekinder, Enkelkinder sowie die Schwiegereltern und Schwiegerkinder.

Die Pflegebedürftigkeit des Angehörigen muss gegenüber dem Arbeitgeber nachgewiesen werden, durch eine Bescheinigung der Pflegekasse oder des Medizinischen Dienstes der Krankenversicherung.

Bedarf, Zeitraum und Umfang der Pflegezeit müssen dem Arbeitgeber zehn Tage vor der Inanspruchnahme schriftlich angekündigt werden. Bei einer teilweisen Freistellung muss die Arbeitszeitverteilung angegeben werden, dann wird eine schriftliche Vereinbarung getroffen. Der Arbeitgeber kann den Wunsch nach teilweiser Freistellung nur aus dringenden betrieblichen Gründen ablehnen.

Die Pflegezeit kann nur mit Zustimmung des Arbeitgebers vorzeitig beendet werden, es sei denn, die gepflegte Person verstirbt, wird in eine stationäre Pflegeeinrichtung aufgenommen oder die häusliche Pflege wird aus anderen Gründen unmöglich oder unzumutbar. Dann kann die Pflegezeit vor Ablauf enden, mit einer Übergangsfrist von vier Wochen.

Voraussetzung für die Freistellung von bis zu sechs Monaten ist, dass der Betrieb mindestens 15 Beschäftigte hat.

Während der Ausfallzeit erhalten Arbeitnehmer kein Gehalt, bleiben aber sozialversichert; die Pflegeversicherung übernimmt die Beiträge zur Fortführung der Versicherung [vgl. 2, S. 65, 71]. Verheiratete Beschäftigte sind ggf. über die Familienversicherung versichert. Ansonsten kann sich der Beschäftigte freiwillig krankenversichern. Die Pflegekasse bezuschusst die Kranken- und Pflegeversicherung. Rentenversichert ist der Beschäftigte, wenn er mindestens 14 Stunden in der Wochen pflegt. Werden gleichzeitig zwei oder mehr Pflegebedürftige gepflegt, wird die rentenrechtlich wirksame Zeit addiert [vgl. 4], d. h. Aufteilung der Pflegezeit in z. B. zehn und vier Stunden (geplant ab 2013, Stand April 2012).

Kurzzeitige Arbeitsverhinderung

Unabhängig von der Beschäftigungsanzahl seines Arbeitgebers kann der Arbeitnehmer kurzfristig und einmalig pro Angehörigen bis zu zehn Arbeitstage freigestellt werden, um in einer akut aufgetretenen Pflegesituation eine bedarfsgerechte Pflege zu organisieren oder die sofortige pflegerische Versorgung des betroffenen Angehörigen sicherzustellen [vgl. 2]. Die Freistellung muss nicht angekündigt werden; auf Verlangen muss eine ärztliche Bescheinigung vorgelegt werden. Während der Freistellung sind Versicherungsschutz und Kündigungsschutz (beginnend mit der Ankündigung) gewährleistet. Es besteht kein Vergütungsanspruch aus dem PflegeZG.

Familienpflegezeit

Beschäftigte können ihre Arbeitszeit über maximal zwei Jahre auf bis zu 15 Stunden reduzieren, ohne große Gehaltseinbußen [vgl. 5]. Zum Beispiel: Reduziert ein Arbeitnehmer seine Arbeitszeit von 100 % auf 50 %, bekommt er 75 % des letzten Bruttoeinkommens und spart gleichzeitig Arbeitszeit auf ein Zeitkonto. Arbeitet er wieder Vollzeit, erhält er so lange 75 % des Gehalts, bis die fehlende Arbeitszeit wieder ausgeglichen ist.

Es besteht kein Rechtsanspruch, die Familienpflegezeit muss mit dem Arbeitgeber vereinbart werden. Der kann die Anfrage aus betrieblichem Grund ablehnen.

Der Gehaltsvorschuss wird von der Staatsbank KfW finanziert und muss an sie zurückgezahlt werden.

Zusätzlich muss jeder, der die Familienpflege in Anspruch nimmt, für diesen Zeitraum eine Versicherung abschließen, um das Ausfallrisiko wegen Berufs- oder Erwerbsunfähigkeit zu minimieren.

12.2.12 Hilfsmittel

Pflegebedürftige haben unabhängig von der jeweiligen Pflegestufe Anspruch auf die Versorgung mit Hilfsmitteln [vgl. 2, S. 48]. Die Pflegekasse unterscheidet technische Pflegehilfsmittel, wie beispielsweise Pflegebetten, Lagerungshilfen oder Notrufsysteme, und Verbrauchsprodukte, wie Einmalhandschuhe oder Betteinlagen.

Größere technische Hilfsmittel werden dem Bedürftigen i. d. R. leihweise zur Verfügung gestellt, ohne Zuzahlung. Beim Kauf muss der Pflegebedürftige 10 %, jedoch maximal 25 € je Hilfsmittel, zuzahlen. Zum Verbrauch bestimmter Hilfsmittel wie Bettschutzeinlagen oder Einmalhandschuhe werden bis zu € 31 monatlich übernommen.

Die Leistungen der Krankenkasse und Leistungen der Pflegekasse sind getrennt. Die Krankenkasse gewährt Mittel für z. B. Rollstühle, Rollatoren oder Badewannenlifter. Der Arzt muss diese Hilfen verschreiben. Stationäre Einrichtungen müssen Hilfsmittel bereitstellen.

12.2.13 Maßnahmen zur Wohnraumanpassung

Die Pflegekasse bezuschusst auf Antrag Verbesserungen des Wohnraums bis maximal 2.557 € [vgl. 2, S. 49]. Dazu gehören: Verbreiterung von Türen, Anbringen von Handläufen und Haltegriffen, Beseitigung von Schwellen und Stufen durch Einbau von Rampen, Einbau von unterfahrbaren Küchenschränken, Einbau eines behindertengerechten Bades, Treppenlift u. a. Alternativ kann auch der Umzug in eine anforderungsgerechte Wohnung und darüber hinaus in der neuen Wohnung ebenfalls Wohnumfeldverbesserungen bezuschusst werden. Die Notwendigkeit von Maßnahmen zur Verbesserung des Wohnumfelds muss von einem Pflegedienst bestätigt werden.

Der Eigenanteil beträgt 10 % und darf nicht 50 % seines monatlichen Bruttoeinkommens übersteigen. Hat der Pflegebedürftige kein Einkommen, entfällt auch der Eigenanteil. Das Einkommen anderer im Haushalt lebender Personen bleibt unberücksichtigt.

Der Zuschuss gilt für eine Umbaumaßnahme, das können zeitgleich mehrere Umbauten sein, wie z. B. Türverbreiterung und Rampen über eine Türschwelle und Anbringen von Handläufen. Der Zuschuss kann nur erneut beantragt werden, wenn sich die Pflegesituation geändert hat.

12.2.14 Pflegekurse

Die Pflegekassen bieten ehrenamtlich Pflegenden Pflegekurse zum Erlernen wichtiger Kenntnisse und Fähigkeiten in der häuslichen Pflege an. Die Kosten werden von der Pflegeversicherung übernommen.

12.2.15 Steuerfreibetrag für Pflegepersonen

Pflegepersonen erhalten einen Steuerfreibetrag in Höhe von 924 €, wenn der Pflegebedürftige in Pflegestufe III eingestuft ist oder das Merkmal „H“ in seinem Schwerbehindertenausweis eingetragen ist und wenn die Pflegeperson keine Einnahmen für die Pflege erhalten hat.

Entstehen höhere Aufwendungen, so können diese anstelle des Pauschbetrags als außergewöhnliche Belastung unter Anrechnung der zumutbaren Belastung geltend gemacht werden.

Literatur

1. Arbeitsgruppe Geriatrisches Assessment AGAST (1997): Geriatrisches Basisassessment. Red.: M. Bach unter anderem. 2. aktualisierte Auflage. München: MMV (Schriftenreihe Geriatrie-Praxis).
2. Bundesministerium für Gesundheit (Hrsg.) (2011): Ratgeber zur Pflege. 8. Auflage.
3. Bundesministerium für Gesundheit (Hrsg.) (2011): Wenn das Gedächtnis nachlässt. 4. Auflage.
4. Bundesministerium für Gesundheit (Hrsg.) (2012): Entwurf eines Gesetzes zur Neuausrichtung der Pflegeversicherung.
5. Bundesministerium der Justiz (Hrsg.) (2012): Gesetz über die Familienpflegezeit.
6. Kortus, R. (2011): Gerontopsychiatrische Stationen. In: H. Förstl (Hrsg.): Demenzen in Theorie und Praxis. 3. Auflage. Berlin, Heidelberg: Springer-Verlag, S. 453–466.
7. Lachs, M. S., et al. (1990): A simple procedure for general screening of functional disability in elderly patients. Ann Intern Med 112: 699–706.

8. Mahoney, F., & Barthel, D. (1965): Functional evaluation: The Barthel Index. In: Maryland State Medical Journal, Ausgabe 14, S. 56–61.
9. Podsiadlo & Richardson, S. (1991): The Timed “Up & Go”: A test of basic functional mobility for frail elderly persons. In: Journal of the American Geriatrics Society. 39 (2): 142–148.
10. Siegel, N. R. (2011): Geriatrische Stationen. In: H. Förstl (Hrsg.): Demenzen in Theorie und Praxis. 3. Auflage. Berlin, Heidelberg: Springer-Verlag, S. 437–452.
11. Tinetti, M. E. (1986): Performance-oriented assessment of mobility problems in elderly patients. J Am Geriatr Soc. 34 (2): 119–26.

13 Hilfreiche Adressen

Deutsche Alzheimer Gesellschaft
www.deutsche-alzheimer.de
Hier finden Sie bundesweit Anlaufstellen für Betroffene und Angehörige und ebenfalls bundesweit Gedächtnisambulanzen.

Ethik
Zentrum für medizinische Ethik: www.medizinethik.de/verfuegungen.htm

Fahreignung
www.kba.de
Kraftfahr-Bundesamt: Hier finden Sie ein Verzeichnis der Fahrerlaubnisbehörden in Deutschland, die auch Gutachter für die Fahreignung nennen können

www.bast.de
Bundesanstalt für Straßenwesen: Hier finden Sie regionale Begutachtungsstellen für Fahreignung. Viele dieser Stellen bieten eine „Seniorenberatung" an.

Geriatrie
www.kcgeriatrie.de
Bundesweite Übersicht geriatrischer Einrichtungen
Assessmentinstrumente der Geriatrie (downloads)
Leitlinien der Geriatrie

Gewalt und Krisen
Bundesarbeitsgemeinschaft der Krisentelefone, Beratungs- und Beschwerdestellen für alte Menschen in Deutschland
c/o Bonner Initiative gegen Gewalt im Alter – HsM, Goetheallee 51, 53225 Bonn
Tel.: 0228-69 68 68 / -63 63 22 (Info).
www.hsm-bonn.de
Hier finden Sie bundesweit Beratungsstellen und Krisendienste.

Palliativmedizin und -versorgung
Deutsche Gesellschaft für Palliativmedizin – www.dgpalliativmedizin.de

Deutscher Hospiz- und PalliativVerband e. V. – www.dhpv.de

Leitlinie für hausärztliche Palliativversorgung
http://www.pmvforschungsgruppe.de/pdf/03_publikationen/palliativ_ll.pdf

Pflegeversicherung
Aktuelle Informationen zur Pflegeversicherung können beim Bundesministerium für Gesundheit unter www.bmg.bund.de abgerufen werden. Der Ratgeber zur Pflegeversicherung kann bestellt werden unter: Tel: 01805-778090. Das Gesundheitsministerium bietet auch eine telefonische Bürgerberatung zum Thema Pflegeversicherung an unter: 01805-99 66 03.

Rechtliche Fragestellungen
Bundesministerium der Justiz – www.bmj.de
Hier finden Sie Informationen zur Vorsorgevollmacht, Betreuungsverfügung und Patientenverfügung.

Rehabilitationskliniken
Alzheimer-Therapiezentrum
Schön Klinik Bad Aibling
Kolbermoorer Str. 72
83043 Bad Aibling
www.schoen-kliniken.de/alzheimer

Alzheimertherapiezentrum
Klinik am Stein
Wattmecke 1–7
59939 Olsberg
www.atz-olsberg.de

Alzheimer Therapiezentrum
Schmilauer Str. 108
23909 Ratzeburg
http://www.alzheimertherapiezentrum.de/index.php

Wegweiser Demenz
Bundesministerium für Gesundheit – www.wegweiser-demenz.de
Umfangreiches Informationsportal für Patienten, Angehörige und Professionelle
Bundesministerium für Familie, Senioren, Frauen und Jugend

14 Literatur für Patienten und Angehörige

Braam, S. (2007):
„Ich habe Alzheimer." Wie die Krankheit sich anfühlt.
Weinheim, Basel: Beltz-Verlag.

Demenz Support Stuttgart (Hrsg.) (2010):
Wege zum Leben – Menschen mit Demenz melden sich zu Wort.
Premiumversion. Frankfurt/Main: Mabuse-Verlag GmbH.

Gatterer, G., & Croy, A. (2005):
Leben mit Demenz. Praxisbezogener Ratgeber für Pflege und Betreuung.
Wien: Springer-Verlag.

Hula, S., & Teich, K. (2006):
Oma kann sich nicht erinnern.
Mannheim: Verlag Sauerländer.

Küst, J. (2007):
Ratgeber zur Fahreignung bei neurologischen Erkrankungen. Informationen für Betroffene, Angehörige und Therapeuten.
2. Auflage. Schulz-Kirchner-Verlag.

Rohra, H. (2011):
Aus dem Schatten treten.
Frankfurt: Mabuse-Verlag GmbH.

Stechl, E., Steinhagen-Thiessen, E., & Knüvener, C. (2009):
Demenz – mit dem Vergessen leben. Ein Ratgeber für Betroffene.
2. Auflage. Frankfurt: Mabuse-Verlag GmbH.

Whitehouse, P. J., & George, D. (2009):
Mythos Alzheimer. Was sie schon immer über Alzheimer wissen wollten, Ihnen aber nicht gesagt wurde.
1. Auflage. Bern: Verlag Hans Huber.

Taylor, R. (2008):
Alzheimer und ich. Leben mit Dr. Alzheimer im Kopf.
Bern: Verlag Hans Huber.

Zimmermann, C., & Wißmann, P. (2011):
Auf dem Weg mit Alzheimer. Wie es sich mit einer Demenz leben lässt.
Frankfurt: Mabuse-Verlag GmbH.

15 Anhang

Mini-Mental State Examination (MMSE)

Testverfahren zur Erfassung der kognitiven Leistung ______

Name ______ geb. ______ Jahre ______

Testdatum ______ Geschlecht männlich ❑ weiblich ❑

Schulbildung ______ Beruf ______

1. Orientierung Jeweils 1 Pkt. für jede richtige Antwort

		Score
1.	Datum	❑
2.	Wochentag	❑
3.	Monat	❑
4.	Jahr	❑
5.	Jahreszeit	❑
6.	Bundesland	❑
7.	Land	❑
8.	Stadt	❑
9.	Klinik/Praxis/Altersheim	❑
10.	Stockwerk	❑
	Σ	

2. Merkfähigkeit Untersucher nennt nebenstehende Begriffe und fordert Pat. anschließend zur Reproduktion auf; es wird 1 Pkt. für jede richtige Antwort vergeben. Bitte Pat. daran erinnern, sich die Worte zu merken.

11.	„Auto"	❑
12.	„Blume"	❑
13.	„Kerze"	❑
	Σ	

Wenn nicht alle 3 Begriffe genannt wurden, erneute Darbietung durch den Untersucher usw.; max. 6 Wiederholungen.
Anzahl der Versuche bis zur vollständigen Reproduktion der 3 Wörter ❑

3. Aufmerksamkeit und Rechenfähigkeit In 7-er Schritten, beginnend bei 100, rückwärts zählen, Abbruch bei 5 Antworten; 1 Pkt./richtige Antwort. Bei falscher Antwort richtiges Ergebnis nennen. Von korrektem Ergebnis aus folgt die nächste Subtraktion.

14.	„93"	❑
15.	„86"	❑
16.	„79"	❑
17.	„72"	❑
18.	„65"	❑
	Σ	

Bei Akalkulie alternativ: Radio rückwärts buchstabieren o-i-d-a-r ❑ max. 5 Pkt.

4. Erinnerungsfähigkeit Den Pat. nach den bei 2. genannten Wörtern fragen; 1 Pkt. /richtige Nennung

19.	„Auto"	❑
20.	„Blume"	❑
21.	„Kerze"	❑
	Σ	

5. Sprache 1 Pkt. für jede korrekte Antwort/Handlung

22.	Armbanduhr benennen	❑
23.	Bleistift benennen	❑
24.	Nachsprechen des Satzes: „Sie leiht ihm kein Geld mehr"	❑
	Kommandos befolgen:	
25.	Blatt Papier in die rechte Hand	❑
26.	– in der Mitte falten	❑
27.	– auf den Tisch legen	❑
28.	Anweisung auf der Rückseite dieses Blattes vorlesen und befolgen	❑
29.	Schreiben eines vollständigen Satzes (Rückseite)	❑
30.	Nachzeichnen (Rückseite)	❑
	Σ	

Bitte schließen Sie die Augen!

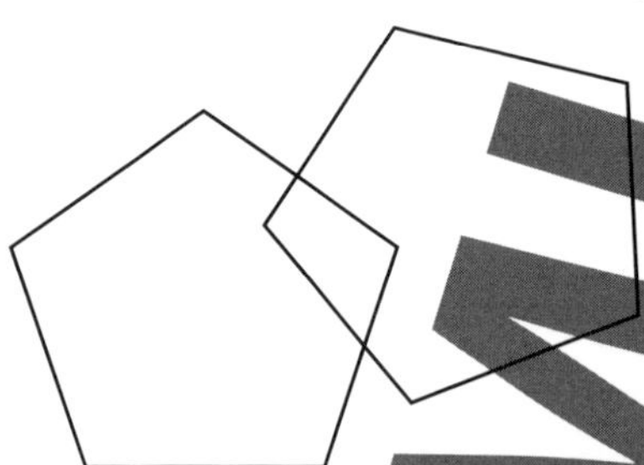

Bezugsquelle des *Mini-Mental-Status-Test (MMST):*
Testzentrale Göttingen, Herbert-Quandt-Str. 4, 37081 Göttingen, Tel. (0551) 50-688-0, www.testzentrale.de

Geriatrische Depressions-Skala (GDS)

Geriatrisches Basisassessment

Patient: Name, Vorname .... *U.-Datum:* / / *Untersucher:*..

Test nicht durchführbar:

a) Patientenbedingt:

- ❑ Pat. lehnt ab
- ❑ Pat. nicht belastbar
- ❑ Schwere Sehminderung
- ❑ Pat. akut verlegt/verstorben
- ❑ Schwere Verständnisstörung (sprachlich/kognitiv)
- ❑ Sonstiges:

β) Organisationsbedingt:

- ❑ *Keine Kapazität*
- ❑ *Sonstiges:*
- ❑ *Pat. bereits entlassen*

Kommentar zum Test:

Geriatrische Depressions-Skala (GDS)

Durchführung/Ergebnis

GDS	Frage				Kommentar
01	Sind Sie grundsätzlich mit Ihrem Leben zufrieden?	JA	NEIN	*	
02	Haben Sie viele Ihrer Aktivitäten und Interessen aufgegeben?	JA	NEIN		
03	Haben Sie das Gefühl, Ihr Leben sei unausgefüllt?	JA	NEIN		
04	Ist Ihnen oft langweilig?	JA	NEIN		
05	Sind Sie die meiste Zeit guter Laune?	JA	NEIN	*	
06	Haben Sie Angst, dass Ihnen etwas Schlimmes zustoßen wird?	JA	NEIN		
07	Fühlen Sie sich die meiste Zeit glücklich?	JA	NEIN	*	
08	Fühlen Sie sich oft hilflos?	JA	NEIN		
09	Bleiben Sie lieber zu Hause, anstatt auszugehen und Neues zu unternehmen?	JA	NEIN		
10	Glauben Sie, mehr Probleme mit dem Gedächtnis zu haben, als die meisten anderen?	JA	NEIN		
11	Finden Sie, es sei schön, jetzt zu leben?	JA	NEIN	*	
12	Kommen Sie sich in Ihrem jetzigen Zustand ziemlich wertlos vor?	JA	NEIN		
13	Fühlen Sie sich voller Energie?	JA	NEIN	*	
14	Finden Sie, dass Ihre Situation hoffnungslos ist?	JA	NEIN		
15	Glauben Sie, dass es den meisten Leuten besser geht als Ihnen?	JA	NEIN		
16	Summe*				

* Für Fragen 1, 5, 7, 11, 13 gibt es bei Antwort „NEIN" und für die übrigen Fragen bei „JA" je einen Punkt (max. 15) (Cut-Off 6 Punkte – Verdacht auf depressive Störung).

Die Fragen beziehen sich auf die letzte Woche (Anm. der Autoren).

Forschungsgruppe Geriatrie (FGG) am Ev. Geriatriezentrum Berlin (EGZB)
(Ltg.: Prof. Dr. med Steinhagen-Thiessen)
Med. Fakultät der Humboldt-Universität zu Berlin, Reinickendorfer Str. 61, 13347 Berlin
Layout © 1996 Forschungsgruppe Geriatrie (verantw.: Dr. M. Borchert) am EGZB (nach AGAST, 1995)

DemTect®

Name: ______________________ Untersuchungsdatum: ______________________

Vorname: ______________________ geb.: __________ Alter: __________

Schulbildung: ______________________ Beruf (evtl. vor Rente): ______________________

1) Wortliste

1.	Teller	Hund	Lampe	Brief	Apfel	Hose	Tisch	Wiese	Glas	Baum
	☐	☐	☐	☐	☐	☐	☐	☐	☐	☐
2.	Teller	Hund	Lampe	Brief	Apfel	Hose	Tisch	Wiese	Glas	Baum
	☐	☐	☐	☐	☐	☐	☐	☐	☐	☐

Richtig erinnerte Begriffe (max. 20) ☐

2) Zahlen umwandeln (siehe Rückseite)

Richtige Umwandlungen (max. 4) ☐

3) Supermarktaufgabe (1 Min)

☐☐☐☐☐ ☐☐☐☐☐ ☐☐☐☐☐

☐☐☐☐☐ ☐☐☐☐☐ ☐☐☐☐☐

Genannte Begriffe (max. 30) ☐

4) Zahlenfolge rückwärts

1. Versuch	2. Versuch		
		☐	
7 – 2	8 – 6	☐	2
4 – 7 – 8	3 – 1 – 5	☐	3
5 – 4 – 9 – 6	1 – 9 – 7 – 4	☐	4
2 – 7 – 5 – 3 – 6	1 – 3 – 5 – 4 – 8	☐	5
8 – 1 – 3 – 5 – 4 – 2	4 – 1 – 2 – 7 – 9 – 5	☐	6

Längste richtig rückwärts wiederholte Zahlenfolge (max. 6) ☐

5) Erneute Abfrage der Wortliste

Teller	Hund	Lampe	Brief	Apfel	Hose	Tisch	Wiese	Glas	Baum
☐	☐	☐	☐	☐	☐	☐	☐	☐	☐

Richtig erinnerte Begriffe (max. 10) ☐

DemTect®

2) Zahlen umwandeln

Beispiel 5 ⟶ Fünf Drei ⟶ 3

209 = ______________________________

4054 = ______________________________

Sechshunderteinundachtzig = ______________________________

Zweitausendsiebenundzwanzig = ______________________________

Auswertung

Umrechnung:

Aufgabe	**Einzelergebnis (bitte übertragen)**	**Punkte laut Umrechnungstabelle***
1. Wortliste		
2. Zahlen umwandeln		
3. Supermarktaufgabe		
4. Zahlenfolge rückwärts		
5. Erneute Abfrage der Wortliste		
Summe der Punkte		

Gesamtergebnis DemTect®:

Punktzahl	**Diagnose**	**Handlungsempfehlung**
13–18	altersgemäße kognitive Leistung	nach 12 Monaten bzw. bei Auftreten von Problemen erneut testen
9–12	leichte kognitive Beeinträchtigung	nach 6 Monaten erneut testen – Verlauf beobachten
≤ 8	Demenzverdacht	weitere diagnostische Abklärung, Therapie einleiten

* Umrechnugstabelle siehe Originaltext (Anm. d. Autoren)

Klinische Einschätzung des Schweregrades einer Demenz (CDR)© (German version of CDR)

Klinische Einschätzung des Schweregrades einer Demenz (CDR)	0	0,5	1	2	3

	Beeinträchtigung				
	Keine 0	Fraglich 0,5	Leicht 1	Mäßig 2	Schwer 3
Gedächtnis	Kein Gedächtnisverlust oder leichte, nicht ständig auftretende Vergesslichkeit	Beständige leichte Vergesslichkeit; teilweise Erinnerung an Ereignisse; „gutartige" Vergesslichkeit	Mäßiger Gedächtnisverlust; auffäliger bei kurz zurückliegenden Ereignissen; Defekt beeinträchtigt Alltagsaktivitäten	Schwerer Gedächtnisverlust; nur sehr gut Gelerntes wird behalten, neue Informationen gehen schnell wieder verloren	Schwerer Gedächtnisverlust; es bleiben nur Fragmente
Orientierungsvermögen	Vollständig orientiert	Vollständig orientiert, nur leichte Schwierigkeiten mit Zeitzusammenhängen	Mäßige Schwierigkeiten mit Zeitzusammenhängen; am Untersuchungsort räumlich orientiert; kann woanders Probleme mit der geografischen Orientierung haben	Große Schwierigkeiten mit Zeitzusammenhängen; normalerweise keine zeitliche Orientierung, oft auch keine räumliche	Ist nur zur eigenen Person orientiert
Urteilsvermögen und Problemlösung	Löst alltägliche Probleme und bewältigt geschäftliche und finanzielle Angelegenheiten gut; Urteilsvermögen verglichen mit früherer Leistungsfähigkeit gut	Leicht beeinträchtigt beim Lösen von Problemen und beim Beurteilen von Ähnlichkeiten und Unterschieden	Mäßige Schwierigkeiten bei der Bewältigung von Problemen und im Beurteilen von Ähnlichkeiten und Unterschieden; soziale Urteilsfähigkeit normalerweise erhalten	Stark beeinträchtigt bei der Bewältigung von Problemen und im Beurteilen von Ähnlichkeiten und Unterschieden, soziale Urteilsfähigkeit normalerweise beeinträchtigt	Unfähig, etwas zu beurteilen oder Probleme zu bewältigen

	Beeinträchtigung				
	Keine 0	Fraglich 0,5	Leicht 1	Mäßig 2	Schwer 3
Leben in der Gemeinschaft	Normale Leistungsfähigkeit und Selbstständigkeit bei der Arbeit, beim Einkaufen, in ehrenamtlichen Tätigkeiten und bei Aktivitäten mit anderen	Leichte Beeinträchtigung dieser Aktivitäten	Kann bei diesen Aktivitäten nicht selbstständig etwas leisten, auch wenn er diese zum Teil noch ausübt; erscheint bei flüchtiger Betrachtung normal	Gibt nicht vor, außerhalb von zu Hause selbstständig leistungsfähig zu sein. Erscheint nach außen gesund genug, um ihn/sie zu Festlichkeiten außerhalb von zu Hause mitzunehmen	Gibt nicht vor, außerhalb von zu Hause selbstständig leistungsfähig zu sein. Erscheint nach außen zu krank, um ihn/sie zu Festlichkeiten außerhalb von zu Hause mitzunehmen
Haushalt und Hobby	Das Leben zu Hause, Hobbys und intellektuelle Interessen sind gut erhalten	Das Leben zu Hause, Hobbys und intellektuelle Interessen sind ein wenig beeinträchtigt	Leichte, aber eindeutige Beeinträchtigung der Leistungsfähigkeit zu Hause; schwierige Aufgaben werden nicht mehr ausgeführt; kompliziertere Hobbys und Interessen werden aufgegeben	Nur einfache Aufgaben werden aufrechterhalten; stark eingeschränkte Interessen, schlecht aufrechterhalten	Keine nennenswerte Leistungsfähigkeit zu Hause
Körperpflege	Vollständig in der Lage, sich um sich selbst zu kümmern		Muss aufgefordert werden	Benötigt Hilfe beim Anziehen, bei der Körperpflege, bei der Aufbewahrung persönlicher Gegenstände	Benötigt viel Hilfe bei der Körperpflege; häufig inkontinent

Leitfaden für die Einschätzung der Alltagsrelevanz kognitiver Defizite und für die Exploration psychopathologischer Symptome über fremdanamnestische Angaben:

Dieser Leitfaden ist für die differenzierte und systematische Einschätzung der Alltagsrelevanz kognitiver Defizite und die Exploration psychopathologischer Symptome und Verhaltensstörungen konzipiert. Anhand der Daten lässt sich eine Stadienzuordnung mit der o. g. CDR-Skala vornehmen. Die fremdanamnestischen Angaben können Hinweise für differenzialdiagnostische Fragestellungen geben. Neben verschiedener neurodegenerativer Demenzen (z. B. das Vorliegen von Halluzinationen bei keiner oder geringer Gedächtnisstörung weist auf eine Lewy-Body-Demenz hin) geht es u. a. um die Abgrenzung von Delir oder Depression.

Die einzelnen Bereiche wie Gedächtnis und Alltagsaktivitäten lassen sich nicht immer voneinander trennen, oftmals bedingen sie sich gegenseitig. Es kann durchaus sein, dass Angehörige Gedächtnisstörungen zunächst verneinen, dann aber angeben, dass der Patient vergisst, seine Medikamente einzunehmen oder 3 x am Tag das Gleiche einkauft.

Allgemeine Hinweise:

- Die Fremdanamnese muss generell mit Zustimmung des Patienten oder seines gesetzlichen Betreuers erfolgen, außer es droht Gefahr. Ansonsten kommt eine Befragung dem Verstoß der Schweigepflicht gleich.
- Zur Bestimmung der Alltagsrelevanz kognitiver Defizite muss immer eine Abgrenzung zu den körperlich bedingten Einschränkungen erfolgen.
- Der zeitliche Rahmen ist vorzugeben. Das bedeutet, dass sich die Fragen auf den Zeitraum von mindestens sechs Monaten vor der Befragung beziehen. Für die Abgrenzung eines Delirs ist es bei vorbestehender Demenz aber auch wichtig, ob es plötzlich zu gravierenden Veränderungen der kognitiven Leistungen, u. U. mit deutlichen Fluktuationen, gekommen ist.
- Es ist auch immer nachzufragen, ob der Betroffene die zur Frage stehenden Bereiche jemals selbstständig ausgeführt hat, z. B. die Regelung der Finanzen oder behördliche Angelegenheiten.

Allgemeine Angaben:

- Wie häufig besteht der Kontakt zwischen Befragten und Pat. (persönlich, telefonisch)?
- Wie lange kennen sich die betreffenden Personen?

Gedächtnis/Merkfähigkeit

Fragliche Demenz bzw. Frühstadium

- Ist der Pat. vergesslicher geworden?
- Sucht er mehr nach Worten oder muss sich vieles aufschreiben?

Leichtes Stadium

- Vergisst der Pat. häufig, wo er seine Sachen (Brille, Telefon, Geldbörse, Schlüssel) hingelegt hat?
- Kann sich der Pat. an relevante Details von Gesprächen oder Ereignissen erinnern?
- Fragt der Pat. häufig nach?
- Erscheint der Pat. zeitweise schwerhörig?
- Werden Verabredungen und Termine zuverlässig eingehalten?
- Nimmt der Pat. zuverlässig seine Medikamenten ein?
- Wird die Herdplatte angelassen oder läuft der Wasserhahn öfter?

Mittelschweres Stadium

- Kann sich der Pat. noch an kurz zurückliegende Ereignisse erinnern (ob er gegessen hat, ob er sich schon gewaschen hat, ob er beim Arzt war)?
- Hat der Pat. Namen entfernterer Familienmitglieder (Enkel) vergessen?
- Kann sich der Pat. an seine Adresse erinnern?
- Sind Erinnerungen von früher (Jugend, Beruf) nur noch bruchstückhaft vorhanden?

Schweres Stadium

- Erkennt der Pat. engste Familienmitglieder?
- Kann sich der Pat. an sein Geburtsdatum erinnern?

Orientierung

Fragliche Demenz bzw. Frühstadium

- Benötigt der Pat. an fremden Orten (z. B. am Urlaubsort) länger, sich zurechtzufinden, als früher?
- Bringt der Pat. zeitliche Zusammenhänge durcheinander?

Leichtes Stadium

- Verläuft sich der Pat. häufig an unbekannten bzw. wenig vertrauten Orten, z. B. bei einem Ausflug?
- Gibt es Schwierigkeiten bei der Nutzung öffentlicher Verkehrsmittel?
- Ist die zeitliche Orientierung unscharf? Fragt er oft nach dem Wochentag oder verwechselt schon mal den Monat oder muss beim Jahr lange nachdenken?

Mittelschweres Stadium

- Ist der Pat zeitlich desorientiert? Sind Monat und Jahr präsent?
- Gibt der Pat. sein Alter richtig an?
- Verläuft sich der Pat. auch auf bekannten Wegen?
- Möchte der Pat. an Sonn-und Feiertagen einkaufen gehen?
- Ruft der Pat. mitten in der Nacht Angehörige an?

Schweres Stadium

- Findet der Pat. sich in der Wohnung zurecht?
- Findet der Pat. den Weg ins Badezimmer?
- Verwechselt der Pat. Tag und Nacht? Geht z. B. im Winter um 16.30 Uhr schlafen, weil er denkt es ist Nacht?
- Weiß der Pat. in welcher Stadt er lebt?

Problemlösen/Urteilsvermögen

Fragliche Demenz bzw. Frühstadium

- Hat der Pat. Schwierigkeiten mit der Regelung seiner Finanzen oder anderen geschäftlichen oder behördlichen Angelegenheiten? Fällt es ihm schwer, komplexere Sachverhalte zu begreifen oder komplexere Formulare (Steuererklärung, Betriebskostenabrechnung, Kaufverträge, Anträge z. B. Schwerbehindertenausweis) auszufüllen?
- Hat der Pat. Schwierigkeiten, zwei Sachen gleichzeitig zu machen?

Leichtes Stadium

- Bestehen bei komplexeren Anforderungen (Bedienen neuer Geräte) Verständnis- oder Auffassungsprobleme?
- Hat der Pat. Schwierigkeiten, Entscheidungen zu treffen, oder gibt er sie an andere ab?

- Hat der Pat. Schwierigkeiten, komplexere Ereignisse zu planen (Geburtstagsfeste, Weihnachtsessen mit mehreren Personen) bzw. Pläne umzusetzen?
- Ist der Pat. bei Problemen schnell überfordert?
- Fallen Unsicherheiten beim Autofahren auf, verhält sich der Pat. für sich und andere gefährdend?

Mittelschweres Stadium

- Hat man das Gefühl, gegen eine Wand zu reden?
- Versteht der Pat. Nachrichten- oder Fernsehsendungen oder einen Zeitungsartikel?
- Kommt es zu Fehleinschätzungen, z. B. Abschließen offensichtlich betrügerischer Haustürgeschäfte, Lockangebote, Internetangebote?
- Kann der Pat. noch mit Geld umgehen? Gibt er zu viel oder zu wenig aus?
- Verweigert der Pat. notwendige Arztbesuche, Diätvorschriften, Hilfsmittel oder Medikamente und gefährdet somit seine Gesundheit?

Schweres Stadium

- Ist der Pat. noch in der Lage einfache Zusammenhänge zu verstehen, damit er sich nicht selbst gefährdet? Z. B. die Bedienung von Wasserhähnen; Verbrühungsgefahr, weil in die falsche Richtung gedreht wird. Verlassen der Wohnung in unpassender Kleidung.

Alltagsaktivitäten

Fragliche Demenz bzw. Frühstadium

- Bewältigt der Pat. seine beruflichen, ehrenamtlichen oder häuslichen Aufgaben noch selbstständig bzw. ohne Fehler oder Probleme?
- Hat der Pat. komplexere Hobbys aufgegeben?

Leichtes Stadium

- Werden komplexere Tätigkeiten durch einfachere ersetzt? Anstatt dem Drei-Gänge-Menü gibt es nur noch Eintopf. Gerichte, die jahrzehntelang gleich geschmeckt haben, werden anders zubereitet. Kleine Reparaturen im Haushalt können nicht mehr ausgeführt werden. Die Bedienung neuer Geräte fällt zunehmend schwerer oder gelingt gar nicht mehr.
- Sind die Einkäufe noch sinnvoll oder kauft der Pat. zu viel ein oder bestimmte Artikel gar nicht mehr?

Mittelschweres Stadium

- Hat der Pat. einen Großteil der Haushaltsaufgaben und auch Interessen (Lesen, Fernsehen, Kreuzworträtseln, Gartenarbeit) aufgegeben?
- Können Haushaltsgeräte oder Werkzeug (Kaffeemaschine, Spülmaschine, Mikrowelle, Staubsauger, Bohrmaschine) noch bedient werden?

Schweres Stadium

- Können einfachste Tätigkeiten wie Kartoffelschälen, Abwaschen oder Bettenmachen noch ausgeführt werden?

Soziale Aktivitäten

Fragliche Demenz bzw. Frühstadium

- Zieht sich der Pat. von verschiedenen Aktivitäten (Sportverein, Kirche, Ehrenamt, politische Aktivitäten oder Freundeskreis) zurück bzw. zeigt er weniger Interesse an diesen Aktivitäten?

Leichtes Stadium

- Hat der Pat. soziale Kontakte zu Familienangehörigen oder Freunden eingeschränkt? Fehlt ihm die Eigeninitiative zur Kontaktaufnahme (ruft nicht mehr an, macht kaum noch Verabredungen)?
- Geht der Betroffene weniger aus dem Haus, überlässt Einkäufe anderen?

Mittelschweres Stadium

- Beschränken sich die sozialen Kontakte auf wenige bzw. nur eine Bezugsperson?
- Wird anderen Menschen zunehmend mit Misstrauen begegnet?
- Lehnt der Pat. Familienzusammenkünfte oder die Teilnahme an anderen Aktivitäten zunehmend ab?
- Wirkt er bei sozialen Zusammenkünften (Weihnachten, Geburtstage) abwesend oder teilnahmslos?
- Nimmt er noch eigenständig Kontakt zu anderen Menschen auf?

Schweres Stadium

- Ist es schwierig, ihn mit in die Öffentlichkeit (Café, Restaurant etc.) zu nehmen, weil er sich störend bzw. unkonventionell verhält?
- Reagiert der Pat. mit Blickzuwendung bzw. nonverbalen Gesten auf Ansprache?

Körperpflege

Fragliche Demenz bzw. Frühstadium

- Problemlos möglich

Leichtes Stadium

- Legt der Pat. noch genauso viel Wert auf sein Äußeres wie früher? Muss er teilweise daran erinnert werden, frische Kleidung anzuziehen?
- Wird er in der Körperpflege nachlässig? Rasiert er sich regelmäßig, geht regelmäßig zum Friseur?
- Riecht der Pat. unangenehm?

Mittelschweres Stadium

- Benötigt der Pat. ständige Aufforderung, sich zu waschen oder die Kleidung zu wechseln?
- Benötigt der Pat. Anleitung beim Waschen, Zähneputzen?
- Hat der Pat. Probleme beim Anziehen (falsche Reihenfolge, Hantieren mit Verschlüssen, Vergessen von Kleidungsstücken)?
- Zieht der Pat. sich entsprechend der Witterung an?
- Kommt es zu Harninkontinenz?

Schweres Stadium

- Kann der Pat. bei der Körperpflege oder beim Anziehen überhaupt noch mithelfen?
- Muss die Nahrung angereicht werden?
- Wird Nahrung verweigert?
- Liegt Harn- und Stuhlinkontinenz vor?

Persönlichkeits- und Wesensveränderungen

Unabhängig von den Stadien einer Demenz sollte immer nach Persönlichkeits- und Wesensveränderungen gefragt werden. Die Betonung liegt auch hier auf Veränderungen.

- Haben sich bestimmte Persönlichkeitszüge verstärkt oder abgeschwächt?
- Wirkt der Pat. niedergeschlagen oder verzweifelt?
- Weint der Pat. öfters?
- Wirkt der Pat. ruhiger?

- Ist der Pat. aufbrausend oder gereizt?
- Wirkt der Pat. verschlossen?
- Ist der Pat. affektlabil (hat er ausgeprägte Stimmungsschwankungen – weint bei Kleinigkeiten, ist aber schnell wieder aufzuheitern)
- Ist der Pat. rechthaberisch?
- Ist der Pat. aggressiv?
- Wirkt der Pat. müde und apathisch?
- Ist der Pat. euphorisch?
- Ist der Pat. impulsiv (z. B. handelt er vorschnell)?
- Ist der Pat. enthemmt?
- Ist der Pat. unruhig oder agitiert?
- Läuft der Pat. ständig umher?

Andere psychopathologische Symptome oder Verhaltensmuster

- Hat der Pat. Angst (vor bestimmten Ereignissen; das Haus zu verlassen; dass er vom Partner verlassen wird)?
- Hat der Pat. Wahnvorstellungen (erzählt von Personen in der Wohnung, glaubt, vergiftet zu werden, fühlt sich bestohlen oder betrogen) oder Halluzinationen (hört Stimmen, sieht Personen, Tiere, Dinge oder Szenen)?
- Bestehen Realitätsverkennungen (verstorbene Familienmitglieder leben wieder, möchte zur Arbeit gehen)?
- Bestehen Schlafstörung bzw. eine Tag-Nacht-Umkehr?
- Hat der Pat. Alpträume, die er z. T ausagiert (schlägt nachts um sich, schreit) – REM-Schlafverhaltensstörung?
- Bestehen Appetitstörungen (ausgeprägte Veränderungen des Körpergewichts; Verweigerung von Essen oder ständiges Essen)?
- Besteht Hinlauftendenz (früher Weglauftendenz genannt)?
- Wirken die Bewegungen ziel- und zwecklos (Abreiben der Haut, Zupfen an Kleidung, Hin- und Herschaukeln, klopfen)?

Beurteilung von Schmerzen bei Demenz (BESD)

Name des/der Beobachteten: ....

Beobachten Sie den Patienten/die Patientin zunächst zwei Minuten lang. Dann kreuzen Sie die beobachteten Verhaltensweisen an. Im Zweifelsfall entscheiden Sie sich für das vermeintlich beobachtete Verhalten. Setzen Sie die Kreuze in die vorgesehenen Kästchen.
Mehrere positive Antworten (außer bei Trost) sind möglich.

❑ Ruhe
❑ Mobilisation und zwar durch folgender Tätigkeit: ....

Beobachter/in: ....

Atmung	**Nein**	**Ja**	**Punktwert**
normal	❑	❑	0
gelegentlich angestrengt atmen	❑	❑	1
kurze Phasen von Hyperventilation (schnelle und tiefe Atemzüge)	❑	❑	
lautstark angestrengt atmen	❑	❑	2
lange Phasen von Hyperventilation (schnelle und tiefe Atemzüge)	❑	❑	
Cheyne Stoke-Atmung (tiefer werdende und wieder abflachende Atemzüge mit Atempausen)	❑	❑	
Negative Lautäußerung			
keine	❑	❑	0
gelegentlich stöhnen oder ächzen	❑	❑	1
sich leise negativ oder missbilligend äußern	❑	❑	
wiederholt beunruhigt rufen	❑	❑	2
laut stöhnen oder ächzen	❑	❑	
weinen	❑	❑	

Name ....

Gesichtsausdruck	**Nein**	**Ja**	**Punktwert**
lächelnd oder nichtssagend	❑	❑	0
trauriger Gesichtsausdruck	❑	❑	1
ängstlicher Gesichtsausdruck	❑	❑	
sorgenvoller Blick	❑	❑	
grimassieren	❑	❑	2
Körpersprache			
entspannt	❑	❑	0
entspannte Körperhaltung	❑	❑	1
nervös hin und her gehen	❑	❑	
nesteln	❑	❑	
Körpersprache starr	❑	❑	2
geballte Fäuste	❑	❑	
angezogene Knie	❑	❑	
sich entziehen oder wegstoßen	❑	❑	
schlagen	❑	❑	
Trost			
trösten nicht notwendig	❑	❑	0
Stimmt es, dass bei oben genanntem Verhalten Ablenkung oder beruhigen durch Stimme oder Berührung ***möglich ist***?	❑	❑	1
Stimmt es, dass bei oben genanntem Verhalten trösten, ablenken, beruhigen ***nicht*** möglich ist?	❑	❑	2
TOTAL / von max.			**___/10**

Andere Auffälligkeiten:

....

....

....

....

Beurteilung von Schmerzen bei Demenz (BESD) – Definitionen

Atmung

1. Normal
   Als „normal" wird ein geräuschloses, gleichmäßiges Ein- und Ausatmen ohne Anstrengung bezeichnet.

2. Gelegentlich angestrengt atmen
   „Gelegentlich angestrengtes Atmen" ist charakterisiert durch gelegentliches Auftreten von anstrengenden, ermüdenden oder schweren Atemzügen

3. Kurze Phasen von Hyperventilation
   „Kurze Phasen von Hyperventilation" sind schnelle und tiefe Atemzüge von insgesamt kurzer Dauer.

4. Lautstark angestrengt atmen
   „Lautstarkes, angestrengtes Atmen" ist gekennzeichnet durch Geräusche beim Ein- und Ausatmen, die laut, gluckernd oder pfeifend sein können und anstrengend zu sein scheinen.

5. Lange Phasen von Hyperventilation
   „Lange Phasen von Hyperventilation" sind übermäßig schnelle und tiefe Atemzüge. Die Phasen dauern recht lange.

6. Cheyne Stoke-Atmung
   „Cheyne Stoke-Atmung" ist gekennzeichnet durch immer tiefer werdende und wieder abflachende Atemzüge mit Atempausen.

Negative Lautäußerung

1. Keine
   Die Kategorie „Keine" bezeichnet Sprache oder Lautäußerungen mit angenehmem oder neutralem Klang.

2. Gelegentlich stöhnen oder ächzen
   Unter „Stöhnen" ist jammern oder vor sich hinmurmeln, wie auch klagen oder schreien zu verstehen. „Ächzen" ist definiert durch unverständliche und unbeabsichtigte Geräusche, die lauter als üblich sind und oft plötzlich beginnen und enden. Beides sollte nur gelegentlich auftreten.

3. Sich leise negativ oder missbilligend äußern
   „Sich leise negativ oder missbilligend äußern" ist gekennzeichnet durch leises Murren, Jammern, Fluchen oder Schimpfen mit einem klagenden, sarkastischen oder bissigen Unterton.

4. Wiederholt beunruhigt rufen
   Die Kategorie „Wiederholt beunruhigt rufen" bezeichnet Phrasen oder Worte, die wiederholt in einer Art geäußert werden, die Angst, Unbehagen oder Verzweiflung vermuten lassen.

5. Laut stöhnen oder ächzen
   Unter „stöhnen" ist jammern oder murmeln, wie auch klagen oder schreien, deutlich lauter als üblicherweise, zu verstehen. „Ächzen" ist definiert durch unverständliche und unbeabsichtigte Geräusche, die lauter als üblich sind und oft plötzlich beginnen und enden.

6. Weinen
   Unter „Weinen" wird eine emotionale Ausdrucksform verstanden, die mit Tränen einhergeht. Der Betroffene kann schluchzen oder weinerlich wirken.

Gesichtsausdruck

1. Lächelnd oder nichtssagend
   „Lächelnd" ist gekennzeichnet durch einen nach oben gerichtete Mundwinkel, leuchtende Augen und einen Ausdruck von Zufriedenheit.

   „Nichtssagend" bedeutet ein neutraler, ruhiger, entspannter oder leerer Gesichtsausdruck.

2. Traurig
   „Traurig" ist gekennzeichnet durch einen unglücklichen, einsamen, niedergeschlagenen oder deprimierten Ausdruck. Tränen in den Augen können zusätzlich auftreten.

3. Ängstlich
   Unter „ängstlich" versteht man einen Ausdruck von Furcht, Schreck oder Besorgnis. Die Augen sind weit geöffnet.

4. Sorgenvoller Blick
   Ein „sorgenvoller Blick" ist gekennzeichnet durch nach unten gerichtete Mundwinkel. Falten auf der Stirn und um den Mund können sich stärker als üblich zeigen.

5. Grimassieren
   „Grimassieren" ist gekennzeichnet durch einen verzerrten und verzweifelten Gesichtsausdruck. Die Stirn weist stärkere Falten auf als die Mundpartie. Die Augen können fest zugekniffen sein.

Körpersprache

1. Entspannt
   „Entspannt" meint eine ruhige und gelassene Körperhaltung. Die Person wirkt sorgenfrei.

2. Angespannt
   „Angespannt" beschreibt eine angestrengte, verkrampfte oder besorgte Körperhaltung. Das Gebiss kann fest zusammengebissen sein. (Kontrakturen sind auszuschließen.)

3. Nervös hin und her gehen
   „Nervös hin und her gehen" meint eine ruhelose Aktivität. Sie kann mit ängstlichem, besorgtem oder beunruhigtem Ausdruck einhergehen. Die Gehgeschwindigkeit kann langsam oder schnell sein.

4. Nesteln
   „Nesteln" meint, sich ruhelos bewegen. Wälzen im Stuhl oder das Rücken eines Stuhls durch das Zimmer sowie wiederholtes Berühren, Ziehen oder Reiben von Körperteilen können beobachtet werden.

5. Starr
   „Starr" meint eine steife Körperhaltung. Die Arme und/oder Beine sind angespannt und unbeweglich. Der Rumpf imponiert gestreckt und unbeugsam. (Kontrakturen sind auszuschließen.)

6. Geballte Fäuste
   „Geballte Fäuste" bedeuten in Richtung Brust gezogene Knie. Die Person wirkt insgesamt aufgewühlt. (Kontrakturen sind auszuschließen.)

7. Angezogene Knie
   „Angezogene Knie" bedeuten in Richtung Brust gezogene Knie. Die Person wirkt insgesamt aufgewühlt. (Kontrakturen sind auszuschließen.)

8. Sich entziehen, wegstoßen
   Personen wehren Annäherung oder Fürsorge ab. Sie versuchen, der Annäherung zu entkommen, sich zu entwinden oder zu entreißen bis dahin, dass sie andere wegstoßen.

9. Schlagen
   Unter „schlagen" werden alle Formen der körperlichen Auseinandersetzung verstanden: u. a. schlagen, hauen, treten, zupacken, beißen.

Trost

1. Trösten nicht notwendig
   Die Person scheint sich wohl zu fühlen und zufrieden zu sein.

2. Ablenken oder beruhigen durch Stimme oder Berührung möglich
   Ein auffälliges Verhalten kann unterbrochen werden, indem die Person angesprochen oder berührt wird. Die Unterbrechung des auffälligen Verhaltens dauert über die gesamte Phase der Zuwendung an. Die Person wirkt dabei sorglos.

3. Trösten, ablenken oder berühren nicht möglich
   Die Person kann nicht beruhigt werden. Das auffällige Verhalten kann durch Ansprache oder Berührung nicht unterbrochen werden. Es ist jedoch möglich, dass das auffällige Verhalten durch Ansprache oder Berührung abgeschwächt wird. Das auffällige Verhalten ist zumindest zeitweise auch während der Zuwendung noch zu erkennen.

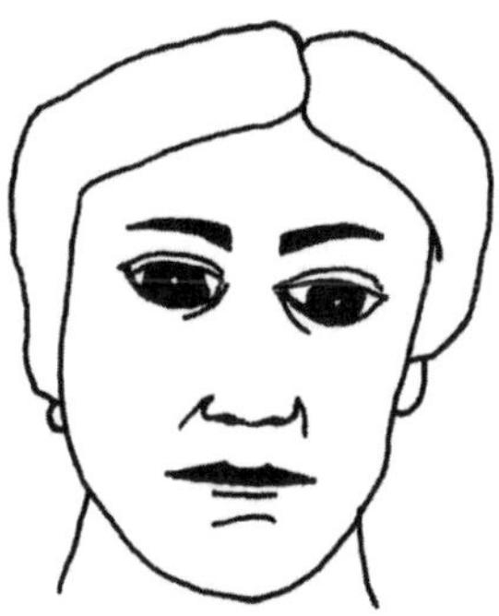

Baseline

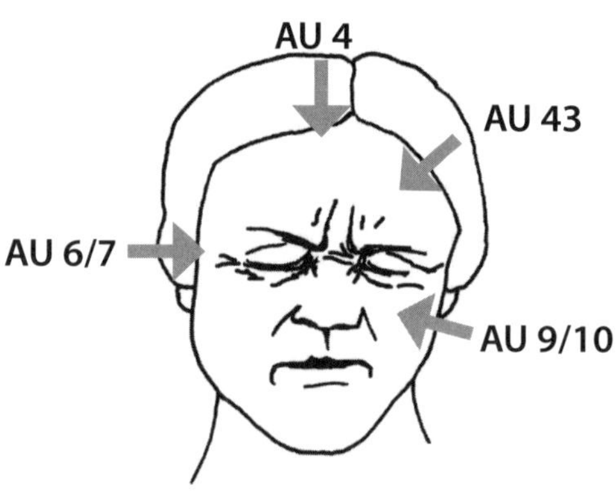

Genuine

Mimische Schmerzreaktion „grimassieren"

- Kontraktion der Augenbrauen (AU 4)
- Kontraktion der Muskelgruppen um die Augen herum (AU 6/7)
- Levatorkontraktion/Rümpfen der Nase (AU 9/10)
- Schließen der Augen für mindestens ½ Sekunde (AU 43)

Quelle: Deutsche Gesellschaft zum Studium des Schmerzes e. V. (DGSS), Arbeitskreis „Alter und Schmerz",
Sprecher: Prof. Dr. M. Schuler, E-Mail: M.Schuler@diako-ma.de

Confusion Assessment Method (CAM) Kurzform

I. Akuter Beginn und fluktuierender Verlauf

Box 1

a) Gibt es Hinweise auf eine akute psychische Veränderung gegenüber dem Ausgangsbefund? Nein ______ Ja ______

b) Fluktuierte das auffällige Verhalten im Tagesverlauf? Trat es wiederkehrend auf oder verändert es sich im Schweregrad? Nein ______ Ja ______

II. Aufmerksamkeitsstörungen

Hat der Patient Mühe, sich zu konzentrieren? Ist er z. B. leicht ablenkbar oder hat er Schwierigkeiten, dem Gespräch zu folgen? Nein ______ Ja ______

III. Denkstörungen

Box 2

Ist das Denken des Patienten desorganisiert oder inkohärent? Redet er z. B. weitschweifig und belanglos daher, ist sein Gedankengang unklar und unlogisch, springt er unvorhersehbar von einem Gegenstand zum anderen? Nein ______ Ja ______

IV. Veränderter Bewusstseinszustand

Wie ist der Bewusstseinszustand des Patienten insgesamt einzuschätzen?

____ Normal, wach

____ Hyperalert, schreckhaft
____ Lethargisch, schläfrig, aber leicht erweckbar
____ Stuporös, schwer erweckbar
____ Komatös, nicht erweckbar

Trifft wenigstens eine der Beschreibungen im Kästchen auf den Bewusstseinszustand des Patienten zu? Nein ______ Ja ______

Diagnosekriterien für ein Delir sind erfüllt, wenn in *Box 1 alle drei Ja-Antworten* angekreuzt sind *und* wenn in *Box 2 wenigstens ein Ja* angekreuzt ist.

Deutsche Version: aus Bickel 2007 (s. Lietratur Kap. 10[6]).
Mit freundlicher Genehmigung von Springer Science and Business Media.

Das Geriatrische Screening nach Lachs (1990)

1.	Flüstern der Zahlen in ca. 50 cm Abstand in das angegeben Ohr während das andere, zugehalten wird. *Linkes Ohr 6–1–9* *Rechtes Ohr 2–7–3*	... wenn mehr als eine Zahl falsch erkannt wird	Hören: ❑
2.	*Hat sich Ihre Sehfähigkeit in letzter Zeit verschlechtert* Lesen einer großen Überschrift.	... wenn das Erkennen der Fingerzahl in 2 m Entfernung oder das Lesen einer großen Überschrift nicht möglich ist oder die Frage mit „JA" beantwortet wird	Sehen: ❑
3.	Bitten Sie den Patienten a) beide Hände hinter den Kopf zu legen und b) einen Kugelschreiber aufzuheben.	... wenn mindestens eine Aufgabe nicht gelöst wird	Armfunktion: ❑
4.	Bitten Sie den Patienten aufzustehen, einige Schritte zu gehen und sich wieder zu setzen.	... wenn der Patient zu einer dieser Tätigkeiten nicht selbstständig in der Lage ist	Beinfunktion: ❑
5.	*Konnten Sie in letzter Zeit den Urin versehentlich nicht halten?*	... wenn die Frage mit „JA" beantwortet wird	Harninkontinenz: ❑
6.	*Konnten Sie in letzter Zeit den Stuhl versehentlich nicht halten?*	... wenn die Frage mit „JA" beantwortet wird	Stuhlinkontinenz: ❑
7.	Schätzen des Patientengewichtes.	... bei Vorliegen von Unter- oder Übergewicht	Ernährungsstatus: ❑
8a	Nennen Sie dem Patienten folgende Begriffe und bitten Sie ihn, sie sich zu merken: *Apfel – Pfennig – Tisch,* anschließend die Bitte, die Begriffe zu wiederholen.	... wenn einer der Begriffe nicht erinnert werden kann	Kurzzeitgedächtnis: ❑
9.	*Können Sie sich selbst anziehen?* *Können Sie problemlos Treppen steigen?* *Können Sie selbst einkaufen gehen?*	... wenn eine der Fragen mit „NEIN" beantwortet wird	Aktivität: ❑
10.	*Fühlen Sie sich oft traurig oder niedergeschlagen?*	... wenn die Frage mit „JA" beantwortet wird	Depression: ❑
8b	Bitten Sie den Patienten, die vorhin genannten Begriffe zu wiederholen.		
11.	*Haben Sie Personen, auf die Sie sich verlassen und die Ihnen zu Hause regelmäßig helfen können?*	... wenn die Frage mit „NEIN" beantwortet wird	Soziale Unterstützung: ❑
12.	*Waren Sie in den letzten drei Monaten in Krankenhausbehandlung?*	... wenn die Frage mit „JA" beantwortet wird	Krankenhausaufenthalt: ❑
13.	*Sind Sie in den letzten drei Monaten gestürzt?*	... wenn die Frage mit „JA" beantwortet wird	Sturz: ❑
14.	*Nehmen Sie regelmäßig mehr als fünf verschiedene Medikamente ein?*	... wenn die Frage mit „JA" beantwortet wird	Polypharmazie: ❑
15.	*Leiden Sie häufig unter Schmerzen?*	... wenn die Frage mit „JA" beantwortet wird	Schmerz: ❑
ANZAHL DER AUFFÄLLIGKEITEN IM GERIATRISCHEN SCREENING ..../16			

Quelle: KompetenzCentrumGeriatrie. Download: www.kcgeriatrie.de

Hamburger Einstufungsmanual zum BARTHEL-INDEX

Wird aus Gründen der Sicherheit oder wegen fehlenden eigenen Antriebs für die ansonsten selbstständige Durchführung einer Aktivität Aufsicht oder Fremdstimulation benötigt, ist nur die zweithöchste Punktzahl zu wählen. Sollten (z. B. je nach Tagesform) stets unterschiedliche Einstufungskriterien zutreffen, ist die niedrigere Einstufung zu wählen.

1. Essen

10 Punkte: Wenn das Essen in Reichweite steht, *nimmt der Patient die Speisen und Getränke komplett selbstständig vom Tablett oder Tisch ein.* Er nutzt sachgerecht sein Besteck, streicht sein Brot und schneidet das Essen. Alle diese Tätigkeiten führt er in angemessener Zeit aus. *Ggf. ernährt er sich über eine selbst versorgte Magensonde /PEG-Sonde komplett selbstständig.*

5 Punkte: Es ist *Hilfe bei vorbereitenden Handlungen* nötig (z. B. Brot streichen, Essen zerkleinern, Getränk einschenken), der Patient führt Speisen und Getränke aber selbst zum Mund und nimmt sie selbstständig ein ***oder*** *der Patient benötigt Hilfe bei der Ernährung über seine Magensonde/PEG-Sonde.*

0 Punkte: *Speisen und Getränke werden* vom Patienten *nicht selbstständig bzw. nicht ohne Aufforderung zum Mund geführt oder eingenommen* ***und*** *er wird* ***nicht*** *über eine Magensonde/PEG-Sonde ernährt.*

2. Aufsetzen und Umsetzen

15 Punkte: Der Patient transferiert sich komplett unabhängig *aus einer liegenden Position* in einen Stuhl/Rollstuhl und umgekehrt. Der Patient kommt aus dem Liegen zu einer sitzenden Position an der Bettkante (positioniert ggf. den Rollstuhl korrekt) und transferiert sich sicher auf den Stuhl/Rollstuhl. Umgekehrt führt er (nachdem er ggf. den Rollstuhl korrekt positioniert, die Bremsen betätigt und die Fußrasten angehoben hat) den Transfer vom Stuhl/Rollstuhl zum Bett sicher durch und legt sich aus der sitzenden Position an der Bettkante hin.

10 Punkte: Der Patient *benötigt beim Aufrichten in den Sitz an die Bettkante und/oder beim Transfer Bettkante – Stuhl/Rollstuhl und zurück* ***Aufsicht oder geringe Hilfe*** (ungeschulte Laienhilfe).

5 Punkte: Der Patient *benötigt beim Aufrichten in den Sitz an die Bettkante und /oder beim Transfer Bettkante – Stuhl/Rollstuhl und zurück* ***erhebliche Hilfe*** (geschulte Laienhilfe oder professionelle Hilfe).

0 Punkte: Der Patient wird aufgrund seiner körperlichen oder sonstigen Befindlichkeit ***nicht aus dem Bett*** *transferiert.*

3. Sich Waschen

5 Punkte: Wenn die Utensilien in greifbarer Nähe sind, *wäscht sich der Patient am Waschplatz ohne Aufsicht oder zusätzliche Hilfe selbstständig Hände und Gesicht, putzt die Zähne/Zahnprothesen, kämmt seine Haare und rasiert sich gegebenenfalls. Auch hierzu notwendige vor- und nachbereitende Handlungen erledigt er selbst.*

0 Punkte: Der Patient *erfüllt eine dieser Voraussetzungen nicht.*

4. Toilettenbenutzung

10 Punkte: Wenn der Patient sich am Toilettenplatz befindet (sitzend oder stehend), *benutzt er die Toilette oder den Toilettenstuhl komplett selbstständig* ***inkl.*** *Spülung/Reinigung.* Er zieht hierbei die Kleidung selbstständig aus und an und reinigt sich nach der Toilettenbenutzung selbstständig mit Toilettenpapier. Wandhandgriffe oder andere Haltegriffe können falls erforderlich benutzt werden.

5 Punkte: Der Patient *benötigt*, wenn er sich am Toilettenplatz befindet, *bei der Toiletten- oder Toilettenstuhlbenutzung oder der Spülung/Reinigung von Toilette/Toilettenstuhl Aufsicht oder Hilfe* (z. B. wegen des fehlenden Gleichgewichts oder beim Umgang mit der Kleidung oder bei der Benutzung des Toilettenpapiers)

0 Punkte: Der Patient ***benutzt weder Toilette noch Toilettenstuhl.***

5. Baden/Duschen

5 Punkte: Wenn der Patient sich entkleidet vor der Badewanne oder Dusche befindet, nimmt er dort *ohne Aufsicht oder zusätzliche Hilfe ein Vollbad* **oder** *Duschbad.* Er besteigt und verlässt die Wanne/Dusche, reinigt sich und trocknet sich ab.

0 Punkte: Der Patient *erfüllt diese Voraussetzung nicht.*

6. Aufstehen und Gehen

15 Punkte: Der Patient *kommt ohne Aufsicht oder zusätzliche personelle Hilfe* ***vom Sitzen in den Stand*** *und geht selbstständig mindestens* ***50 m ohne Gehwagen***. Er kann einen Stock oder Unterarmgehstützen benutzen, muss diese Hilfsmittel aber selbstständig in die richtige Position für die Benutzung bringen und sie nach dem Hinsetzen zur Seite stellen können.

10 Punkte: Der Patient *kommt ohne Aufsicht* oder zusätzliche personelle Hilfe **vom Sitzen in den Stand** und geht selbstständig mindestens **50 m mit Hilfe eines Gehwagens**.

0 Punkte: Der Patient *erfüllt diese Voraussetzungen nicht.*

7. Treppensteigen

10 Punkte: Der Patient *steigt* ***ohne Aufsicht oder zusätzliche personelle Hilfe*** *Treppen* (ggf. inkl. seiner Stöcke/Gehstützen) *über mindestens* ***1 Stockwerk hinauf und hinunter***, wobei er den Handlauf benutzen kann.

5 Punkte: Der Patient steigt mit Aufsicht oder Laienhilfe Treppen über mindestens 1 Stockwerk hinauf und hinunter.

0 Punkte: Der Patient *erfüllt diese Voraussetzungen nicht.*

8. An- und Auskleiden

10 Punkte: Wenn die Utensilien in greifbarer Nähe sind, *zieht sich der Patient in angemessener Zeit* ***komplett selbstständig an und aus inkl.*** *seiner Strümpfe, Schuhe und ggf. benötigter Hilfsmittel (Korsett, Antithrombosestrümpfe, Prothesen etc.)*. Anziehhilfen oder angepasste Kleidung dürfen verwendet werden.

5 Punkte: Wenn die Utensilien in greifbarer Nähe sind, ***kleidet*** der Patient ***mindestens seinen Oberkörper*** *in angemessener Zeit* ***selbstständig an und aus***. Anziehhilfen oder angepasste Kleidung dürfen verwendet werden.

0 Punkte: Der Patient *erfüllt diese Voraussetzungen nicht.*

9. Stuhlkontrolle

10 Punkte: Der Patient ist ***stuhlkontinent und führt*** *hierzu ggf. notwendige rektale* ***Abführmaßnahmen selbstständig durch***. Ein Anus praeter wird ggf. komplett selbstständig versorgt.

5 Punkte: Der Patient ist *durchschnittlich nicht mehr als 1 x/Woche stuhlinkontinent* **oder** *benötigt Hilfe bei rektalen Abführmaßnahmen* oder seiner Anus praeter-Versorgung.

0 Punkte: Der Patient ist *durchschnittlich mehr als 1 x/Woche stuhlinkontinent.*

10. Harnkontrolle

10 Punkte: Der Patient ist ***harnkontinent oder kompensiert*** *seine Harninkontinenz selbstständig und* ***mit Erfolg*** (kein Einnässen von Kleidung oder Bettwäsche). Ein Harnkathetersystem wird ggf. komplett selbstständig versorgt.

5. Punkte: Der Patient ***kompensiert*** *seine Harninkontinenz selbstständig und* ***mit überwiegendem Erfolg*** (durchschnittlich nicht mehr als 1 x/Tag Einnässen von Kleidung oder Bettwäsche) ***oder*** *benötigt* ***Hilfe bei der Versorgung seines Harnkathetersystems.***

0 Punkte: Der Patient ist *durchschnittlich mehr als 1 x/Tag harninkontinent.*

Quelle: KompetenzCentrumGeriatrie. Download: www.kcgeriatrie.de

16 Stichwortverzeichnis

B

C

D

E

F

G

L

M

Q

R

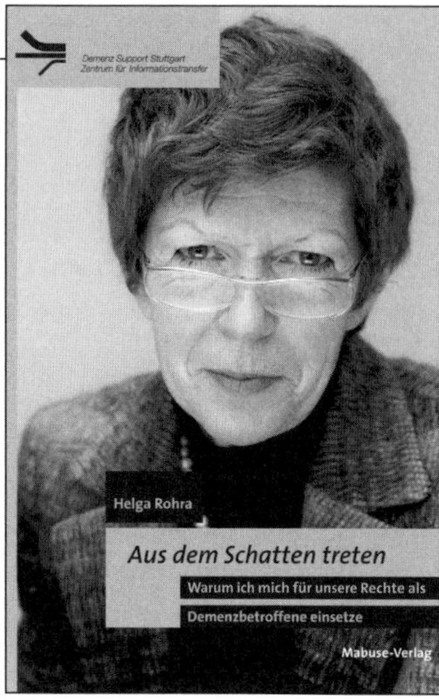
Demenz Support Stuttgart
Zentrum für Informationstransfer
Helga Rohra
Aus dem Schatten treten
Warum ich mich für unsere Rechte als
Demenzbetroffene einsetze
Mabuse-Verlag